KB118315

팻
FAT

이 도서의 국립중앙도서관 출판예정목록(CIP)은
서지정보유통지원시스템 홈페이지(http://seoji.nl.go.kr)와
국가자료공동목록시스템(http://www.nl.go.kr/kolisnet)에서 이용하실 수 있습니다.
(CIP제어번호: CIP2019001006)

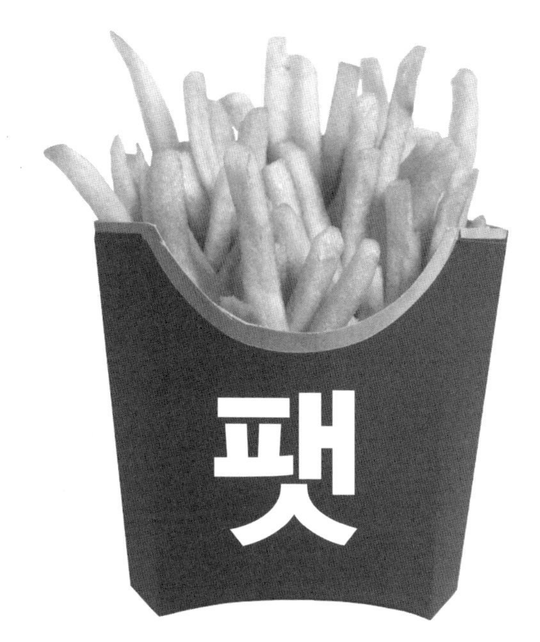

FAT

평생 다이어터의 지방 정복기

실비아 타라 지음
이충호 옮김

문학동네

차례

제3부
그렇다면 해결책은 무엇인가?

일러두기

이 책은 논픽션이다. 다른 곳에서 보고된 적이 있는 이야기거나 신원을 노출해도 괜찮다고 동의한 사람의 경우를 제외하고 이 책에 사례로 소개된 개인의 이름은 모두 가명으로 처리했으며 신원 확인의 단서가 될 수 있는 특징도 다르게 바꾸었다. 나 자신의 사례를 다룬 내용과 관련해서는, 내 방법이 모두에게 통하는 것은 아니란 사실을 명심하기 바란다. 어떤 책도 여러분의 병력病歷을 잘 알고 있으며 여러분을 직접 검사하는 전문가의 전문 지식을 능가할 수는 없다. 현재 따르고 있는 식단이나 운동법을 바꾸기 전에 반드시 의사와 상의하기 바란다. 임신중이거나 앓고 있는 질환이 있거나 치료가 필요한 증상이 있는 사람이라면 더욱 그렇다.

프롤로그

스키니진

산들바람이 살랑이는 어느 가을 금요일 저녁, 샌디에이고 대학 생화학 박사 과정생이던 나는 연구를 하고 수업을 듣고 강의를 하느라 일주일을 분주하게 보낸 끝에 친구들과 외식을 하러 나섰다. 나는 초등학교 시절부터 생물학에 관심이 많았다. 그중에서도 특히 신체 기능 장애가 생기는 과정과 그것을 고치는 창의적인 치료 방법에 관심이 많았다. 작은 분자들이 우리의 건강과 생각과 삶의 질에 영향을 미친다는 개념에 큰 흥미를 느꼈다.

신체의 내부 작용에 대해 많은 것을 배울 수 있다는 데 크게 열광했지만, 늘 뇌리를 떠나지 않은 관심사가 또 하나 있었는데, 그것은 바로 체중이었다. 나는 내 분야에서 경력을 쌓으려고 매진하는 한편, 날씬한 몸매를 유지하기 위해 늘 신경을 썼다. 지방을 통제하는 일이 쉬웠던 적이 없었던 나로서는 늘 체중 관리에 신경을 써야 했다. 그날도 다른 날과 마찬가지로 아침 이후 섭취한 칼로리를 계산했다. 나는 곡류와 단백질, 야채로 힘들게 영양의 균형을 맞춘 식사를 했다. 즐거움을 주는 음식물은 삼갔는데, 설탕은 물론 탄수화물이 많은 간식과 술도 전혀 섭취하지 않았다. 달리기도 40분씩 하고, 역기도 들었다. 이렇게 부지런히 몇 달 동안 노력한 끝에 나는 몸매를 적절히 관리하는 데 성공하고 있음을 느꼈다.

친구들과 함께 저녁 식사를 할 때에도 변함없는 태도를 유지했는데, 소량의 샐러드와 물만 주문했다. 이전에도 수없이 그랬던 것처럼 나는 배고픈 상태로 침대에 누우려고 단단히 각오했다. 배고픈 상태로 침대에 눕는 것이 내가 157cm의 키에 50kg의 체중을 유지하면서 스키니진을 입는 비결이었다. 이 체중만 지킨다면 내 인생을 통제하고, 여느 대학생과 같은 몸매를 유지하고, 데이트 신청을 받고, 미래에 대한 자신감을 가질 수 있을 것 같았다.

하지만 그날 밤, 다이어트 성과에 자부심을 느끼는 대신 내 몸을 바라보는 방식을 확 바꿔놓는 일이 일어났다. 그것은 아주 큰 사건이었다. 그 일은 내가 '정상'이 아님을 확인하는 계기가 되었기 때문이다.

도대체 무슨 일이 있었던 것일까? 친구가 맥주와 부리토를 주문하더니, 그것을 아무렇지 않게 모조리 먹어치웠다. 그렇다, 바로 이 하찮아 보이는 사건이 내 인생을 확 바꿔놓았다.

린지는 키 148cm에 체중은 아마 43kg 정도였을 것이다. 린지는 헬스클럽에는 얼씬도 하지 않았다. 달콤한 라테와 패스트푸드를 거리낌없이 먹었다. 낮에는 종일 나처럼 연구실에서 일했고, 밤에는 컴퓨터 앞에 붙어 지냈다. 하지만 이 작은 여자는 큼지막한 스테이크 부리토는 물론이고 콩과 쌀, 사워

크림, 과카몰레guacamole(아보카도를 으깬 것에 양파, 토마토, 고추 등을 섞어 만든 소스—옮긴이), 체다 치즈를 토르티야에 돌돌 만 것까지 꿀꺽 집어삼켰고, 이 모든 일이 대수롭지 않다는 듯 맥주까지 벌컥벌컥 마셨다. 그러고도 죄책감이나 염려하는 기색을 전혀 보이지 않았으며, 음식을 먹고 나서 토하고 싶다거나 다음날 러닝머신 위에서 열심히 달려야겠다는 이야기 같은 것도 일절 하지 않았다. 아무것도! 저녁 8시 무렵에 800칼로리를 섭취하는 식사는 일상적인 일에 지나지 않았다. 그런데도 나보다도 통이 더 좁은 청바지를 입었다!

어떻게 이런 일이 있을 수 있을까? 나는 날씬한 몸매를 유지하기 위해 늘 배고픔과 고통과 규율을 감내하며 살았다. 한 걸음만 삐끗해도 저울 위에서 그 대가를 치러야 했다. 하지만 이 작은 여자는 내가 모처럼 큰마음 먹고 실컷 먹는 양보다 3배나 더 많이 먹어치우고도 아무렇지 않다는 듯 앉아 있었다. 자연이 내 면전에서 깔깔대는 듯한 느낌이 들었다. "내가 얼마나 불공평할 수 있는지, 그리고 이런 상황에서 네가 얼마나 무력한지 똑똑히 보렴."

이것은 내가 살아오면서 적어도 지방에 관해서만큼은 모두 평등하게 태어나는 게 '아니란' 사실을 깨닫게 해준 사건 중 하나였다. 남들보다 키가 더 크거나 땀이 더 많이 나거나 털이 더 많이 자라거나 하는 사람이 있는 것처럼, 남들보다 지방이 유난히 더 많이 만들어지는 사람이 있다. 그리고 나는 운 없게도 그런 사람 중 하나였다. 비록 부리토 사건 때문에 이 사실을 생생하게 깨닫긴 했지만, 그전부터 뭔가 잘못되었다고 어렴풋이 느끼고 있었다.

어린 시절부터 내 몸엔 항상 잉여 복부 지방이 약간 붙어 있었다. 아홉 살 때 여름 수영장 파티에서 비키니 차림으로 나타난 친구들을 보기 전에는 그것이 잉여 지방이라는 사실을 알지 못했다. 친구들은 모두 배가 홀쭉하고 갈비뼈가 드러난 반면, 나는 몸 중간 부분이 훨씬 물렁물렁했다. 그 당시에는 별로 깊이 생각하지 않았다. 하지만 사춘기가 다가오면서 나는 체중이 더 늘었다. 몸의 윤곽이 곡선으로 변하고 지성 피부가 발달하는 동시에 지방이 더 붙기 시작했다.

열두 살 때 처음으로 열심히 다이어트를 시작해 약 5kg을 뺐다. 친구들이 여름 내내 아이스크림을 먹는 동안 나는 영양학을 공부해 하루 섭취량을 1000칼로리로 제한한 규율을 엄격하게 지켰다. 나는 열심히 체중을 재면서 일주일에 0.5kg씩 줄여나가기 시작했다. 그러면서 쾌감을 느꼈다. 8월 하순의 그 일주일이 찾아오기 전까지는 그랬다.

여름이 끝날 무렵, 나는 목표 체중에 거의 도달해 이제 긴장을 좀 늦추어도 되겠다는 생각에 친구에게 감초사탕을 딱 반 토막 받아서 먹었는데, 그 친구는 봉지 안에 있던 나머지 감초사탕을 다 먹어치웠다. 주간 체중 측정을 하려고 저울 위에 섰을 때, 나는 0.5kg이 준 것이 아니라 1kg 늘었다는 사실에 깜짝 놀랐다. 정말로 억장이 무너지는 일이었다. 어떻게 감초사탕 반 토막이 그토록 엄청난 재앙을 초래할 수 있단 말인가? 어떻게 친구들은 아무 거리낌없이 음식을 먹어도 되는데, 그애들과 같은 몸매를 유지하려면 나는 섭취하는 칼로리를 일일이 감시해야 한단 말인가? 나는 계속 음식 섭취에 신경을 썼지만, 그해 여름에는 4kg 이상 뺄 수 없었다.

고등학교 시절 내내 내 체중은 발작적으로 오르락내리락했다. 이상적인 체중에 도달했다가 갑자기 5kg이 더 찌기도 했다. 그 과정은 결코 순탄하지 않았다. 친해진 여학생들은 자신들도 지방 때문에 비슷한 문제를 겪는다고 털어놓았다. 체중을 유지하려고 사력을 다한다고 이야기할 때 그들의 눈에는 눈물이 그렁그렁했다. 날씬한 몸매를 유지해야 한다는 압박감이 너무나 컸다. 폭식증에 빠진 여학생도 있고, 체중을 유지하기 위해 마약을 시작한 여학생도 있었다. 십대 시절에 '날씬한' 몸매를 유지하는 것은 누구에게나 쉬운 일은 아니었다.

잡지에서는 단순히 '제대로 먹고' 운동만 하면 우리도 잡지에 실린 모델 같은 몸매를 가질 수 있다고 말한다. '닷새 만에 뱃살 빼는 방법', '통곡물 먹고 지방 연소하기', '날씬한 다리를 만드는 간단한 운동' 등 감질나게 하는 헤드라인이 얼마나 많은가? 물론 이런 헤드라인에는 젊고 매력적인 모델 사진이 딸려 있는데, 그들이 실제로 어떻게 그런 몸매를 갖게 됐는지는 전혀 알 길이 없다. 이런 기사들은 만약 우리가 날씬하지 않다면 그 책임은 우리 자신에게 있으며, 날씬해지는 비법은 누구나 쉽게 따라 할 수 있다고 암시한다. 날씬해질 수 있다는 희망을 부추기고, 우리가 날씬하지 않을 경우 우리 자신에게 비난의 화살을 돌리는 것은 비단 잡지뿐만이 아니다. 거대한 다이어트 산업 전체가 그런 분위기를 조장한다.

오늘날 우리는 날씬해질 수 있다는 희망의 포로가 되어 막대한 돈과 시간을 투자한다. 문제는 지방인데, 우리가 그 지방을 갖고 있으며, 그것을 제거해야 한다는 이야기를 항상 듣는다. 하지만 그 모든 노력에도 불구하고, 비만율은 계속 높아져간다. 여기서 진실을 공개하자면, 지방을 관리하는 문제는 잡지가 우리에게 믿게끔 유도하는 방식보다 훨씬 복잡하다.

일부 용감한 사람들은 '정상'으로 보이기 위해 벌인 치열한 싸움을 공개적으로 털어놓았다. 배우 리사 리나는 잡지 『피플People』과 한 인터뷰에서 시상식 때처럼 몸에 꼭 맞는 옷을 입어야 하는 날에는 굶는다고 말했다. "간신히 살아갈" 만큼만 먹기 위해 식욕 억제제도 복용한다고 덧붙였다. 신디 크로퍼드는 자기 체중이 다른 모델에 비해 얼마나 쉽게 불어나는지 털어놓았다. 실제로 신디의 사진들을 보면, 함께 포즈를 취한 날씬한 모델들보다 뚱뚱해 보일 때가 가끔 있다. 신디는 저탄수화물 식단을 따랐고, 몸매 관리를 위해 돈을 많이 주고 전문가들도 고용했다. 밸러리 버티넬리는 오디션 전에 엄격한 다이어트에 들어갔다가 촬영이 끝나면 음식을 마구 먹기 시작해 다시 살이 찌는 여배우들에 관한 글을 쓴 적이 있다. 우리가 날씬하다고 부러워하는 사람들도 그런 몸매를 얻기 위해 우리가 아는 것보다 훨씬 큰 고통을 감수하는 것처럼 보인다.

내 경우에는 날씬한 몸매를 유지하려면 다른 사람들보다 훨씬 많이 노력해야 했다. 나는 대학원 시절부터 일을 시작한 초반까지 내내 힘겨운 싸움을 잘 버텨낸 끝에 30대까지 스키니진을 입을 수 있었다. 하지만 아이들이 생기면서 체중이 불어나기 시작했다. 첫번째 임신 때에는 대부분의 임신부와 마찬가지로 체중이 약 10kg 불었고, 둘째 아이를 낳고는 5kg이 더 늘어났다. 아이를 낳고 직장을 계속 다닌 여러 친구에게서도 비슷한 체중 증가를 볼 수 있었다. 직장 생활에서 받는 스트레스와 밤중에 수시로 깨어나 보채는 아이, 이 모든 일을 잘 처리해야 한다는 책임감 등이 함께 작용해 체중 조절은 뒷전으로 밀려났다. 내가 생각할 수 있는 것이라곤 모든 일을 곡예하듯이 헤쳐나가면서 그날그날 버텨나가는 것뿐이었다.

아이들이 자라고 새로운 생활을 어느 정도 통제할 수 있게 되자, 나는 지방과의 전투에 다시 뛰어들어 데이비드라는 개인 트레이너를 고용했다. 그는 새로운 체중 감량 철학에 입각한 방법을 적용했는데, 칼로리를 충분히 섭취하면서 운동을 열심히 해 체중을 줄이는 방법이었다. 이 방법의 기본 개념은 만약 칼로리를 충분히 섭취하지 않으면, 몸이 기아 상태에 돌입해 섭취하는 칼로리를 전부 저장하기 때문에 체중 감량이 더 어려워진다는 것이었다(TV 프로그램 〈가장 살을 많이 뺀 사람The Biggest Loser〉에도 이와 동일한 철학이 나온다). 데이비드는 섭취하는 음식물의 종류와 양을 모두 기록하고, 탄수화물과 채소와 단백질의 균형을 맞춘 식사를 하고, 거기다 하루에 2시간씩 운동 요법을 병행하라고 요구했다. 처음 일주일이 지난 뒤, 데이비드는 내가 먹은 음식물 기록을 보고 칼로리 섭취량(약 1200칼로리)이 너무 적다는 사실에 소스라치게 놀랐다. 그는 내 키와 근육량을 고려할 때, 체중을 줄이려면 매일 수백 칼로리를 더 섭취해야 한다고 말했다.

나는 그 말을 따랐다. 그러자 즉각 지방이 붙기 시작했다. 3주일이 지난 뒤, 데이비드는 자신의 칼로리 섭취량 증가 이론이 나에게는 적용되지 않는다고 인정했다. 그래서 나는 다시 이전처럼 하루에 1200칼로리를 섭취하는 방식으로 돌아갔다. 나는 내 몸이 다른 사람들의 몸보다 음식물을 더 쉽게 지방으로 바꾼다고 늘 믿어왔지만, 어떤 사람들은 이 말을 선뜻 믿으려 하지 않는다. 나는 데이비드의 조언을 따르면서 체중이 줄어들긴 했지만, 매일 2시간씩 운동하는 것은 실현 가능한 계획이 아니어서 일주일에 몇 시간만 운동하는 방식으로 되돌아갔고, 여분의 지방을 안고 살아갔다. 그러는 동안 남편과 아이들은 마음껏 배불리 먹으면서도 아무 문제 없이 날씬한 몸매를 유지했다.

시간이 지나면서 내 몸에 붙는 지방에 점점 더 화가 났다. 나처럼 아이들을 키우고 직장에 다니면서 운동은 아주 가끔 하는데도 나보다 지방이 훨씬 적은 여자들을 볼 때면 특히 그랬다. 나는 지방에 관한 것이라면 무엇이건 유심히 관찰하기 시작했다. 내 지방은 다른 사람들의 지방과 다른 것 같았다. 내 지방은 더 물렁하고 액체가 더 많은 것 같았다. 동료들과 출장을 가서 밤늦게 음식을 먹으면, 다른 사람보다 살이 훨씬 많이 쪘다. 그냥 매일 저녁만 먹어도 체중이 일주일에 약 2.5kg이나 불어났다. 나는 사람들마다 제각각 다른 지방의 성격에 큰 흥미를 느꼈다. 지방도 나름의 기질이 있는 것 같았다.

마지막으로 자극을 받은 것은 어느 날 운동 수업이 끝났을 때였다. 나는 친구 로라와 함께 에어로빅을 했는데, 로라는 40대 초반에 아이가 셋 있고 직장을 다니는데도 모델처럼 날씬했다. 나는 로라가 날씬한 몸매를 유지하는 능력에 감탄했고, 어떻게 그럴 수 있는지 궁금했다. 우리는 에어로빅 수업에서 함께 땀을 흘리고서 점심으로 분별 있게 샐러드를 시켰다. 자리에 앉아 잡담을 나누면서 나는 내 샐러드 중 절반만 먹고 나머지 절반은 자주 그랬던 것처럼 저녁에 먹으려고 남겨두었다. 점심 식사를 두 끼분으로 나누는 것은 추가 체중 증가를 막기 위해 새로 개발한 비법이었다. 하지만 로라는 멈추지 않고 계속 먹었다. 자신이 주문한 큼지막한 치킨 샐러드를 하나도 남기지 않고 먹고는 견과와 설탕이 들어간 커피까지 곁들였다.

나는 로라에게 평소에 저녁 식사로 뭘 먹느냐고 물었다. 로라는 타코, 닭고기, 스테이크 등 아이들이 먹는 것이라면 무엇이든 가리지 않는다고 대답했다. 잠깐만, 나는 속으로 생각했다. '무엇이든' 다 먹는다고? 우리는 나이도 같고, 운동 수업도 똑같이 받고, 일을 하면서 받는 부담도 비슷하고, 아이를 여럿 키우는 것도 같다. 그런데 어떻게 로라는 나보다 2배나 많은 음식을 먹으면서 몸집은 내 절반밖에 되지 않는단 말인가?

나는 더 이상 참을 수가 없었다. 이것은 부리토 이야기의 반복이고 감초사탕 이야기의 재판이었다. 이것이 나를 절대로 그냥 넘어갈 수 없게 만든 마지막 사건이었다. 나는 주변 사람들이 전부 나보다 더 많이 먹고, 음식을 가리지 않고, 운동을 이따금씩 하는데도 나보다 지방이 적은 모습을 매번 보는데 넌더리가 났다. 체중 조절에는 '제대로 먹고' 운동하는 것 외에 다른 비밀이 있는 게 틀림없었다. 지방의 본질에는 우리 모두가 일상적으로 추정하는 개념 외에 뭔가 다른 비밀이 있는 게 틀림없었다.

이 때문에 나는 대학원으로 되돌아갔다. 생화학 박사 학위를 받았을 때, 자연스러운 다음 단계는 연구 분야에서 경력을 시작하는 것이었는데, 나는 갈등을 겪었다. 한 지도 교수는 반드시 답을 찾아야 할 화급한 문제가 없다면 연구 분야로 가지 말라고 조언했다. 그것은 타당한 조언이었다. 박사 후 연구원 생활을 하려면 근원적인 불확실성 속에서 낮은 급료를 감수하고 매일 장시간 일하면서 몇 년을 보내야 하기 때문이었다. 그 당시 화급한 문제가 없었기 때문에, 나는 과학을 응용하는 분야를 선택했다. 하지만 그로부터 10년 이상 지난 지금, 화급한 문제가 생겼다. 그것은 왜 어떤 사람들은 다른 사람들보다 손쉽게 날씬한 몸매를 유지하느냐 하는 질문이었다. 지방은 어떤 방식으로 작용하는가? 또한 왜 음식은 사람에 따라 서로 다른 방식으로 영향을 미치는가? 왜 나이가 들면 지방을 통제하기가 더 어려워지는가? 나는 지방을 궁극적으로 이해할 필요가 있었다.

나는 정식 훈련을 받은 과학자였다. 그러니 만약 이 문제의 진상을 밝혀낼 자격을 갖춘 사람을 고르라면, 나만한 사람도 없을 거라고 생각했다. 만약 관찰이 과학적 방법의 첫번째 단계라면, 나는 필요한 관찰을 충분히 했다. 그날부터 나는 모든 시간을 지방을 이해하는 데 쏟아붓겠다고 다짐했다. 이어지는 장들에서는 지방의 은밀한 삶에 대해 내가 발견한 것들을 소개한다.

머리말

지방에 대한 생각이 바뀌고 있다

뉴트 깅리치Newt Gingrich는 1994년 선거에서 뛰어난 지도력으로 당을 큰 승리로 이끈 뒤 미국에서 가장 큰 권력을 쥔 사람 중 하나로 인정받았다. 그는 넘을 수 없을 것처럼 보이던 장애물을 극복했다. 그 장애물이란 공화당 내 상호 적대적인 파벌들을 통합하고, 포괄적인 미국과의 계약Contract with America을 만드는 것이었다. 그의 전략은 보수의 의제를 재정의했고, 1954년 이래 처음으로 공화당이 하원에서 다수당의 지위를 되찾는 데 큰 도움을 주었다.

바바라 월터스가 매년 황금시간대에 방송하는 특별 편성 프로그램 〈1995년의 가장 흥미로운 인물 10인〉에 깅리치가 출연했을 때, 진행자는 늘 그랬던 것처럼 진실을 꼬치꼬치 캐물으며 개인적으로 민감할 수 있는 질문들을 던졌다. 그리고 마침내 자신의 장기를 발휘해 출연자를 당황케 하는 질문을 던졌다. "스스로 가장 못마땅한 점은 뭔가요?"

긴장감 넘치는 침묵이 이어졌다. 깅리치는 뭐라고 대답할까? 실패한 결혼? 논란 많은 스캔들에 휘말린 것? 과거의 의심스러운 정치적 결정? 그 어느 것도 아니었다.

"내가 가장 창피하게 생각하는 것은 내 체중이에요."

"오오." 월터스는 어색한 분위기를 진정시키려고 이렇게 말했다.

깅리치는 이어서 "나는 수영을 하고 올바른 음식을 먹고는, 기네스 맥주를 마시거나 아이스크림을 먹을 기회 앞에서 무너지고 마는 것은 순전히 내 성격 탓이라는 걸 압니다"라고 말했다.

그것은 TV에서 본 것 중 잊을 수 없는 한 장면이었다. 권력의 정점에 있는 사람의 내면에조차 가장 큰 상처를 준 것이 바로 지방이었다니!

불쌍한 지방! 그토록 심하게 매도당하고, 그토록 큰 수치의 대상이자 그토록 사랑받지 못하는 존재도 드물 것이다. 지방은 우리의 과식과 자제력 부족, 낮은 자존감, 절망적인 무력감을 드러낸다. 우리는 지방을 완전히 없애거나 적어도 잘 드러나 보이지 않는 수준으로 유지하길 원한다. 우리는 지방을 없애기 위해 다이어트 식품과 책, 헬스클럽, 약, 상담, 의학적 치료 등에 엄청난 돈을 쓴다. 실제로 우리는 테러와의 전쟁보다 지방과의 전쟁에 훨씬 많은 돈을 쓴다. 미국 국토안보부의 2014년도 예산은 447억 달러인 반면, 그해에 지방을 없애기 위해 쏟아부은 돈은 약 600억 달러였다. 우리 몸에서 지방을 없애기만 한다면 훨씬 나은 삶을 살 수 있다고 약속하는 제품 광고에 매년 쏟아붓는 10억 달러를 제외하고도 말이다. 미국은 정말로 우리 몸의 일부와 전쟁을 벌이고 있는 나라이다.

하지만 그래도 지방은 궤멸되지 않고 꿋꿋하게 버티고 있다. 사실, 지방은 과거 어느 때보다 그 세력이 더 확대되었다. 미국인 중 7800만 명 이상이 비만이고, 수천만 명이 과체중으로 추정된다. 독일인은 약 절반이 과체중이며, 영국과 헝가리, 오스트레일리아 사람들도 크게 뒤지지 않는다.

비록 전 세계에서 욕을 먹고 있지만, 진실을 말하자면 지방은 우리 몸의 일부를 차지하는 하나의 기관일 뿐이다. 그렇다, 지방은 하나의 '기관organ'이다. 지방을 그저 기름 덩어리에 불과하다고 여기는 사람들은 이 말에 깜짝 놀랄지 모르겠다. 하지만 새로운 연구를 통해 지방은 내분비계의 일부라는 사실이 밝혀졌으며, 몇 년 전부터 과학자들은 지방을 기관이라 부르기 시작했다. 지방은 잘록창자(결장)와 폐, 심장만큼 중요한 기관으로 밝혀질지도 모른다.

지방은 매일 걷기와 말하기, 달리기, 심지어 수면 같은 일에 필요한 에너지를 저장한다. 지방은 우리가 마감을 맞추느라 점심을 거르거나, 종교적 이유로 금식을 하거나, 그냥 요리를 하기 싫을 때에도 일상적인 신체 기능이 계속 이어질 수 있게 해준다. 실제로 필요한 양보다 음식을 수십 그램 더 먹을 때에도 지방은 우리에게 도움을 준다. 너무나 유혹적인 디저트를 도저히 그냥 지나칠 수 없어서 굴복한 적이 있다면, 항상 대기하고 있다가 그것을 흡수해준 지방에 고마워하라. 지방은 우리 몸의 중앙은행 같은 기능을 담당하면서 잉여분의 자원을 관리하고, 우리가 필요할 때 저장해둔 자원을 내놓는다. 잔치 때에는 기꺼이 크게 팽창하고, 궁핍한 시기에는 다른 기관들을 계속 살아남게 하기 위해 이타적으로 자신을 불태운다.

지방은 저장된 에너지를 관리하는 일만 하는 게 아니다. 연구에 따르면 지방은 사춘기를 시작하게 하고, 생식 기관이 제 기능을 하게 하고, 뼈를 튼튼하게 하고, 면역계를 증진시키고, 심지어 뇌가 커지도록 돕는다(어떤 사람을 얼간이란 뜻으로 'fathead'라고 부르려 한다면, 그 표현이 적절한지 다시 한번 생각해보라!).

비록 지금은 막대한 자금을 투입해 벌이는 공격의 표적이 되었지만, 지방이 늘 미움만 받았던 것은 아니다. 사람들에게 동반자로 존중받던 시절도 있다. 유목민 조상들은 심심하면 한번씩 찾아오는 기아의 충격을 완화하는 대비책으로 지방을 환영했다. 각 문명이 수천 년 동안 발달하는 와중에도 지방은 여전히 특별한 위치를 차지했다. 부처에게는 지방이 그의 지문처럼 남아 있다—부처라는 브랜드에서 주요 부분을 차지한다고 말할 수 있을 정도로. 당나라 때 중국에서는 비석에 풍만한 여성을 조각했는데, 그러면 죽은 사람이 내세에 번영을 누릴 수 있다고 믿었기 때문이다. 그후에도 보티첼리와 루벤스, 티치아노 같은 화가들이 지방을 아름다운 인간 형상에 필요한 것으로 묘사했다. 오늘날 『보그』에서는 날씬한 몸매를 표준인 것마냥 칭송하지만, 과거에는 궁핍을 묘사할 때를 제외하고는 그런 경우를 찾아볼 수 없었다.

미국에서도 지방을 존중하던 시절이 있었다. 남북 전쟁 이후 가난이 온 사회를 뒤덮었지만, 사회의 일부 집단은 계속 부를 누렸다. 금이나 보석처럼 세상에서 귀하고 드문 것이 가치가 높은 것처럼 지방도 그것을 얻기 힘들던 시절에는 가치가 치솟았다. 지방은 부와 건강과 미의 상징이었다. 모두가 그것을 원했다.

믿기 어렵겠지만, 지방에 대한 사랑을 보여주는 그 시대의 역사적 증거가 있다. 1866년, 코네티컷주에서는 '뚱뚱한 남성 클럽Fat Man's Club'이라는 명망 높은 단체가 설립되었는데, 이 단체는 "뚱뚱한 은행 계좌는 뚱뚱한 남자를 만드는 경향이 있다"라는 격언을 기치로 내걸었다. 충분히 뚱뚱한 남자만 이 단체에 가입할 수 있었다. 여자들도 살찐 것을 자랑스럽게 여겼는데, 여성 잡지 『레이디스 홈 저널Ladies Home Journal』이나 1878년에 출간된 책 『풍만한 몸을 만드는 방법How To Be Plump』에서 체중을 늘리는 방법을 참고했다. 유명 인사들은 제로 사이즈에 몸을 맞추려고 애쓰는 대신 많이 나가는 체중으로 칭송받았다. 가수 릴리언 러셀은 체중이 90kg이 넘었고, 목소리에 못지않게 풍만한 육체로도 칭송받았다. 심지어 여자들은 러셀처럼 보이려고 패드를 넣기까지 했다. 그리고 그 시대의 도널드 트럼프라고 부를 수 있는 다이아몬드 짐 브레이디Diamond Jim Brady는 재산뿐 아니라 체중(135kg) 때문에도 사랑받았다.

심지어 의사들도 지방을 지지했다. 그들은 비만을 경고했지만, 신경과민이나 심지어 전염병을 치료하기 위한 한 가지 방편으로 체중을 늘리라고 권했다. 부모들도 아이들에게 음식을 많이 먹으라고 장려했다.

이처럼 지방도 한때 좋은 시절이 있었다. 지방의 긍정적 속성이 가치를 인정받았던 것이다. 지방은 에너지 공급원이자 부의 상징이었다. 하지만 슬프게도 지방의 전성기는 계속 이어지지 못했다. 미국 경제가 성장하면서 음식물을 구하기가 더 쉬워졌고, 지방 역시 마찬가지였다. 모든 자원이 그렇듯이, 풍부해지면 그 가치가 떨어지게 마련이다. 지방의 가치도 곤두박질쳤다.

경영자들은 노동자들에게 효율적이고 마른 체격을 요구했다. 군사 지도자들은 마른 체격을 애국심과 연결지었다. 한 군사 지도자는 "건강하고 정상이

더라도 뚱뚱해지는 사람은 비애국적이다"라고 말했다. 그리고 종교 지도자들은 지방이 무절제와 폭식을 반영한다고 여겼다. 의사들은 이전보다 지방을 더 의식하는 고객들을 대하면서 체중을 줄이는 방법을 조언하기 시작했다. 릴리언 러셀을 포함해 유명 인사들도 이러한 예상 밖의 상황 전개에 살을 빼지 않을 수 없었다. 그리고 한때 부의 징표였던 '뚱뚱한 남성 클럽'은 1903년에 문을 닫았다.

지방에 대한 관심은 늘어나는 미국인의 허리둘레에 경종을 울리려는 좋은 의도로 시작되었지만, 곧 경멸로 바뀌었다. '뚱보 게으름뱅이fat slob'나 '뚱뚱보fatty' 같은 비방성 표현이 일상 대화에 자주 등장하기 시작했다. 비만인 사람을 조롱하는 만화까지 나타났다. 체중이 138kg이나 나간 하워드 태프트 미국 대통령도 조롱을 피할 수 없었다. '호텔에 홍수를 일으킨 태프트: 욕조에서 물이 넘쳐흘러 식당에서 식사하던 은행가들이 물속에 잠기다'라는 표제를 단 기사까지 있었다. '태프트 욕조' 이야기는 그후에도 오랫동안 회자되었다.

체중에 대한 강박 관념을 부추긴 기념비적 사건은 영양가를 측정하는 칼로리 개념의 도입이었다. 19세기 전반에 1칼로리는 물 1g을 섭씨 1도만큼 올리는 데 필요한 열량으로 정의되었다. 그러다가 19세기 말에 윌버 애트워터Wilbur Atwater가 우리 몸이 음식물을 어떻게 사용하는지 자세히 연구하기 위해 피험자들을 밀폐된 방 안에 집어넣고 다양한 음식을 먹인 뒤 소비한 산소와 배출한 이산화탄소의 양을 측정했다. 그는 이 연구 결과를 에너지 단위로 환산해 발표했고, 그후로 칼로리(영양학에서 흔히 사용하는 칼로리는 실제로는 킬로칼로리임—옮긴이)는 식품의 영양가를 나타내는 표준적인 측정 기준이 되었다. 1918년, 미국의 의사 룰루 헌트 피터스Lulu Hunt Peters는 칼로리 계산은 적극적인 형태의 애국심과도 같다며 『다이어트와 건강: 칼로리를 이해하는 열쇠Diet and Health: With Key to the Calories』라는 책을 출간했는데, 이 책은 200만 부나 팔렸다. 아마도 다이어트에 관한 최초의 베스트셀러 서적이 아닌가 싶다. 이로써 다이어트 산업의 막이 올랐다.

지방에 대한 대중의 두려움이 점점 커져가면서 이에 편승해 체중을 감량하라는 권고도 착취적으로 변해갔다. 기회주의자들은 금방 떼돈을 벌려고 새로운 고안품을 여러 가지 내놓았다. 땀을 흘리게 해 체중 감량을 도와준다는 고무 옷이 판매되었다. 가드너 감량 머신은 피부에 압력을 가해 그 마사지 효과로 지방을 뺀다고 선전했다. 1930년대에 출시된 '패토프Fatoff(지방 제거)'와 '라마르 살 빼는 비누La Mar Reducing Soap'는 피부 밑 지방을 분해한다고 했다. 몇몇 사람은 부자가 되었지만, 지방은 그대로 남아 있었다.

의문스러운 다이어트 방법들도 고안되었다. 몇몇 회사는 다이어트 열풍을 큰돈을 버는 수단으로 활용했다. 1920년대에 담배 회사 러키 스트라이크는 "단것 대신 러키를 선택하세요"라고 홍보했다. 이 광고는 효과가 있었고, 담배 매출액이 200%나 증가했다. 자몽 다이어트도 등장했는데, 자몽에 강력한 지방 연소 효소가 들어 있다며 식사 때마다 자몽을 하나씩 먹으라고 권했다. 『음주인의 다이어트The Drinking Man's Diet』에서는 보드카와 진과 위스키는 탄수화물이 극소량 들어 있으므로 마음껏 마셔도 된다고 했다. 추천 식단에는 걸쭉한 소스를 끼얹은 스테이크에 이것을 씻어내릴 술 한 잔이 포함돼 있었다. 이 책은 2년 동안 240만 부 이상 팔렸고, 13개 언어로 번역되었다.

사업가들은 지방을 없애는 수단으로 팔 수 있는 거라면 무엇이든 찾으려고 애썼다. 1933년, 스탠퍼드 대학 의사들은 다이나이트로페놀dinitrophenol, DNP 이라는 폭약 성분이 체열을 높임으로써 대사를 증가시킨다는 사실을 발견했다. 얼마 후, DNP는 지방을 줄이는 물질로 판매되었는데, 당연히 사망과 실명을 포함해 위험한 부작용이 따랐다. DNP 사용으로 인한 사망 사례는 지금도 보고되고 있는데(가깝게는 2015년에도), 절박한 처지에 빠진 사람들은 단기간에 체중을 감량하는 방법에 혹하기 때문이다. 심지어 살아 있는 촌충 알을 삼키는 사람들도 있다. 체내에서 부화한 기생충이 숙주가 섭취한 음식을 소비해 체중 감량에 도움을 준다고 생각하기 때문이다. 그리고 일단 원하는 만큼 체중 감량에 성공하면, 독을 삼켜 촌충을 죽인다. 창자에서 길이가 1m나 되는 벌레를 부화시키고 나서 독이 든 칵테일을 마신다는 것이 공포 영화에나 나올 법한 이야기로 들리지만, 어떤 사람들은 몇 킬로그램의 살을 달고 다니는 것보다 이편이 낫다고 생각한다.

나라 전체가 점점 기업과 비슷하게 변해가면서 다이어트 역시 같은 경향을 보이기 시작했다. 1960년대부터 소박한 다이어트 비법을 팔던 행상인들 대신 대형 다국적 기업들이 나서기 시작했다. 웨이트 워처스Weight Watchers, 뉴트리시스템Nutrisystem, 제니 크레이그Jenny Craig 등이 체중 감량 산업의 주류로 부상했다. 기업의 조직적인 지원을 바탕으로 다이어트 산업은 폭발적으로 성장하기 시작했다.

오늘날 지방과의 싸움은 심지어 많은 관중이 지켜보는 일종의 스포츠처럼 변했다. 리얼리티 쇼 〈살을 가장 많이 뺀 사람〉은 처음 방송될 때만 해도 도박에 가까운 모험으로 여겨졌지만, 지금은 가장 성공한 TV 쇼 중 하나로 자리잡았다. 이 프로그램을 만든 로스J. D. Roth는 비만인 사람들이 참여하길 꺼려 처음에는 참가자들을 섭외하기가 다른 프로그램보다 더 힘들었다고 했다. 로스는 이렇게 덧붙인다. "제작진을 이 프로그램에 끌어들이는 데 애먹었던 게 기억납니다. 구내식당에 편집자들과 작가들을 모이게 했지요. 그중 절반 이상이 이 프로그램에 참여하고 싶지 않다고 말했어요. 비만인 사람들을 리얼리티 쇼에 내보낸다는 개념 자체를 부끄럽게 여기는 분위기가 강했지요."

그렇지만 17회까지 방영됐을 때 〈살을 가장 많이 뺀 사람〉은 평균 시청자가 600만 명이나 되었으며, 체지방에 대한 혐오와 흥미에 편승해 비슷한 프로그램이 10여 편 더 생겨났다. 〈뚱뚱한 여배우Fat Actress〉(커스티 앨리), 〈헤비Heavy〉(고도 비만), 〈행복한 뚱보 가족One Big Happy Family〉, 〈두툼한 뱃살Love Handles〉(비만 커플), 〈결혼을 위한 살빼기Shedding for the Wedding〉, 〈춤추면서 살빼기Dance Your A** Off〉, 〈다이어트 부족DietTribe〉, 〈나도 한때는 뚱뚱했다I Used to Be Fat〉 등의 프로그램은 수백만 명이 시청했다. 로스는 심지어 〈살을 가장 많이 뺀 사람〉에 출연할 수 없을 만큼 고도 비만인 사람들이 출연하는 〈극단의 변신: 체중 감량 편Extreme Makeover: Weight Loss Edition〉도 만들었다.

만약 불행하게도 우리에게 1~2kg의 살이 여분으로 붙어 있다면, 지방을 제거하라고 촉구하는 이러한 메아리들이 우리 자신을(그리고 서로를) 생각하는 방식에 어떻게 영향을 미치지 않을 수 있겠는가? 비만에 대한 경고에는 충분히 그럴 만한 근거가 있지만, 그렇다고 지방을 불구대천의 원수처럼 취급하는 태도까지 합당한 것은 아니다. 우리는 지방과 맞서 싸우는 전쟁에 막대한 금액을 쏟아붓지만(화학 무기, 수술 장비, 행동 재구성, 운동 요법, 급식 프로그램 등), 아무리 노력해도 지방은 결코 사라지지 않는다.

우리는 맞서 싸우는 적을 제대로 이해하지 못한 게 분명하다. 대사는 단순히 섭취 칼로리와 소비 칼로리를 계산하는 것보다 훨씬 복잡하다. 우리는 단순히 칼로리를 태우는 기계가 아니다. 우리는 생물학과 호르몬, 유전학 그리고 영양물을 개별적으로 처리하는 세균들로 이루어진 시스템이다. 지방을 통제하려 한다면 지방을 더 깊이 이해할 필요가 있다.

그리고 아마도 우리의 '적'을 이해하기 시작하면, 우리는 그 적이 꼭 나쁘기만 한 것은 아님을 알게 될 것이다. 새로운 연구들에서 지방이 필수 호르몬을 분비하고, 많은 신체 기능을 가능케 하며, 우리를 질병에서 안전하게 지켜주고, 심지어 우리를 더 오래 살게 해준다는 결과가 나오고 있다. 지방은 너무나 중요해서, 줄기세포들은 섭취하는 음식물과 상관없이 지방을 만드는 능력이 있는 것으로 보인다. 이것은 근육과 뼈, 뇌처럼 아주 중요한 조직들에서 관찰되는 기능이다.

지방을 제거하려는 우리의 온갖 노력에도 불구하고, 자연은 우리 몸에서 지방을 계속 유지해야 할 이유가 있는 것으로 보인다. 이것은 지방에 관한 웅장한 이야기에서 또 하나의 반전을 보여줄지 모른다. 새로 발견된 그 모든 재주를 감안할 때, 지방은 다시 한번 사랑을 받을지도 모른다. 만약 그렇게 된다면, 뉴트 깅리치는 자신을 덜 부끄럽게 여겨도 될 것이다.

그런 부끄러움을 느끼는 사람은 분명히 깅리치 혼자만이 아니다. 깅리치의 고백이 있고 나서 20여 년 뒤, 본능적으로 상대의 감정적 약점을 찌르는 바바라 월터스의 재주는 또 다른 사람에게 동일한 효과를 나타냈다. 2014년, 월터스는 오프라 윈프리를 인터뷰했다. 초대 손님이 일하면서, 또 살아오면서 어떤 일을 겪어왔는지 이런저런 이야기를 묻고 나서, 월터스가 마침내 결정타를 날릴 순간이 왔다. 그녀는 윈프리에게 다음 문장을 완성해보라고 요구했다. "나는 (　　)을 하지 못하고 이 세상을 떠나면 매우 불만스러울 것이다."

윈프리는 "그러니까……"라고 말하고 나서 잠시 멈추었다가 "체중과 화해하지 못하고 떠난다면요"라고 말했다.

월터스는 믿을 수 없다는 듯한 표정을 지었다. 몸을 앞으로 숙이면서 "뭐라고요? 아직도 그 생각에서 벗어나지 못했단 말이에요? 난 훨씬 심오한 것을 기대했는데요"라고 소리쳤다.

"아뇨, 바로 그거예요. 나는 그것과 화해해야 해요." 윈프리는 말했다.

아마도 이런 생각을 하는 사람은 윈프리뿐만이 아닐 것이다.

제1부

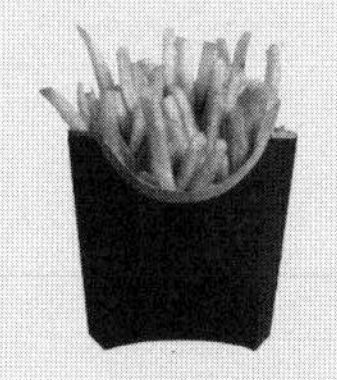

지방에 관한 모든 것

제1장

지방은 우리가 생각하는 것보다 훨씬 많은 일을 한다

그렇다면 지방은 정확하게 무엇인가? 지방은, 가장 간단한 형태로서는, 비축된 에너지라는 데 모두가 동의한다. 유목 생활을 하던 조상들에게 지방은 빈번하게 발생하던 기아에 대처하기 위한 보호 수단이었을 것이다. 하지만 모퉁이마다 슈퍼마켓과 패스트푸드점이 있는 오늘날에는 지방은 생물학적 시대착오처럼 보인다. "동물 몸에서 발견되는 기름 성분의 천연 물질로 피부 밑이나 특정 기관들 주위에 층을 이루어 축적된다"라는 사전적 정의도 지방은 우리에게 특별히 중요한 것이 아니라는 개념을 더 강화시켜준다.

하지만 이러한 보편적인 정의에는 지방이 우리 삶에서 차지하는 막대한 중요성이 제대로 반영돼 있지 않다. 우리의 에너지 저장고를 관리하는 것에서부터 뇌에서 신호 전달을 가능케 하고 분만을 촉진하는 것에 이르기까지 지방은 중요하고 다재다능한 기능을 하는 신체 일부임을 입증했다. 만약 지방의 중요성에 대해 의구심이 든다면, 지방이 하나도 없을 때 어떤 일이 벌어질지 상상해보라. 그럴 경우 삶이 어떻게 달라지는지 알고 싶다면, 크리스티나 비나Christina Vena의 이야기를 살펴보면 된다.

지방이 전혀 없는 소녀

크리스티나는 1990년대에 뉴저지주 바인랜드에서 건강하고 활기차게 살아가던 열두 살 소녀였다. 크리스티나는 학교 생활과 운동, 친구들, 막 생겨나기 시작한 남자에 대한 관심으로 일상을 보내면서 행복하게 살았다. 하지만 사춘기에 접어들 무렵에 이상한 일이 일어났다. 몸에서 자연적으로 지방이 빠져나가기 시작한 것이다. 열두 살 소녀라면 누구나 몸이 날씬해지는 것에 환호하겠지만, 크리스티나의 경우는 좀 심각했다. 볼과 손과 발에서 지방이 빠져나가 얼굴이 푹 꺼지고 손이 쪼글쪼글해지면서 외모가 급격하게 변하기 시작했다. 그리고 얼마 지나지 않아 전신에서 지방이 빠져나가면서 몸이 점점 쪼그라들어 걸친 옷이 힘없이 축 처졌다.

그런데 이상하게도 식욕은 매우 왕성했다. 크리스티나는 "배가 너무 고팠어요. 배고픈 느낌이 얼마나 강했던지 토할 때까지 먹어도 배가 부른 줄 몰랐어요. 나는 항상 먹었어요. 멈출 수가 없었어요"라고 회상한다. 그렇게 많이 먹는데도 크리스티나는 계속 말라만 갔다.

부모는 이런 변화가 십대 초반에 일어나는 정상적인 급성장 과정의 일부이겠거니 생각하고 크리스티나가 원하는 대로 맘껏 먹게 내버려두었다. 어떤 친구들은 크리스티나가 그렇게 많이 먹고도 날씬한 몸매를 유지하는 비결이 뭐냐며 부러워하기까지 했다. 하지만 지방이 계속 빠지자, 결국 과거에 크리스티나를 알던 사람들조차 더 이상 알아볼 수 없을 정도로 얼굴이 크게 변했다.

폭식과 극적인 지방 상실은 아주 기묘한 결합이었다. 그리고 얼마 후 기묘한 사건이 하나 더 생겼다. 팔에 혹들이 생기기 시작한 것이다. 팔뚝에 말랑말랑한 덩어리가 몇 개 생기기 시작하더니 결국에는 액체로 가득 찬 말랑말랑한 혹 수십 개가 생겨나 사라지지 않았다. 그제야 부모도 걱정이 커졌다. 피부과에 데려갔더니 의사가 혈액 검사를 지시했다.

검사 결과는 충격적이었다. 같은 연령대 소녀의 정상적인 콜레스테롤 수치는 170mg/dL 미만인데 크리스티나는 950이었다. 트라이글리세라이드 수치는 150mg/dL 정도가 정상인데 16000이고, 식후 혈당치는 100mg/dL가 정상인데 500이었다. 크리스티나의 혈액은 문자 그대로 지방과 콜레스테롤과 당으로 가득 차 있었다.

피부과 의사는 크리스티나의 검사 결과를 보고 이것은 피부 문제가 아니라 대사 문제라는 사실을 알아챘다. 그러고는 즉각 필라델피아 어린이병원의 내분비 전문의에게 크리스티나를 보냈다.

내분비 전문의는 처음에는 크리스티나가 당뇨병에 걸렸다고 생각해 그 치료에 착수했다. 하지만 크리스티나의 건강은 나아지지 않았다. 당뇨병 약을 복용했는데도 체중은 계속 감소하고 식욕은 증가했다. 크리스티나는 이렇게 회상한다. "정말로 집에 있는 것은 아무거나 다 먹었어요. 맛이 없는 것이라도 상관없었어요. 버섯 통조림처럼 손에 닿는 거면 뭐든 먹었지요. 부모님은 식료품 저장실을 잠가뒀어요. 부모님은 모든 것에 자물쇠를 채웠고, 나는 그 앞에 앉아 울어댔지요."

팔에 난 혹들이 퍼져나가 마침내 발가락 끝에서부터 어깨까지 가리지 않고 온몸이 혹으로 뒤덮였다. 혹은 보기만 흉한 게 아니라 염증을 일으켜 큰 고통을 주었다. 크리스티나는 "혹은 닿기만 해도 몹시 아팠어요. 모든 압점에 혹이 나 당연히 걸을 수도 없었죠. 혼자 목욕을 하는 것도 애를 먹었어요. 음식을 먹거나 나이프와 포크를 잡기도 힘들었죠. 음식을 먹으려면 특별한 나이프와 포크를 사용해야 했어요. 결국에는 그냥 움직이는 것조차 힘들게 됐지요"라고 말한다.

내분비 전문의는 원인을 찾지 못해 당황했다. 그러다가 메릴랜드주 베세스다의 국립보건원에서 엘리프 오럴Elif Oral 박사가 했던 강연이 생각났다. 오럴은 내분비 질환과 당뇨병, 대사 장애 분야의 전문가였는데 크리스티나와 비슷한 증상이 있는 환자들을 연구하고 있었다. 내분비 전문의는 크리스티나를 오럴 박사에게 보냈고, 오럴은 1997년 3월에 크리스티나를 검사했다.

오럴은 이렇게 회상한다. "크리스티나의 지방 상실은 무슨 일이 일어나고 있는지 알려주었지요. 처음 보았을 때, 크리스티나는 체지방이 완전히 사라진 상태였어요. 그건 바로 우리가 연구하고 있던 것이었기 때문에 크리스티나의 문제가 무엇인지 즉각 알아챘지요." 오럴은 크리스티나의 병명을 '지방이상증'이라고 진단했는데, 지방이상증은 체지방 위축을 초래해 결국 몸에서 체지방을 완전히 사라지게 하는 유전 질환이다. 진단이 옳은지 확인하기 위해 오럴은 크리스티나의 간 조직을 떼어내 생검도 했는데, 간은 크게 부어올라 복부 사이로 돌출해 있었다. 소변의 단백질 함량이 높았기 때문에 콩팥 조직도 떼어내 생검을 했다. 모든 검사 결과는 오럴의 진단이 옳다고 확인해 주었다.

크리스티나의 증상들—체중 감소와 통제 불가능한 식욕, 높은 혈중 지방 함량, 피부 바로 밑에 생긴 말랑말랑한 혹들—뒤에 숨어 있던 수수께끼가 마침내 풀렸다. 크리스티나가 섭취한 음식물에서 얻은 여분의 영양분은, 그것을 저장할 체지방이 없자 혈액 속에서 끝없이 순환했던 것이다. 저장되지 않고 돌아다니는 지방이 너무 많다 보니 그것이 간에 축적되어 간이 크게 부풀어올랐고, 피부 밑에 혹으로 축적되면서 염증과 통증을 유발했다.

하지만 진단 결과는 큰 위안을 주지 못했는데, 크리스티나의 상태를 쉽게 치료할 방법이 없었기 때문이다. 크리스티나는 정기적으로 혈장 분리 반출술을 받았는데, 몸에서 혈액을 빼내 지방과 콜레스테롤을 걸러낸 뒤 다시 몸속으로 집어넣는 시술이었다. 그것은 길고 고통스럽고 고된 시련이었는데, 많을 땐 일주일에 세 차례나 받아야 했다.

게다가 확실한 치료법이 없었다. 가족은 최후의 순간을 맞이할 준비를 하라는 이야기를 들었다. 크리스티나는 이렇게 회상한다. "그들은 할 수 있는 일이 아무것도 없다고 했어요. 나는 학교를 다니는 것도 그만두었지요. 결국 죽을 수밖에 없다면, 집에서 죽음을 맞이하겠다고 말했어요…… 모두 정말로 내가 살지 못할 거라고 생각했어요. 나는 고등학교 과정을 전부 홈스쿨링으로 때웠어요. 부모님께는 매우 힘든 시간이었죠. 특히 어머니는 속상해서 많이 울었어요."

지방을 제대로 이해하기까지의 긴 여정

크리스티나와 가족은 지방의 생태가 매우 복잡하며, 거기에 뭔가 잘못된 일이 일어나면 생사가 달린 문제가 될 수 있다는 사실을 깨달았다. 그것만 해도 충격적인데, 더 놀라운 사실은 그동안 지방에 대한 우리의 견해가, 심지어 의학계의 견해조차 아주 단순했다는 점이다.

수백 년 동안 우리는 지방은 그저 여분의 칼로리를 저장하는 기능만 할 뿐 다른 기능은 전혀 없다고 여겼다. 많이 먹으면 살이 찌고, 굶으면 살이 빠진다. 하지만 세계 각지에서 진행된 수천 건의 연구 결과에 따르면, 지방은 그저 기름 덩어리에 불과한 것이 아니다. 지방은 상호작용하는 역동적인 내분비 기관으로, 우리의 생사를 좌우하는 영향력을 지니고 있다. 지방은 너무나 소중한 것이어서 자연은 우리가 자궁에 있을 때부터 그것을 갖도록 설계했다. 태아는 모든 계가 제대로 기능하기도 전인 임신 14주 무렵부터 지방을 만들기 시작한다. 이어지는 장들에서 자세히 다룰 테지만, 지방은 우리의 식욕을 조절하고, 감정에 영향을 미치고, 에너지를 공급하고, 다른 신체 부위들의 활동을 가능케 한다. 그러므로 우리 몸이 지방을 만드는 방법은 여러 가지가 있고, 지방을 제거하려는 시도를 방해하는 방법은 그보다 더 많다는 것은 전혀 놀라운 일이 아니다.

과학자들은 오래전부터 지방을 이해하려고 노력해왔다. 그 시도는 적어도 고대 그리스 시대까지 거슬러 올라간다. 그 당시 의사들은 혈액이 굳어서 지방이 생기며, 지방은 여성의 '찬' 몸에서 더 자주 생긴다고 믿었다. 그들은 수유하고 남은 젖이나 사용되지 않은 정액 같은 여분의 체액이 지방으로 변한다는 가설을 세웠는데, 여기서 과체중 남성은 불임이라는 믿음이 생겨났다. 히포크라테스는 지방이 신체의 '습한 기운'이며, 잘 처리하지 않으면 성 기능 장애를 유발한다고 믿었다.

지방이 체액에서 만들어진다는 이 개념은 아주 오랫동안 살아남았지만, 초기의 일부 과학자와 의사는 지방과 음식물과 에너지 사이에 어떤 관계가 있다고 생각했다. 고대 그리스의 의학자 갈레노스는 운동으로 "아주 뚱뚱한 사람을 적당한 몸매로 만드는" 자신의 능력을 떠벌렸다. 영국 왕 헨리 8세의 주치의이던 앤드루 보드Andrew Boorde는 왕의 몸에 지방이 쌓이는 원인으로 달콤한 와인을 지목했다. 근대 이전의 지방 이론들은 음식과 운동에 초점을 맞추었는데, 그 관계는 맨눈으로도 쉽게 관찰할 수 있었다. 하지만 지방에 대한 이해를 크게 높이는 데 결정적으로 기여한 것은 17세기 중엽에 발명된 현미경이었다.

1670년대에 네덜란드의 안톤 판 레이우엔훅Anton van Leeuwenhoek은 사물을 200배 이상 확대하는 렌즈를 만드는 데 성공했다. 유럽 과학자들은 레이우엔훅의 렌즈를 사용해 체액과 식물 요소, 동물 기관 조각 그리고 렌즈 아래에 놓을 수 있는 것은 모두 조사했다. 그리고 놀랍게도 식물과 동물이 작은 '주머니'들로 이루어져 있다는 사실을 발견했다. 이 구조들을 '세포'라고 부르게 되었는데, 세포는 살아 있는 생물의 가장 작은 구성 요소로 간주되었다. 과학자들은 세포들이 각각 독립적으로 존재하는 구성 단위이면서 서로 연결돼 있으며, 기관의 기본 구성 요소 역할을 한다는 사실을 알게 되었다. 현미경으로 지방을 관찰한 결과, 지방 역시 세포들로 이루어져 있음이 밝혀졌다.

하지만 지방세포는 독특한 특징이 있었다. 지방세포는 지방을 저장하는

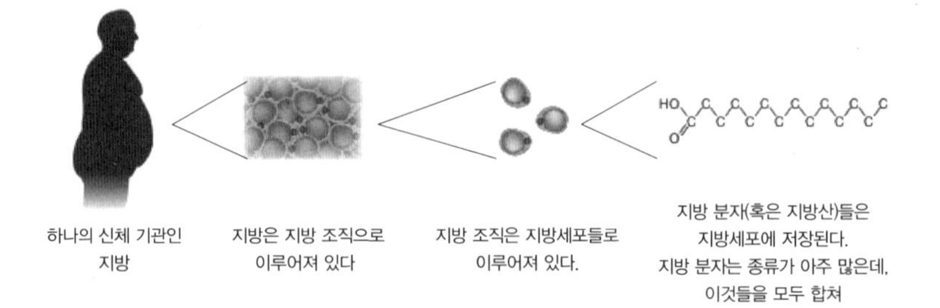

하나의 신체 기관인 지방

지방은 지방 조직으로 이루어져 있다

지방 조직은 지방세포들로 이루어져 있다.

지방 분자(혹은 지방산)들은 지방세포에 저장된다. 지방 분자는 종류가 아주 많은데, 이것들을 모두 합쳐 지질이라고 한다.

능력이 있는데, 그것도 아주 많이 저장했다. 지방세포는 다른 세포 성분들을 옆으로 밀어내면서 정상 크기의 1000배 이상 부피가 늘어날 수 있었다.

17세기의 세포 이론은 19세기에 나온 분자 이론의 도움을 받아 더 발전했다. 1874년, 프랑스의 테오도르 고블레Theodore Gobley는 지방 분자의 구조가 단순하게 기다란 탄소 분자들의 사슬로 이루어져 있음을 분명하게 보여주었다. 다른 종류의 지방 분자들도 확인되어 이들을 뭉뚱그려 지질脂質, lipid이라고 불렀다.

이런 발견을 종합함으로써 과학계는 체지방의 구조를 분류할 수 있었다. 체지방은 지방세포들로 이루어진 지방 조직들이 모인 신체 부위로, 지방 분자 수백만 개를 저장하고 있어 필요할 때 여기서 에너지를 얻어 사용할 수 있다.

시간이 지나자, 지방 조직이 단순히 지방만으로 이루어진 게 아니라는 사실이 밝혀졌다. 우리 몸을 둘러싼 부드러운 층은 평균적으로 4분의 3만 지방이고, 나머지는 지방을 제자리에 있도록 붙드는 콜라겐 섬유, 정맥과 신경, 그리고 혈액과 근육과 줄기세포와 면역세포로 이루어져 있다. 그러니까 피부를 2~3cm 꼬집을 때, 실제로는 그렇게 많은 지방을 꼬집는 게 아닌 셈이다.

20세기에 들어 과학자들은 우리 몸이 지방을 만들고 사용하는 과정을 해독했다. 1936년, 컬럼비아 대학의 루돌프 쇤하이머Rudolph Schoenheimer와 데이비드 리튼버그David Rittenberg는 음식물의 탄수화물이 어떻게 간으로 이동하는지 추적했는데, 간에서 일부 탄수화물은 지방 분자로 전환되었다. 탄수화물에서 변한 이 지방은 혈액에 실려 지방 조직으로 운반되고, 거기서 장기 보관을 위해 트라이글리세라이드(세쌍둥이 지방 분자 형태)로 축적되었다.

쇤하이머와 리튼버그의 발견 후, 연구자들은 간에서 체내의 모든 지방이 만들어진다고 믿었다. 하지만 10년 뒤, 히브리 대학의 베냐민 샤피로Benyamin Shapiro와 하임 에른스트 베르트하이머Haim Ernst Wertheimer는 지방세포가 스스로 지방을 만들 수 있다는 사실을 발견했다. 그때까지만 해도 연구자들은 지방은 수동적인 저장소에 불과하며, 대사 능력이 전혀 없다고 믿었다. 하지만 샤피로와 베르트하이머는 지방이 스스로를 만드는 능력이 있음을 보여주었다.

지방을 이해하는 데 필요한 기초 지식

지방을 연구하는 과학자들에게서 나온 수많은 발견—지방이 어떻게 만들어지고, 어디에 저장되며, 우리 몸이 그것을 언제 어떻게 사용하는지와 같은—은 결국 모자이크 조각처럼 서로 합쳐졌다. 그러자 위와 이자, 작은창자가 음식물을 그 구성 성분들(아미노산, 지방, 탄수화물)로 분해하는 과정을 보여주는 그림이 그려졌다. 이것들은 순환계로 들어가 일부는 직접 조직들에 축적되고, 일부는 간으로 가서 추가로 분해되고 처리된다. 간은 소화된 음식물을 우리 몸이 에너지 생성과 성장 및 유지하는 데 사용할 수 있는 물질들로 바꾼다. 간은 우리가 섭취한 아미노산 중 일부를 사용해 우리 몸에 필요한 단백질로 만든다. 그리고 나머지 아미노산과 탄수화물, 당, 지방을 가지고 포도당, 글리코겐, 지방이라는 세 가지 주요 에너지원을 만든다.

우리 몸이 에너지를 사용하는 방법을 이해하고 싶다면, 돈을 생각해보라. 우리 경제의 모든 거래에 통화가 사용되는 것과 마찬가지로, 우리 몸에서 일어나는 모든 거래에는 에너지가 필요하다. 돈은 현금, 수표, 장기 예금 등 다양한 형태로 존재한다. 당장 쓰기 위해 현금이 필요할 때도 있고, 언제든 필요할 때 쓸 수 있도록 가까이에 준비 상태로 둘 수도 있다. 그리고 일부는 어려울 때를 대비해 저축해둔다. 우리 몸에서 포도당은 현금, 글리코겐은 수표, 지방은 예금 증서에 해당한다.

당의 한 종류인 포도당을 현금이라고 하는 이유는 몸에 당장 필요한 에너지를 즉각 공급할 수 있기 때문이다. 포도당은 음식물에서 얻을 수 있지만 간에서도 만들어진다. 병원에서 음식물을 섭취할 수 없는 환자에게 정맥 주사로 수액을 공급할 때 바로 이 포도당을 공급한다.

현금이 너무 많아 거추장스러우면 일부를 수표로 바꾸어 보관한다. 우리 몸에서는 글리코겐이 바로 수표에 해당하는 대기성 보유 자산이다. 간과 근육은 포도당을 사슬 모양으로 꿰어 글리코겐으로 만들어서 나중에 사용할 수 있도록 저장해둔다. 혈액 속의 포도당 함량이 떨어지면, 우리 몸은 글리코겐을 분해해 포도당으로 만들며, 필요한 곳에서 포도당을 연소해 그 에너지를 사용한다.

그러나 지방은 이와 완전히 다르다. 글리코겐과 달리 지방은 단순히 포도

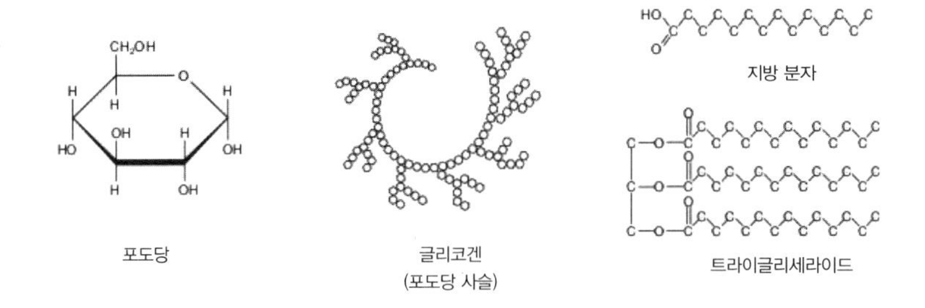

당이 축적된 것이 아니며, 당장 사용할 수도 없다. 지방산이라고도 부르는 지방 분자는 사슬 모양으로 연결된 14~20개의 탄소 원자로 이루어져 있다. 지방 분자 3개가 합쳐져 트라이글리세라이드가 되는데, 트라이글리세라이드는 길고 유연하고 잘 늘어나는 성질이 있어 지방세포 안에 촘촘하게 쌓일 수 있다. 포도당과 글리코겐 함량이 낮을 경우, 우리 몸은 지방을 꺼내 필요한 에너지로 바꾼다. 지방은 예금 증서와 같아서 꺼내 사용하기는 번거롭지만, 많은 에너지를 안전하게 비축할 수 있다.

우리 몸이 지방을 만드는 과정을 지방 형성lipogenesis, 지방을 분해해 지방산을 순환계로 내보내는 것을 지방 분해lipolysis라고 한다. 지방 형성은 우리가 음식을 먹고 나서 저장할 영양분이 많을 때 가장 활발하게 일어난다.

음식물이 소화될 때에는 이자에서 인슐린이 분비되어 몸 곳곳의 세포들로 영양분이 오고 있다는 신호를 보낸다. 그러면 세포들은 그것을 받아들여 즉각 사용할 수 있는 에너지로 전환하거나 저장할 준비를 한다. 식사를 하고 나면 포도당 수치가 올라가고(현금이 풍부해지고), 글리코겐 수치도 올라가며(수표도 많아지며), 식이 지방 중 일부는 지방 조직에 저장되고, 과잉 탄수화물과 당, 지방, 단백질은 간으로 가서 지방 분해 과정을 거쳐 지방으로 변한다.

간에서 지방 분자들은 혈액에 실려 운반되어 체세포에 축적되는데, 주로 지방세포에 축적된다. 지방 분자들은 물을 밀어내면서 아주 효율적으로 쌓이기 때문에 4만 칼로리에 해당하는 지방도 우리 몸에서는 겨우 5kg 정도밖에 나가지 않는다. 만약 같은 양의 에너지를 글리코겐이나 포도당으로 저장한다면(거기에 섞인 물과 함께), 우리 몸무게는 지금보다 2배 이상 나갈 것이다. 그러니 체지방을 선물해준 자연에 고마워하라.

아마도 여러분은 활동적인 뇌가 근육만큼 많은 에너지를 사용한다는 사실에 놀랄지도 모르겠다. 뇌 다음으로는 간이 뇌와 거의 비슷한 에너지를 사용하며, 그 뒤를 이어 심장, 위창자계, 콩팥이 많은 에너지를 사용한다. 지방산이 세포 속으로 들어가면 탄소 결합들이 끊어지는 화학적 과정이 일어난다. 지방산은 분해되면서 우리 몸이 사용할 수 있는 화학적 에너지를 내놓는다. 포도당과 글리코겐 비축량이 적으면, 우리 몸은 에너지를 얻기 위해 예금 증서인 지방에 손을 뻗친다.

하지만 지방에 기능 장애가 생기면, 이런 일들이 일어나지 않는다. 대신에 우리가 섭취한 지방과 당이 혈액 속으로 들어가고, 지방 조직에 저장되는 대신 순환계를 따라 돌아다닌다. 그래서 심장이나 간, 기관 사이의 빈 공간 등 있어서는 안 될 곳에 지방이 축적되어 이 기관들의 정상적인 기능을 방해한다. 결국 지방의 기능 장애로 인해 당뇨병, 심장병, 간 기능 장애가 생길 수 있다.

지방이상증이 발생했을 때, 크리스티나는 적정량의 지방을 유지할 수 없었고, 이 때문에 지방과 여분의 영양분을 체내에 정상적으로 저장할 수 없었다. 이것은 간과 피부 아래 공간에 지방이 축적되는 결과를 낳았다. 다이어트를 하는 사람들은 지방이 하나도 없는 상태를 꿈꿀지 모르지만, 그 상태는 파멸적인 것이어서, 심할 경우 목숨까지 잃을 수 있다.

크리스티나를 위한 치료법

불확실성과 절망에 사로잡힌 채 끝없는 혈액 세척 치료를 받으며 4년이 지났을 때, 담당 의사는 크리스티나 가족에게 지방이상증의 실험적 치료법을 테스트하는 임상 시험 이야기를 했다. 록펠러 대학의 한 연구소에서 새로 발견한 단백질을 사용하는 치료법이었다. 당연히 위험이 따르는 치료였는데, 그 단백질은 사람을 대상으로 지방이상증을 치료하는 데 광범위하게 시험된 적이 없었을 뿐 아니라, 부작용도 확실하게 밝혀지지 않았기 때문이다. 하지만 죽음의 그림자가 어른거리는 상황에서 크리스티나와 부모는 선택의 여지가 없다고 생각했다.

그 당시 열일곱 살이던 크리스티나는 매일 이 단백질 주사를 맞는 임상 시험을 시작했다. 처음 며칠 동안은 별다른 변화가 없었다. 그런데 열흘째 되던 날, 도저히 억제할 수 없었던 식욕이 줄어들기 시작했다. 크리스티나는 "아빠와 함께 식사를 마치면서 쟁반에 담긴 음식을 다 먹지 않았던 게 기억나요. 나는 '오, 이럴 수가! 배가 불러요'라고 말했어요. 그날이 효과가 나타나기 시작한 첫날이었어요"라고 말한다.

오럴 박사는 의학적으로도 뚜렷한 차이가 나타난 것을 알아챘다. "처음에 크리스티나는 매주 혈장 분리 반출술을 받으러 왔어요. 2주일이 지나자, 눈에 보이는 변화가 나타났습니다. 혈장이 이전보다 덜 희뿌연 상태로 변해 있었지요. 전에는 트라이글리세라이드와 콜레스테롤이 많이 들어 있어 혈액이 크림 같았는데, 몇 주일 지나자 아주 맑아졌어요. 치료 계획에 따른 마지막 단백질을 투여하자 혈액은 정상처럼 보였고 수치도 아주 좋았어요. 다시는 혈장 분리 반출술을 받을 필요가 없어졌지요."

음식을 덜 먹자, 혈중 포도당과 트라이글리세라이드 수치가 크게 낮아졌었고, 그 덕분에 당뇨병 증상도 개선되었다. 간에 축적되었던 지방도 녹아 간의 크기가 40%나 줄어들었다. 피부 밑에 쌓였던 고통스러운 지방 덩어리들도 사라졌다. 이 실험적 치료는 크리스티나의 몸이 포도당과 지방을 더 효율적으로 대사하도록 도와주었고, 그 결과 이것들은 더 이상 혈액 속에서 돌아다니거나 중요한 기관들에 축적되지 않았다. 크리스티나는 건강이 좋아졌다. 누구나 곧 죽을 거라고 예상했던 이 아이는 잘 성장해 대학에 진학했고 일자리를 얻었으며 결혼까지 해서 만족스러운 삶을 살고 있다.

크리스티나와 지방이상증에 걸린 그 밖의 사람들 이야기는 건강을 유지하는 데 지방이 얼마나 중요한 역할을 하는지 보여준다. 지방이 없으면 다른 기관들도 제 기능을 하지 못한다. 지방 섭취를 엄격하게 억제하고 혈액 속에 과량의 지방이 쌓이지 않도록 하면 지방이상증의 증상을 완화하는 데 도움이 되지만, 매일 매순간 에너지 섭취와 지출을 정확하게 일치시킨다는 것은 사실상 불가능하다. 하지만 지방 없이 살아가려면 바로 그런 불가능한 일을 해내야 한다. 체지방은 우리가 지금 음식물에서 에너지를 흡수했다가 나중에 필요할 때 회수할 수 있게 해주는데, 그 덕분에 우리는 먹는 것 외에 다른 것들도 생각할 수 있다.

지방은 한 종류만 있는 게 아니다

지방은 에너지를 저장하고 관리하는 일만 하는 것이 아니다. 지방은 열을 만들어내고, 기관들을 격리해 보호하고, 면역계에서 전령 역할도 한다. 지방이 이처럼 여러 가지 일을 하는 것은 우리 몸에 있는 지방의 종류가 여러 가지이기 때문이다. 에너지를 저장하는 지방을 백색 지방이라고 하는데, 우리가 과체중일 때 살을 빼고 싶어하는 것이 바로 이 백색 지방이다. 그리고 목, 등, 심장 지역에 분포하는 갈색 지방도 있다. 갈색을 띤 이유는 미토콘드리아라는 세포 소기관의 밀도가 높기 때문이다.

이 두 가지 지방은 색만 다른 것이 아니다. 백색 지방은 에너지를 저장하는 반면, 갈색 지방은 에너지를 태워 열을 만든다. 갈색 지방은 열 생성 단백질thermogenin이라는 특별한 단백질을 통해 이 일을 한다. 어린아이는 어른보다 갈색 지방 비율이 높지만, 어른은 베이지색 지방이 더 많다. 베이지색 지방은 보스턴의 조슬린당뇨병센터에서 연구원으로 일하던 브루스 스피겔먼Bruce Spiegelman 박사가 2012년에 발견했다. 스피겔먼은 운동을 하다가 근육이 아이리신irisin이라는 호르몬을 만든다는 사실을 발견했다. 아이리신은 베이지색 지방에 메시지를 보내 결국 이 지방을 갈색 지방으로 변하게 한다. 우리 몸이 왜 운동에 반응해 갈색 지방을 더 많이 만드는지는 확실하게 밝혀지지 않았지만, 체중 감량이라는 측면에서 볼 때 베이지색은 새로운 갈색인 셈이다!

백색 지방을 조작한다는 개념—백색 지방에 갈색 지방을 주입하거나 백색 지방을 베이지색 지방으로 전환함으로써—은 현재 비만 치료를 위해 활발히 연구되고 있다. 운동을 할 때뿐 아니라 추위에 노출되어도 어른의 몸에서 갈색 지방이나 베이지색 지방의 활동이 증가하는 것으로 밝혀졌다. 이제 과학자들은 갈색 지방이 백색 지방을 감소시키는 능력을 가지고 있다고 믿는다.

에너지를 태움으로써 우리가 계속 음식을 더 먹을 수 있게 해주는 지방이라니, 갈색 지방은 마치 다이어트의 성배聖杯인 것처럼 들린다. 하지만 이렇게 좋은 것도 나쁜 것으로 변할 수 있다. 조슬린 리스Jocelyn Rhees의 특이한 사례가 그것을 증명한다.

좋은 것도 너무 지나치면

조슬린 리스는 정상보다 8주일 먼저 태어났는데, 출생체중은 1.1kg이었다. 많은 조산아와 마찬가지로 조슬린은 체중이 늘고 안정 상태에 이를 때까지 몇 주일 동안 병원에 머물렀다. 체중이 약 1.8kg이 되자 마침내 조슬린은 집으로 갔고, 부모는 조슬린을 건강한 세 자녀와 마찬가지로 돌봤다. 갓난아기는 체중이 매일 약 30g씩 느는 게 보통이지만, 6개월이 지난 뒤에도 조슬린의 체중은 2.7kg밖에 나가지 않았다.

부모는 조슬린을 다시 병원으로 데려갔다. 의사들은 여러 가지 검사를 하면서 급식량을 늘렸다. 조슬린은 아무 이상이 없어 보였으나 칼로리를 충분히 공급해도 체중이 늘지 않는다는 게 문제였다. 담당 의사들은 부모에게 소아 대사 분야의 세계적인 전문가를 소개해주었다.

칼리드 후세인Khalid Hussain 박사는 유니버시티칼리지런던에서 소아대사내

분비과 의사이자 교수로 일했다. 이곳은 국제적인 진료의뢰협력센터였는데, 후세인은 심각한 대사 장애 환자를 많이 받았다. 후세인은 특이한 저혈당과 당뇨병을 치료하고 연구하는 분야에서 명성이 높았다. 어린 조슬린 리스는 2010년에 후세인에게 왔다.

후세인은 조슬린이 왜 제대로 성장하지 못하는지 원인을 찾기 위해 대사 및 내분비와 관련된 검사를 여러 가지 했다. 혈당 수치가 낮았기 때문에 포도당을 계속 주입하면서 칼로리 섭취량을 늘렸다. 인슐린 수치는 낮았고, 아드레날린과 노르아드레날린, 코르티솔, 성장 호르몬 수치는 정상이었다. 하지만 휴식 에너지 소비량은 정상보다 훨씬 높았다.

문제가 무엇인지 명확하게 알 수 없어서 후세인은 같은 병원의 다른 의료팀들에 도움을 요청했다. 유전학자들은 대사 장애와 관련 있는 유전자 돌연변이를 조사했고, 일반소아과 팀은 특이한 아동 질환이 없는지 검사했으며, 위창자 팀은 소화계를 검사했다. 낭성섬유증과 그 밖의 질병 감염 여부를 조사하는 검사도 진행됐다. 모든 검사 결과에 따르면, 조슬린의 체중은 정상적으로 증가해야 했다. 후세인은 좌절을 느끼고 병원 밖 전문가들에게도 도움을 요청했지만, 같은 연령대의 아이들보다 최대 6배나 많은 칼로리를 섭취하는 아이가 왜 체중이 늘지 않는지 그 이유를 아는 사람은 아무도 없었다.

후세인은 1년 동안 조슬린을 지켜보면서 계속 영양분을 공급하며 보살폈지만, 조슬린의 체중은 겨우 2.7kg밖에 나가지 않았다. 후세인은 이렇게 회상한다. "임상의로서 매우 크게 좌절했는데, 병의 정체가 뭔지 진단을 내릴 수 없었기 때문이지요. 그것은 내게 감정적으로도 매우 낙담스러운 일이었어요. 우리가 취한 모든 조치에도 불구하고 아이의 체중은 전혀 늘지 않았지요. 체중 증가 문제와 관련이 있는 모든 임상의와 자문의가 그 아이를 검사했는데도 말입니다. 가족에게도 절망스러운 일이었죠. 가족은 얼른 집으로 돌아가고 싶어했지만, 나는 포도당 주사를 계속 놓아야 했기 때문에 아이를 집으로 돌려보낼 수 없었어요."

1년간의 조사 끝에 마침내 실마리가 나타났다. 후세인은 조슬린의 간과 근육, 지방 조직에 대해 생검을 지시했다. 간과 근육의 생검 결과는 정상이었으나, 지방 조직에 갈색 지방이 비정상적으로 많이 포함돼 있었다. 검사에서 뭔가 실마리를 얻은 것은 그때가 처음이었다. 후세인은 이렇게 말한다. "과도한 양의 갈색 지방으로 모든 것을 설명할 수 있었지요. 갈색 지방은 칼로리를 태우고, 포도당은 산화인산화 과정에 흡수되어 조직에 축적되지 않는 것으로 보였습니다." 실제로 조슬린의 갈색 지방은 대사를 급등시켜 섭취한 포도당을 모두 즉각 소모시켰다. 갈색 지방은 또한 인슐린 민감도를 높였는데, 낮은 인슐린 수치는 이것으로 설명되었다. 너무 많은 갈색 지방은 정상적인 발달을 방해했다.

만 세 살이 되었는데도 조슬린의 체중은 여전히 2.7kg밖에 나가지 않았다. 전 세계 의사들과 과학자들의 개입에도 불구하고, 조슬린의 상태를 개선할 수 있는 치료법은 나오지 않았다. 세 살 생일을 맞이하고 6개월 뒤, 조슬린 리스는 숨을 거두었다.

갈색 지방처럼 이로운 것도 지나치게 많으면 해가 될 수 있다. 조슬린의 삶은 건강하고 균형 잡힌 체지방이 얼마나 중요한지 상기시켜준다.

우리 몸을 지탱하는 지방

체지방의 역할은 에너지 저장과 열 생성에 그치지 않는다. 1899년, 찰스 어니스트 오버턴Charles Ernest Overton은 모든 체세포를 둘러싼 막이 현대 다이어트의 두 주적인 지방과 콜레스테롤로 이루어져 있다는 사실을 발견했다. 이 막은 세포를 둘러싸 내용물을 보호하는 벽 역할을 할 뿐만 아니라, 세포의 구조를 지탱하는 역할도 한다. 또한 영양 물질과 호르몬, 대사 부산물의 출입을 조절하는 보호벽 역할도 한다. 다시 말해, 우리 몸의 모든 세포는 그 주위를 둘러싼 지질과 콜레스테롤 막 덕분에 존재할 수 있다. 지방이 없다면, 비타민 A, D, E, K 같은 지용성 비타민은 세포벽을 통과하지 못해 우리가 그 혜택을 누리지 못할 것이다.

뇌세포는 특히 지방에 크게 의존한다. 일부 뇌세포는 말이집(수초髓鞘 또는 미엘린myelin이라고도 한다)에 둘러싸여 있다. 말이집은 전선에서 절연체로 쓰이는 고무처럼, 뇌세포를 절연함으로써 신호의 상실을 막는다. 말이집의 주성분은 무엇일까? 바로 지방이다! 말이집의 구성 성분 중 80%가 지질이다. 이는 곧 우리가 생각을 하는 데에도 지방이 필요하다는 것을 의미한다.

전령 역할을 하는 지방

우리 몸에 있는 지방만 여러 종류가 있는 게 아니라, 지방 분자도 여러 종류가 있다. 일부 지방 분자들은 환상적인 일을 한다. 지방은 쓸모없는 것이라는 전제하에 연구하던 한 연구 팀은 우연히 새로운 지방 분자들을 발견했다.

1924년, 조지 버George Burr는 버클리에 있는 캘리포니아 대학의 허버트 매클레인 에번스Herbert McLean Evans 연구실에 합류했다. 에번스는 의사이던 캐서린 스콧 비숍Katherine Scott Bishop과 함께 얼마 전에 비타민 E를 발견했는데, 새로 고용한 버에게 이 비타민의 화학적 성질을 조사하는 일을 맡겼다.

버는 연구실에서 기술직으로 일하던 아내 밀드리드Mildred와 함께 비타민 E의 영양학적 역할을 알아내기 위해 쥐를 대상으로 실험을 실시했다. 두 사람은 쥐의 먹이에서 비타민 E를 제거하는 방법을 활용했다. 하지만 비타민 E가 포함된 지질 성분이 여전히 먹이에 섞여 들어갔다. 이를 막기 위해 버 부부는 먹이에서 지방을 모두 없앴다. 쥐에게 당과 카세인(우유에 들어 있는 단백질), 비타민, 약간의 소금만 먹였다. 그러고 나서 조금 남아 있는 지방마저 제거하기 위해 모든 것을 정제했다.

그들은 실험이 계획대로 진행되리라 기대했지만, 곧 새로운 문제가 생겼다. 쥐들이 시름시름 앓기 시작했다. 피부가 비늘처럼 변하고 비듬이 많이 생겼으며, 얼굴과 목 곳곳에서 털이 빠졌고, 궤양이 생겼으며, 꼬리와 발에는 염증이 생겼다. 그리고 계속 체중이 줄다가 3~4개월 뒤 죽었다. 나중에 검사한 결과, 콩팥과 요로도 심각하게 손상돼 있었다.

버 부부는 이런 극단적 결과를 피하기 위해 쥐의 먹이를 어떻게 바꾸는 게 좋을지 영양 전문가에게 자문을 구했다. 1920~1930년대에 영양학자들은 지방은 건강한 식사에 불필요하다고 강조했다. 버 부부는 먹이에 영양 보충제를 첨가했지만, 쥐들은 여전히 계속 죽어갔다.

선택할 수 있는 것이 모두 바닥나자, 버 부부는 먹이에 약간의 지방을 다시 첨가했다. 하루에 라드 몇 방울만 주는 것으로 시작했다. 쥐들의 건강은 곧 나아지기 시작했다. 염증이 잦아들었고, 더 이상 죽지 않았다. 버 부부의 눈에는 지방은 불필요하다는 그 당시의 의학적 상식이 틀린 게 명백했다. 그들은 지방이 쥐를 살린다고 확신했다.

버 부부는 지방 속의 어떤 성분이 쥐를 살리는지 알아내는 연구에 착수했다. 1년간의 실험 끝에 그들은 쥐의 목숨을 구하는 라드의 필수 성분이 무엇인지 확인했다. 그것은 바로 리놀레산이었다.

리놀레산은 지방산의 한 종류이지만, 그 기능은 칼로리를 저장하는 것이 아니다. 대신에 몸에서 염증을 억제하는 신호 분자 기능을 한다. 리놀레산이 없을 때 쥐에게는 염증 질환(비늘로 뒤덮인 피부, 비듬, 염증, 궤양 등)이 생겨났다. 이 지방산을 다시 공급하자, 면역계 내부의 신호 전달이 재개되었고, 그 결과 염증이 잦아들어 쥐가 살아남았다.

조지 버는 이 연구 결과를 발표했지만, 그 당시 지방에 대한 편견이 얼마나 강했던지 식이 지방이 중요하다고 결론 내린 것에 대해 애도의 편지를 받기도 했다. 하지만 버 부부의 실험 이후 다른 과학자들이 리놀레산이 에이코사노이드eicosanoid라는 지방산을 여러 종류 만드는 데 도움을 준다는 사실을 밝혀냈다. 에이코사노이드는 세포막의 지질에서 유래한 지방 분자들이다. 하지만 이 지방 분자들은 에너지를 공급하는 대신 부근의 기관과 지방 자체에 영향을 미치는 단거리 전령 역할을 한다. 이 종류의 지방산에 문제가 생기면, 염증뿐 아니라 암과 관절염을 비롯해 여러 가지 장애가 생기는 것으로 알려졌다.

가장 많이 연구된 에이코사노이드 중 하나인 프로스타글란딘prostaglandin은 우리 몸이 통증에 민감하게 반응하는 데 관여한다. 프로스타글란딘은 임신에도 중요한 역할을 하는데, 진통을 촉진하는 기능이 있다. 지방이 출산에 이토록 중요한 역할을 하리라고 누가 생각이나 했겠는가?

버 부부가 의견을 구했던 1930년대 과학자들처럼, 지금도 많은 사람이 지방을 나쁜 것으로만 생각하는 경향이 있다. 하지만 레이우엔훅 이후 연구자들은 지방이 에너지 저장고를 관리하고, 열을 조절하고, 세포들을 온전히 살아가게 하고, 놀랍게도 체내에서 신호를 전달하는 데 관여하는 등 많은 일을 한다는 것을 보여주었다.

지방세포 발견에서부터 지방산 분리까지 지방에 대한 초기 연구에서 놀라운 성과가 많이 나왔지만, 1970년대부터 1990년대 사이에 더욱 놀라운 발견들이 나왔다. 지방이 말을 한다는 사실이 밝혀졌다.

제2장

지방도 말을 할 수 있다

말릭Malik 가족은 유대가 돈독한 파키스탄인 가족으로, 더 좋은 일자리와 교육의 기회를 찾아 1980년대 후반 영국으로 이주했다. 이전에도 많은 파키스탄인 가족이 이와 같은 이주에 나섰는데, 그 무렵엔 파키스탄인이 영국에서 두번째로 큰 이민자 집단이었다. 말릭 가족은 런던에서 북쪽으로 한 시간쯤 거리에 있는 루턴에 정착했고, 곧 조국의 문화를 유지하며 살아가는 파키스탄인 이주민 공동체의 일원이 되었다.

말릭 부부는 6촌 사이로 근친결혼을 했는데, 세계 곳곳의 특정 지역에서 근친결혼은 흔한 일이다. 두 사람 사이에서는 자녀가 세 명 태어났는데, 그중 레일라Layla가 맏이였다. 1989년에 3.5kg의 체중으로 태어난 레일라는 주변 세계를 적극적으로 탐구하는 정상적이고 건강한 아이 같았다. 하지만 생후 1

년 동안 변화가 일어나기 시작했다. 레일라는 식욕이 아주 왕성했고, 먹는 것에 지나치게 집착했다. 음식을 한 그릇 비우자마자 한 그릇 더 달라고 울어댔다. 부모는 이런 상태가 비정상이라는 걸 알았지만, 발달 과정에서 일어나는 일시적 일탈일 거라고 생각했다. 하지만 레일라는 자라면서 식욕이 점점 더 왕성해졌고, 얼마 지나지 않아 비만이 되었다.

부모는 음식 섭취량을 줄임으로써 칼로리 섭취를 줄이고, 신체 활동을 많이 하게 하려고 노력했지만, 아무 소용이 없었다. 레일라는 원하는 만큼 배불리 먹지 못하면 격렬하게 저항했다. 짜증을 부리고, 소리를 지르고, 때리고, 찬장을 습격하는 일이 일상이 되었다. 식욕이 커질수록 음식을 찾아내는 능력 또한 창의적으로 발전했는데, 쓰레기를 뒤지거나 잠긴 수납장을 부수기까지 했다. 심지어 한번은 잠긴 냉동고를 억지로 열어 냉동 생선을 꺼내 먹기도 했다.

한때 얌전하던 딸의 이런 행동에 부모의 걱정이 점점 커져갔다. 나머지 가족 구성원은 모두 식욕과 체중이 정상이었다. 그런데 왜 한 아이에게만 이런 행동이 나타난단 말인가? 레일라가 학교를 다니기 시작하면서 상황은 더욱 심각해졌다. 레일라는 큰 체구와 특이한 외모 때문에 친구를 사귀기가 쉽지 않았다. 동네 어른들은 레일라의 체중을 줄이려는 노력을 하지 않는다며 가족을 나무랐다.

부모는 의사들과 영양사들에게 의견을 구했다. 공통된 조언은 칼로리가 낮으면서 영양분이 많은 음식을 먹이고 운동을 시키라는 것이었다. 말릭 부부는 조언을 따랐지만, 음식 섭취량을 줄이면 레일라의 폭력적인 분노 폭발과 필사적으로 음식을 찾으려는 충동만 더 부추길 뿐이었다.

말릭 부부는 소아과 의사와 내분비 전문의에게도 도움을 구했다. 그들은 다양한 신체적 문제와 정신 건강 상태를 살펴보았다. 갑상샘 호르몬 수치가 낮으면 체중 증가가 일어날 수 있어 갑상샘 장애 검사를 해보았으나 혈액 검사에서 갑상샘 호르몬 수치는 정상으로 나왔다. 코르티솔 수치가 높아서 몸통과 얼굴, 등에 지방이 축적되는 결과를 낳는 쿠싱 증후군도 살펴보았지만 이것 역시 문제가 없었다. 내분비샘이 손상돼도 대사가 느려지고 체중이 증가하기 때문에 뇌하수체와 부신도 검사했으나 이것들 역시 정상이었다.

문제의 원인에서 일단 호르몬이 배제되자, 의사들은 비만을 낳을 수 있는 유전적 결함을 조사하기 시작했다. 끝없는 배고픔 때문에 비만을 초래하는 희귀 유전 질환인 프래더윌리 증후군도 검사했다. 하지만 레일라에게는 이마가 좁아지거나 학습 장애나 언어 문제가 생기는 것 같은 이 증후군의 다른 증상이 전혀 없었다. 비만에 시력 상실과 당뇨병까지 초래하는 유전 질환인 바르데비들 증후군과 알스트롬 증후군도 검사했지만 이상이 없었다.

레일라가 먹는 것에 그토록 난폭하게 집착하는 근본 원인을 어디서도 확실히 찾을 수 없었다. 또한 아무도 레일라를 저지할 수 없었다. 의사들은 내놓을 수 있는 진단이 바닥났고, 말릭 부부는 더 이상 선택할 수 있는 방법이 없었다. 레일라는 평생 비만으로 살아갈 운명을 타고난 것만 같았다.

지방 연구에서 나온 발견

1950년대에 일어난 예상 밖의 두 가지 발전이 지방 연구에 큰 영향을 미쳤다.

첫번째 발전은 1950년에 도입된 새로운 연구 도구였다. 그것은 현미경이나 실험실 기술이 아니라, 생쥐였다. 심각한 비만을 초래하는 유전자 돌연변이가 있는 생쥐를 사용할 수 있게 된 것이다. *ob**라고 부르는 이 생쥐는 지방 연구의 방향을 바꾸어놓았다. 이 생쥐는 먹기를 멈추지 않아 정상 생쥐보다 체중이 3배나 더 나갔고, 지방은 5배나 많아 결국 당뇨병에 걸렸다. 연구자들은 이 생쥐에게서 마음대로 실험할 수 있는, 살아 있는 비만계를 발견했다.

두번째 발전은 전혀 다른 과학 분야에서 예상치 못하게 일어났다. 1957년, 소련은 최초의 인공위성 스푸트니크호를 발사해 전 세계를 놀라게 했다. 이 중요한 개가는 기술 발전 경쟁을 촉진했다. 이에 대응해 미국과 여러 나라는 과학 연구 투자를 기하급수적으로 늘렸다. 증액된 연구비 중 일부는 새로운 과학 도구를 개발하는 데 투입되었다. 그 덕분에 겔 전기영동법과 고압 액체 크로마토그래피 같은 생물학적 분리 기술이 크게 발전했다. 이 두 가지 방법 덕분에 세포 성분들을 분리하고, 세포 단백질을 확인하는 것이 가능해졌다. 이제 연구자들은 현미경 외에 세포 내용물을 조사할 수 있는 다른 수단을 손에 쥐게 되었다.

이 도구들은 살아 있는 계인 *ob* 생쥐와 함께 새로운 연구 방법을 많이 탄생시켰다. 이제 과학자들은 분리된 세포를 현미경으로 조사하는 데 그치지 않고, *ob* 생쥐를 사용해 살아 있는 지방 조직의 활동과 그것이 다른 기관들에 미치는 영향을 조사할 수 있게 되었다. 과학자들은 지방 조직 내 효소들

* 이 생쥐의 과학명은 *ob/ob* 생쥐이다. 유전자 이름을 이탤릭체로 쓰고 두 번 반복한 것은 해당 유전자가 2개 다 결함이 있다는 것을 나타낸다. 하지만 이 책에서는 단순하게 표기하기 위해 유전자 이름을 한 번만 쓰기로 한다.

의 특성과 지방세포에 출입하는 단백질의 움직임을 파악하고, 지방 대사를 더 분명히 이해하게 되었다. 그러자 지방에 관한 이야기가 갑자기 많아졌다. 『지질 연구 저널The Journal of Lipid Research』을 비롯해 이 분야를 전문으로 다루는 정기 간행물도 속속 창간되었다.

이처럼 지방에 대한 이해가 급속하게 깊어졌지만, 가장 놀라운 통찰은 아직 나오지 않은 상태였다. 1973년부터 1995년까지 22년 동안 서로 다른 나라에서 활동하던 서로 다른 세대의 두 과학자는, 우리가 혐오하는 이 기관에 대해 실제로 아는 게 얼마나 적은지 보여주었다.

혈액 속에 뭔가 있다

첫번째 획기적인 발견은 메인주 바하버에 있는 잭슨연구소에서 일어났다. 잭슨연구소는 세계적으로 유명한 질환 모델 동물의 산실이다. 이곳에서는 암이나 알츠하이머병, 당뇨병 같은 인간의 질환 상태를 구현하기 위한 생쥐 품종이 수백 종 만들어진다. 과학자들은 이 생쥐들을 연구해 질환에 대한 통찰을 얻는다. 지방 연구에 혁명을 가져온 *ob* 생쥐도 이곳 잭슨연구소에서 처음 확인되었다.

더글러스 콜먼Douglas Coleman은 1958년부터 1991년까지 잭슨연구소에서 일했다. 콜먼의 인상은 친근감을 주었는데, 점점 뒤로 물러나는 머리선과 커다란 안경 때문에 얼굴이 더 커 보였다. 콜먼은 캐나다에서 자랐고, 일찍부터 과학에 흥미가 있어 맥마스터 대학에 진학했다. 그리고 1958년에 위스콘신 대학에서 생화학 박사 학위를 받았다. 공부를 마친 뒤 캐나다로 돌아갈 계획이었지만, 그곳에서는 일자리 전망이 그리 밝지 않았다. 그래서 콜먼은 잭슨 연구소에서 일자리를 얻었다. 처음에는 1~2년만 있을 계획이었다. 2014년에 사망한 콜먼은 이렇게 회상했다. "연구소는 아주 비옥한 환경—훌륭한 동료들과 세계적 수준의 질환 모델 생쥐—을 제공했고, 그래서 나는 내 인생의 경력 전부를 바하버에서 보냈습니다. 내가 비만과 당뇨병을 연구하리라고는 꿈에도 생각지 못했지요……"

1965년 어느 날, 한 연구자가 연구소에서 막 만든 새로운 비만 생쥐 품종의 특성을 파악하고자 콜먼에게 도움을 요청했다. *db* 생쥐라 불린 이 생쥐는 *ob* 생쥐와 달랐다. *db* 생쥐는 비만일 뿐만 아니라, 훨씬 심각한 형태의 당뇨병도 있었다. 콜먼은 몇 주 동안 이 생쥐를 연구하다가 어떤 직감이 떠올랐다. *db* 생쥐의 혈액 속에 틀림없이 질환을 더 심각하게 만드는 뭔가가 있는 게 분명했다. 그래서 *db* 생쥐의 혈액을 *ob* 생쥐의 몸속으로 옮겨 어떤 변화가 일어나는지 살펴보기로 했다. 콜먼은 생리학에서 개체 결합parabiosis이라 부르는 기술을 사용해 두 생쥐의 조직 일부를 함께 봉합해 서로의 혈액을 교환시켰다. 만약 *db* 생쥐의 혈액에 중증 당뇨병을 초래하는 뭔가가 있다면, *ob* 생쥐에게서도 같은 증상이 나타나리라고 예상했다.

외과 수술을 통해 생쥐들을 이용한 실험 작업을 마친 뒤, 콜먼은 실험 결과를 기다렸다. 하지만 결과는 예상을 완전히 빗나갔다. 두 생쥐의 혈액이 연결되어 *ob* 생쥐가 *db* 생쥐의 혈액을 받았지만, *ob* 생쥐에게서는 *db* 생쥐와 같은 증상이 나타나지 않았다. 콜먼의 예상과 달리 *ob* 생쥐의 당뇨병과 비만은 악화되지 않았다. 대신에 *ob* 생쥐는 오히려 '살이 빠졌다'. 정상 표본보다 체중이 3배나 나가고 먹기를 멈추지 않던 이 생쥐는 식욕을 잃었고, 심지어 몸이 쇠약해지는데도 먹기를 거부했다. *ob* 생쥐는 그렇게 식욕을 잃더니 결국 굶어죽고 말았다.

하지만 *db* 생쥐는 아무런 변화가 없었다. 식욕 상실과 체중 감소는 봉합을 통해 서로 연결되기 전에는 어느 쪽 생쥐에게서도 볼 수 없던 특성이었는데, 이제 *ob* 생쥐에게 이 특성이 불현듯 나타난 것처럼 보였다. 그러자 콜먼은 이번에는 정상 생쥐를 *db* 생쥐와 연결해 어떤 일이 일어나는지 살펴보았다. 놀랍게도 정상 생쥐 역시 식욕을 잃고 굶주려 죽었다.

이에 콜먼은 큰 흥미를 느끼고 영문을 알 수 없는 이 수수께끼의 원인을 찾는 데 착수했다. *db* 생쥐의 혈액에는 식욕을 크게 억제하는 뭔가가 돌아다니고 있었다. 이 인자는 *ob* 생쥐와 정상 생쥐의 식욕을 떨어뜨렸지만, *db* 생쥐 자신의 식욕에는 아무런 영향도 미치지 않았다. 콜먼은 *db* 생쥐가 비만인 이유는 자신의 혈액 속에서 순환하는 이 인자에 반응하지 않기 때문이고, *ob* 생쥐가 비만인 이유는 혈액 속에서 순환하는 이 인자를 만들지 않기 때문이라는 가설을 세웠다. 콜먼은 그것이 무엇인지는 아직 몰라도 이 물질이 비만 치료제가 될 수 있겠다는 생각에 흥분했다.

병원에 입원하다

레일라의 체중은 정상치의 3배에 육박했다. 의사들이 내린 조언과 지침은 문제 해결에 별 도움이 되지 않았다. 몸이 너무 무거워져 이젠 걷기조차 힘들었다. 양쪽 넓적다리가 서로 맞닿아 그 마찰로 피부가 까지자, 의사들은 과체중으로 인한 손상을 막기 위해 레일라의 다리에 수술을 해야 했다. 편하게 움직일 수 있도록 지방 흡인도 했다. 이것은 한동안은 도움이 되었지만, 레일라의 비정상적인 식욕은 수그러들지 않았고, 몇 달 지나자 지방이 다시 돌아왔다.

이제 더 이상 학교 운동장에서 친구들과 함께 달릴 수도 없었고, 집에서 형제자매들과 장난치며 뛰어다닐 수도 없었다. 레일라는 보통 어린이들이 누리는 일상적인 생활을 누릴 수 없었다. 레일라는 비참했다. 하지만 그래도 먹기를 멈출 수 없었다.

더 이상 손쓸 방법이 없자, 담당 의사들은 음식 섭취를 엄격하게 통제하는 병원에 레일라를 입원시키라고 권했다. 레일라는 이제 겨우 일곱 살인데, 집을 떠나 낯선 곳에서 살아가야 했다. 부모는 사태가 이 지경에 이른 것을 믿을 수 없었다.

입원한 병원에서는 직원들이 레일라의 음식 섭취량에 세심한 주의를 기울였고 그 양을 기록했다. 체중도 자주 쟀고, 호르몬 수치와 대사 지표를 계속 측정했다. 몇 주일 지나자, 체중 증가 속도가 느려졌다. 그들은 이것이 올바른 방향으로 나아가는 한 걸음이라고 생각했다. 그러나 몇 달이 지나고 모두가 체중이 감소하길 기대했지만, 그런 일은 일어나지 않았다. 병원에 입원한 지 여섯 달이 지난 뒤에도 증가 속도가 좀 느려졌을 뿐 레일라는 여전히 살이 더 쪘다.

그토록 통제된 환경에서도 계속 체중이 늘어난다는 것은 과학적으로 이치에 맞지 않았다. 게다가 문제가 확대되고 있었다. 두 살이던 레일라의 사촌도 폭식을 통제하지 못하고 비만이 되어갔다. 아무도 이해할 수 없는 뭔가가 가족 사이에 일어나고 있었다.

과학자가 될 운명

콜먼이 1973년에 발견한 *ob/db* 생쥐는 식욕을 억제하는 수수께끼 인자가 혈액 속에 돌아다닌다는 사실을 과학계에 알렸다. 여러 연구소가 그것을 발견하기 위한 경쟁에 뛰어들었다. 그 인자를 맨 처음 확인하는 사람은 대단한 과학적 성과를 이룬 공로로 큰 명성을 얻을 게 분명했다. 콜먼도 *db* 생쥐의 혈액에서 그것을 추출하려고 몇 년 동안 노력했지만, 그것은 예상보다 훨씬 어려운 일이었다. 시간이 지나면서 그 인자가 정말로 존재하는지 의심하는 사람들까지 생겨났다. 이 문제를 풀려면 분자생물학을 전공한 새로운 세대의 과학자들이 필요했다. 이런 상황에서 제프리 프리드먼Jeffrey Friedman이 등장했다.

프리드먼은 과학자가 될 운명이었지만, 20대 후반이 될 때까지도 그것을 알지 못했다. 이제 60대에 접어든 프리드먼은 키가 180cm를 훌쩍 넘고, 갈색 곱슬머리에 금속테 안경을 걸치고 있다. 큰 키 때문이었던지 그는 먼저 운동에 끌렸다. 프리드먼은 이렇게 말한다. "나는 농구를 아주 잘했어요. 최고로 꼽히는 선수들과도 함께 농구를 할 수 있었지요. 테니스 선수로서도 꽤 잘하는 편이었고요. 하지만 나는 동급생보다 두 살 어려서 신체적 성장이 늦었기 때문에, 어떤 대학 스포츠에서도 두각을 나타내진 못했어요. 하지만 나는 내가 생각할 수 있는 그 어떤 것보다 운동에 더 많은 시간과 노력을 쏟아부었지요." 그의 승부 의식이 매우 강했음을 짐작게 하는 대목이다. 그의 이런 성격은 훗날 그가 연구 경력에서 두각을 나타내는 데 중요한 역할을 했다.

고등학교 시절에 가족은 프리드먼에게 의학을 공부하라고 권했다. 프리드먼은 “조부모님은 두 분 다 이민자였어요. 유대인 이민자들 사이에서는 의학을 선호하는 경향이 있는데, 존경받으면서 돈을 벌기에 안전한 길이라고 여겼기 때문이지요. 가족들은 의사인 아버지를 따라 나도 의사가 되길 바랐던 것 같아요…… 내가 운동선수로 성공할 수 없다는 게 분명해지자, 부모님은 렌셀러폴리테크닉 대학에 들어가 6년간 의학 과정을 밟으라고 권했죠”라고 말한다. 프리드먼의 말에 따르면, 그의 부모는 의학을 그의 ‘운명’이라고 생각했다.

의학대학원을 다니는 동안 프리드먼은 연구에 손을 대보았지만, 초기에는 그다지 유망한 결과를 얻지 못했다. 『임상연구저널Journal of Clinical Investigation, JCI』에 논문을 하나 제출했는데, 한 심사 위원이 게재할 수 없다는 의견을 밝히면서 논문에 어떤 결함들이 있고 어떻게 하면 더 개선할 수 있는지까지 덧붙여 세심하게 배려한 긴 글을 보내왔다. 또 다른 의견도 있었는데, 그 논문은 『임상연구저널』은 물론이고 어떤 학술지에도 실어서는 안 된다고 평가했다. 프리드먼은 이렇게 회상한다. “나는 그 심사 의견들을 결코 잊지 못할 것입니다. 솔직하게 말해서, 그 당시 나는 논문 게재는 기념비적인 지적 업적이라고 생각했고, 내가 학술지에 실릴 만한 과학 논문을 쓸 수 있으리라고는 전혀 기대하지 않았습니다.”

1976년, 프리드먼은 스물두 살이라는 놀라운 나이에 의학 박사 학위를 받았다. 브리검여성병원 위장병과에서 레지던트 과정을 밟기까지 1년의 시간이 있었기 때문에, 그동안 뉴욕시의 록펠러 대학에서 연구직으로 일하기로 했다. 이곳에서 연구자로 일하던 메리 진 크릭Mary Jeanne Kreek을 만났는데, 프리드먼은 그녀를 통해 생화학이 행동에 미치는 영향에 눈을 뜨게 되었다.

프리드먼은 아편이 뇌에 미치는 효과를 연구해 크릭의 연구를 도왔다. 프리드먼은 이렇게 말한다. "나는 뇌에 행동과 감정 상태에 영향을 미치는 분자들이 있으며, 이것들이 형이상학적 과정이 아니라 정보 매개체를 전달하는 분자들이라는 사실에 큰 흥미를 느꼈습니다. 나는 정말로 연구와 사랑에 빠졌지요."

그해에 프리드먼은 또 다른 연구자를 소개받았는데, *ob* 생쥐를 연구하고 있던 브루스 슈나이더Bruce Schneider 박사였다. 슈나이더 덕분에 프리드먼은 이 생쥐를 연구하면 행동을 조절하는 분자를 확인할 수 있을지도 모른다는 사실을 깨달았다. 그 가능성에 너무나 열광한 나머지 프리드먼은 남아서 연구를 계속할지, 아니면 브리검여성병원으로 가서 레지던트 과정을 밟을지를 놓고 고민에 빠졌다. 의학대학원 동료들은 이미 상당한 수입을 올리고 있었지만, 프리드먼은 대학원으로 다시 돌아가는 쪽을 생각했다. 의사가 되면 가족이 기뻐하겠지만, 연구는 호기심에 불을 질렀고, 프리드먼은 그 호기심을 결코 무시할 수 없었다.

프리드먼은 위장병과 레지던트 자리를 거절하고, 1981년에 록펠러 대학에서 박사 과정을 시작했다. 아버지는 불쾌감을 감추지 않았다. 프리드먼은 이렇게 말했다. "아버지가 조롱하듯이 한 말이 기억나네요. '오, 대단하군! 이제 넌 박사 학위 소지자처럼 돈을 벌겠구나'라고 하셨죠. 아버지는 내가 아버지와 함께 간판을 내걸고 개업하는 꿈을 내팽개친 것에 죄책감을 느끼게 했어요. 하지만 그건 사실 내 꿈이 아니었지요." 프리드먼으로서도 가족의 전통을 저버리고 명망 높고 돈도 잘 버는 의사 직업을 포기하는 게 결코 쉬운 일은 아니었다.

하지만 록펠러 대학에서 모든 일이 잘 풀리기 시작했다. 프리드먼은 분자생물학 분야를 이끌던 제임스 다넬James Darnell과 함께 DNA가 어떻게 우리 몸에 영향을 미치는 세포 구성 요소로 변하는지 연구하기 시작했다. 프리드먼은 이렇게 말한다. "나는 그것이 장래가 유망한 분야라는 걸 알았습니다. 그것은 유전자의 스위치를 켜고 끄면서 그 결과가 세포의 기능에 어떤 영향을 미치는지 살펴보는 방법이었지요. 생물학에서 그 당시는 흥분과 변화의 시대였지요."

1986년에 박사 학위를 딴 프리드먼은 록펠러 대학에서 자기 연구실을 열 준비를 했다. 10년도 더 전에 콜먼이 확인한 잃어버린 인자에 대해 프리드먼이 호기심을 느낀 것은 바로 이때였다. 연구자들은 잃어버린 인자에 대한 가설들을 놓고 논쟁을 벌였지만, 그때까지 더 알려진 것은 거의 없었다. 프리드먼이 콜먼을 찾아가 뭔가 성과가 있었는지 물어보자, 늙은 과학자는 사실상 연구를 거의 포기했다고 털어놓았다. *ob* 생쥐에게서 잃어버린 인자를 확인하는 데 적합한 도구가 없었던 콜먼은 많은 노력에도 불구하고 아무런 성과도 얻지 못했다. 하지만 프리드먼은 분자생물학을 활용하면 *ob* 유전자를 찾는 새 방법을 개발할 수 있고, 그러면 *ob* 유전자가 잃어버린 인자로 안내할 것이라고 확신했다. 그는 이렇게 회상한다. "1984년부터 1985년까지 *ob* 유전자를 복제하기 위한 계획이 내 머릿속에서 수립되었습니다. 다만 그 계획을 실행하는 데에는 상당히 오랜 시간이 걸리고 위험이 따르리란 걸 알았지요."

과학계에서 프리드먼은 똑똑하고 경쟁력 있는 새 별이었지만, 아직 명성은 얻지 못했다. 하지만 잃어버린 인자를 발견하기만 한다면, 이런 상황이 확

바뀔 뿐 아니라, 자신이 결정한 진로도 정당화할 수 있을 것이라 기대했다. 프리드먼은 이렇게 말한다. "나는 야심만만했고 성공하고 싶었습니다. 그리고 *ob* 유전자를 복제함으로써 내 입지를 다질 수 있으리란 사실을 알았습니다. 무엇보다 이 결함 유전자가 무엇인지 알아내야겠다는 강렬한 호기심이 큰 동기가 되었지요. 이들 *ob* 동물을 자세히 살펴보면, 단 하나의 결함 유전자가 동물을 걸신들린 듯이 먹게 하고, 정상 체중보다 3배나 많이 나가게 한다는 사실은 믿기 어려울 정도로 놀랍습니다. *ob* 생쥐는 분자가 행동을 조절하는 또 하나의 사례였어요. 그 유전자가 무엇이건, 그것이 중요한 것으로 밝혀지리란 사실은 분명했지요."

1986년, 프리드먼은 록펠러 대학에서 연구실과 연구 팀을 갖추고 *ob* 유전자를 찾는 경쟁에 뛰어들었다. *ob* 유전자의 위치를 알아내면, *ob* 유전자가 만드는 단백질과 그것이 신체에 미치는 영향을 연구할 수 있었다. 하지만 그 노력은 막대한 위험을 수반했다. 과거 사례들에서는 연구자가 어떤 유전자를 확인하려고 할 때, 그 유전자가 만든 산물(단백질)에서 시작해 역추적 방법으로 그것을 만들어낸 유전자를 찾아낼 수 있었다. 해당 단백질의 암호를 번역하면 그것이 가능했다. 하지만 *ob* 유전자의 경우에는 애초부터 역추적을 시작할 단백질 자체가 없었다. *ob* 유전자가 만드는 단백질이야말로 정말 잃어버린 인자가 아닐까 하는 생각이 들었다. 연구 팀은 그 유전자를 발견하는 일부터 해야 했다. 그런 다음 그것을 여러 차례 복제해 이 복제된 산물을 가지고 그 유전자가 만드는 단백질이 무엇인지 알아내려고 했다. 그러면 그 단백질이 과연 잃어버린 인자인지, 그리고 이 유전자의 돌연변이가 결함 있는 단백질을 만들어 비만을 초래하는지 알 수 있을 것 같았다. 그러나 수만 개의 유전자 바다에서 *ob* 유전자를 찾는 첫번째 단계만 해도 엄청나게 어려운 일이었다.

어떤 유전자를 찾아내는 것이 왜 그토록 어려운지 감을 잡고 싶다면, 유전자가 무엇으로 이루어져 있는지 이해할 필요가 있다. 유전자는 물론 DNA로 이루어져 있다. 인체를 만들고 유지하는 데 쓰이는 모든 주요 지시는 우리의 DNA에 암호화되어 있다. DNA는 뼈대가 기다란 이중 나선 구조를 이루고 그 사이가 사다리의 단처럼 보이는 것들로 연결된 거대 분자이다. 각각의 단은 염기 2개로 연결돼 있는데, 이것을 '염기쌍'이라 부른다. 사람의 DNA를 이루는 염기쌍은 30억 개가 넘는다. 이 DNA 분자는 아주 거대해 꼬이고 휘감기고 자신을 향해 도로 접히면서 실뭉치 같은 구조를 이루는데, 이것을 염색체라고 부른다. 사람의 염색체는 46개이며, 2개씩 쌍을 이루어 23쌍으로 배열돼 있다.

각 염색체는 유전자들로 이루어져 있다. 유전자에는 우리 몸의 각 단백질을 만드는 DNA 암호들이 들어 있는데, 이렇게 만들어진 단백질들이 결국에는 모든 기관과 조직을 만든다. 단백질은 세포들의 구조를 만들어내고, 우리 몸 안에서 다양한 기능을 수행한다. 우리 염색체에는 유전자가 2만 개 정도 있는 것으로 추정되는데, 이 유전자들은 그와 비슷한 수의 단백질을 만드는 지시를 담고 있다. 도서관에 있는 책을 상상해보면 염색체와 유전자를 좀더 이해하기 쉽다. 염색체와 DNA와 유전자가 들어 있는 세포핵을 도서관이라고 하면, 염색체는 책장, 유전자는 책에 해당하며, 각각의 책에는 우리 몸에서 어떤 기능을 수행하는 단백질의 암호에 대한 지시가 담겨 있다.

세포들이 모두 똑같은 단백질로 이루어져 있는 것은 아니다. 눈에 있는 세포들이 방광에 있는 세포들과 반드시 동일한 단백질들을 만드는 것은 아닌데, 신체 부위가 제각각 다른 기능을 수행한다는 사실을 감안하면 당연한 일이다. 각각의 세포에는 복제된 DNA가 한 벌씩 들어 있지만, 세포가 담당하는 역할에 따라 '발현되는'(결국에는 단백질로 번역되는) 유전자가 각기 다르다. 어떤 단백질을 만드는 유전자가 발견되면, 과학자들은 그 유전자를 복제(클로닝)해 그것으로부터 그 단백질을 만들 수 있다. 이렇게 해서 해당 단백질을 충분히 만들면, 다양한 방식으로 시험해 그 단백질이 체내에서 어떤 기능을 하는지 알아낼 수 있다.

거대한 DNA 풀에서 *ob* 유전자를 찾으려는 노력은 태평양 바닥에서 병뚜껑을 찾으려는 것과 비슷했다. 과학자들은 그것이 있다는 걸 알았지만, 어디에 있는지는 아무도 몰랐다. *ob* 유전자를 찾기 위해 다년간의 경력을 투자하는 것은 전부를 얻거나 전부를 날리는 도박과 다름없었다. 실패하면 학계에서 아무런 존재감도 드러내지 못할 테지만, 성공한다면 명성과 영예를 거머쥘 게 분명했다. 문제를 더 복잡하게 만드는 요소는, *ob* 유전자의 형질이 열성이어서 세대를 건너뛰며 형질이 발현된다는 점이었다. 이 점은 염색체에서 이 유전자가 존재하는 지역의 범위를 좁혀가는 작업을 더 어렵게 만들었다. 프리드먼 팀은 그것을 찾기 위해 루돌프 (루디) 라이벨Rudolph (Rudy) Leibel의 도움을 받아 여러 세대에 걸쳐 정상 생쥐와 비만 생쥐를 교배시키는 실험을 해야 했다. 많은 시간과 끈기가 필요한 작업이었다. 나약한 사람은 절대로 할 수 없는 일이었다.

연구 팀은 프리드먼의 결연한 의지에 자극을 받아 이 임무에 용감하게 뛰어들었다. 생쥐를 한 번에 한 쌍씩 교배시키면서 비만과 함께 유전되는 형질들을 조사했다. 함께 유전되는 형질들은 인간 유전체에서 서로 가까이 위치한 유전자들에서 발현되는 경우가 많다. 이 접근법은 *ob* 유전자를 찾는 한 가지 방법이었다. 프리드먼과 동료들은 1600마리의 생쥐를 태어나게 하면서 그 DNA 패턴에 나타나는 차이를 계속 분석했다. 프리드먼은 이렇게 회상한다. "그것은 끔찍하게 지루하고 반복적인 일이었습니다. 그 일에서 유일하게 흥미로운 점은 *ob* 유전자를 발견할 가능성뿐이었지요."

이 단계(*ob* 유전자에 더 가까이 다가가기 위해 그저 생쥐들을 교배시키고 그 유전자들을 분석하는 작업)에만 거의 8년이 걸렸다.

게다가 프리드먼이 사용한 DNA 표지와 이정표가 불충분한 것으로 드러나 문제를 더 복잡하게 만들었다. 그래서 *ob* 유전자에 다가가는 새로운 방법을 찾아야 했다. 프리드먼과 그의 연구 팀은 미세 절단이라는 기술이 있다는 이야기를 들었는데, 그 당시 이 기술을 사용하는 연구자는 전 세계에서 몇 사람밖에 없었다. 이것은 표적 유전자를 정확하게 찾아가기 위해 염색체를 정밀하게 절단하는 방법이다. 세포를 배지에서 성장시키고 소금 용액에서 팽창시킨 뒤 수십 센티미터 높이에서 현미경 슬라이드를 향해 떨어뜨린다. 그러면 슬라이드에 충돌하는 충격 때문에 세포가 터지면서 염색체가 흘러나온다. 이때 슬라이드를 거꾸로 뒤집어 현미경 아래에 놓고 들여다보면, 액체 방울에서 염색체를 볼 수 있다. 그리고 초소형 절단 기구로 염색체를 잘라 문제의 유전자를 분리해낸다. 고도의 섬세함과 엄청난 공을 쏟아부어야 하는 과정이다.

프리드먼은 이렇게 회상한다. "처음 3년 동안은 완전히 흥분 상태에 빠져 있었기 때문에 이 일을 할 수 있었습니다. 이전에는 상상도 할 수 없었던 일을 하는 것 같았죠. 내가 의학대학원에 갔을 때만 해도 낭성섬유증이나 근육퇴행위축 유전자가 어떤 것인지 아는 사람이 아무도 없었습니다. 그런데 이제 이 유전자들이 복제되었지요. 이런 식으로 어떤 돌연변이 유전자를 발견할 수 있다는 개념은 상상할 수 있는 일 중 가장 흥분되는 일이었지요. 그러다 세월이 흐르면서 시간이 얼마나 더 많이 걸릴지 알 수 없고, 성공할 전망도 불투명하다는 사실이 점점 더 분명해졌습니다." 그 분야에 경쟁자들이 점점 나타나기 시작했는데, 만약 누가 그 유전자를 먼저 발견하기라도 한다면 그동안 프리드먼이 들인 공과 투자는 모두 물거품이 되고 말 처지였다. 프리드먼은 "나는 그저 내가 할 수 있는 한 최선을 다하기로 결심했습니다. 그래야 만일 성공하지 못하더라도 스스로에게 '더 잘할 수 있지 않았을까' 하고 후회하는 질문을 던지지 않을 테니까요"라고 덧붙인다.

퇴원

레일라는 여전히 체중이 늘었다. 하지만 이제 퇴원해 집으로 돌아가야 했다. 남은 생은 극심한 배고픔의 고통과 지나치게 많은 지방에 대한 부끄러움 속에서 비참하게 살다가 비만의 합병증으로 일찍 죽음을 맞이할 가능성이 높았다.

레일라를 담당한 팀의 일원인 임상유전학자 셰흘라 모하메드Shehla Mohammed는 마지막 방법을 써보기로 했다. 그녀는 얼마 전에 영국 케임브리지 애든브룩병원의 대사의학 교수인 스티븐 오레이힐리Stephen O'Rahilly의 강연을 들었는데, 오레이힐리는 한 비만 환자의 비만 원인이 단백질 분해 전환

효소-1이라는 호르몬을 만드는 유전자의 결함에 있다는 사실을 밝혀냈다. 그 환자는 두 살 때부터 비만이었지만 아무도 그 원인을 몰랐는데, 오레이힐리는 이 유전자 돌연변이가 환자에게 기능성 인슐린을 만들지 못하게 방해한다는 사실을 밝혀냈다.

오레이힐리는 이렇게 설명한다. "우리는 환자의 혈액에서 정상 호르몬의 전구물질인 프로호르몬 농도가 비정상적으로 높지만, 환자의 신체가 이것을 정상 호르몬으로 처리하지 못한다는 사실을 발견했습니다. 하지만 우리는 여기서 일어나는 일이 무엇이건, 이것은 비만과 관련이 있다고 주장했지요. 그때 나는 이런 생각이 들었어요. '오, 이럴 수가! 만약 내분비계의 결함이 비만을 초래한다면, 체중이 생물학적으로 제어된다는 뜻이잖아. 그렇다면 다른 고도 비만 환자들도 내분비계에 문제가 있을 가능성이 있어.' 이 발견은 내 눈을 뜨게 했고, 나는 비만에 대한 생각을 완전히 바꾸었지요. 마치 내 머릿속에서 전구에 불이 들어온 것 같았어요. 체지방 비축량의 조절은 단순히 자발적 통제나 사회적 압력을 통해서만 일어나는 게 아니에요."

오레이힐리는 금방 비만을 새로운 관점에서 바라보는 내분비학자라는 명성을 얻었다. 그는 탁월한 문제 해결 능력으로도 유명했는데, 다른 사람들이 보지 못하는 질환의 근본 원인을 찾아내는 능력이 있었다. 모하메드는 오레이힐리에게 레일라의 사례 기록을 한번 봐달라고 부탁했다.

"우리가 해냈어!"

프리드먼은 멈추지 않고 계속 앞으로 나아갔다. 1986년부터 1993년까지 그의 연구 팀은 *ob* 유전자의 존재 범위를 좁히는 데 초점을 맞추었다. 하지만 그들은 아직도 DNA 염기쌍 220만 개 길이에 해당하는 지역에 머물러 있었다. 이것은 *ob* 유전자의 위치를 정확하게 꼬집어내기에는 너무 넓은 지역이었다. 여기서 창의성을 발휘할 필요가 있었다. 프리드먼은 또 다른 도구를 도입했다. 유전공학을 통해 생쥐 DNA를 포함하도록 만든 인공 효모에 DNA 조각을 집어넣는 방법이었다. 그러한 효모 세포는 그 특징이 분명하게 드러날 뿐만 아니라, 추가 테스트와 절단 방법을 적용할 수 있어, 이 방법을 사용하자 *ob* 유전자의 존재 영역을 염기쌍 65만 개 지역으로 좁힐 수 있었다. 프리드먼은 그때를 회상하며 "그야말로 팽팽한 긴장감이 감도는 시간이었어요. 우리는 가까이 다가가긴 했지만, 아직 정확한 위치를 알아내진 못했죠"라고 말했다.

다른 과학자도 잃어버린 인자를 찾아나서 경쟁이 아주 치열했다. 프리드먼은 시애틀과 보스턴, 일본 등지의 여러 연구실에서도 콜먼이 시작한 보물찾기 작업을 끝낼 목표로 *ob* 유전자를 찾고 있다는 이야기를 들었다. 과학에서 2등은 아무 소용 없다는 사실을 프리드먼은 너무나 잘 알고 있었다. 치열한 경쟁을 의식할수록 더욱 열심히 노력하지 않을 수 없었다. 그는 이렇게 회상한다. "나는 누가 전화를 걸어와 우연히 유전자를 발견했다고 전하면서 '유감이야'라고 말하는 상황이 벌어지지 않을까 늘 불안에 시달렸어요. 과학계에서는 그런 일이 늘 일어나니까요. 매우 아슬아슬한 상황이었어요. 그래서 미칠 지경이었지요. 생쥐 유전학 분야에 종사하는 사람 중에서 내가 기대하지 않던 사람이 전화를 걸어올 때마다 혹시 누가 *ob* 유전자를 발견했다는 소식이 아닐까 하는 생각이 들 지경이었지요."

프리드먼과 그의 팀은 혼신의 힘을 다해 연구에 박차를 가했다. *ob* 유전자를 찾느라 프리드먼은 몇 년 동안 개인 생활을 포기했다. "내 인생에서 이 시기는 그다지 즐기면서 보내지 못했어요. 지금 내 아내이자 아이들의 어머니인 사람과는 그전부터 이미 만나왔지만, 이 문제가 어떻게든 결론이 나기 전에는 결혼을 할 수 없었죠. 나는 지나칠 정도로 강박감에 사로잡혀 있었어요. 머릿속에서 그 일이 떠난 적이 거의 없었지요."

그때 또 다른 난관이 나타났다. 바로 돈 문제였다. 프리드먼은 연구비 지원을 받았지만, "다음 심사 때까지 그 유전자를 확인하지 못하면, 연구비 지원이 갱신될 가능성이 사실상 없었다". 그는 경쟁자들과도 싸우고, 예산을 얻기 위해서도 싸웠는데, 그것은 과학계에서 인정받을 자격이 있음을 입증하기 위한 싸움이었다. 일찍이 경험하지 못한 수준의 압박감이 밀려왔다. 이 때문에 그는 더 치열하게 노력했다. 프리드먼은 다음 단계로 나아가기 위해 엑손 포착exon trapping이라는 방법을 사용했다. 이것은 *ob* 유전자의 위치를 염기쌍 수백 개 이내의 지역으로 좁히는 데 도움을 주었다. 이제 *ob* 유전자가 가시권 안으로 들어왔다. 연구실에는 흥분의 분위기가 달아올랐다. 찾던 병뚜껑이 있는 곳이 광막한 태평양 바닥에서 이제 축구 경기장만 한 면적으로 좁혀진 것 같았다.

이들이 흥분해서 *ob* 유전자를 찾고 있을 때, 놀라운 발견이 또 한 가지 일어났다. *ob* 유전자가 있는 DNA 지역은 오직 지방세포에서만 만들어지는 단백질을 만드는 것처럼 보였다. 즉, *ob* 유전자가 몸에 미치는 모든 효과와 비만에 미치는 영향은 지방에서 나오는 것 같았다. *ob* 유전자가 주로 지방으로 발현된다는 이 발견은 지방이 지방을 조절한다는 것을 의미했다. 만약 정말로 그렇다면, 이 사실은 지금까지의 비만 연구를 완전히 뒤집을 만한 발견이었다. 이 흥미진진한 가능성 앞에서 프리드먼은 잠을 이룰 수 없었다. 반드시 *ob* 유전자를 찾고야 말겠다고 각오를 다졌다.

1994년 5월 어느 토요일 저녁, 프리드먼은 일을 하러 연구실로 갔다. 연구실에서는 동료가 *ob* 유전자가 지방 조직에서 발현된다는 사실을 입증하기 위한 연구를 해왔는데, 마침 그날은 결혼식에 참석한다며 나오지 않았다. 그런데 그녀와 연락이 닿지 않았다. 그렇다고 마냥 기다릴 수도 없었다. 프리드먼은 동료의 연구 도구와 재료를 뒤져 실험을 계속하는 데 필요한 것들을 모두 발견했다. 한밤중까지 일해 *ob* 유전자가 지방에서 활성화되는지 알아보기 위한 최종 실험을 할 준비를 해놓고 잠을 자러 집으로 갔다. 하지만 잠이 오지 않았다. 그래서 다음 날 오전 5시 30분에 연구실로 돌아갔다.

그것은 바로 그날 일요일에 일어났다. 프리드먼은 자신이 마침내 *ob* 유전자와 *ob* 유전자가 만드는 단백질을 발견했다는 사실을 깨달았다. 그리고 *ob* 유전자가 특별히 지방 조직에서 활성화된다는 사실도 발견했다. "필름을 현상하러 갔는데, 그 결과는 우리가 *ob* 유전자를 발견했을 뿐만 아니라, 콜먼의 가설이 옳을 가능성이 높다는 것을 명백하게 알려주었습니다. 나는 이것을 순식간에 알아챘고, 그 순간 다리에서 힘이 쑥 빠지는 것을 느꼈습니다. 이 일은 암실에서 일어났는데, 나는 벽에 몸을 기대고 털썩 주저앉았지요. 그리고 바로 여자친구에게 전화를 걸어 '우리가 해냈어!'라고 말했어요. 그 유전자는 염색체의 제자리에 있었습니다. 그 발현 양상이 변경돼 있었지요. 그리고 놀랍게도 그것은 어느 곳에서라도 발현될 수 있었겠지만, 지방에서 발현되었어요. 정말 믿을 수 없는 순간이었지요. 사실 그것은 내가 경험한 것

중 종교적 경험에 가장 가까이 다가간 순간이었습니다."

프리드먼은 *ob* 유전자가 정말로 오로지 지방세포에서만 만들어지는 단백질을 만든다는 사실을 발견했다. 지방 조직에 정상 단백질을 만드는 정상 *ob* 유전자가 있을 경우, 그 생쥐는 마른 편이었다. 하지만 지방 조직에 돌연변이 *ob* 유전자가 있는 경우에는 결함 있는 단백질이 만들어졌고, 이것은 멈출 수 없는 식욕을 초래해 결국 비만을 낳았다. 지방은 식욕과 관련 있는 단백질을 만듦으로써 스스로의 밀도를 조절할 수 있는 똑똑하고 상호작용적인 기관임을 증명했다. 프리드먼과 그의 연구 팀은 잔뜩 고무되었다. 그날 늦게 프리드먼은 축하하기 위해 친구들과 함께 술집으로 갔다. 그리고 친구들에게 "나는 이것이 대단한 업적이 될 것이라고 생각해"라고 말했다.

그것은 대단한 업적이 '되어가고' 있었지만, 프리드먼은 아직 완전히 손을 떼지 않았다. 이제 *ob* 유전자가 어디 있는지 알아냈으니 그것을 복제해 여러 벌 만들 수 있었다. 그렇게 해서 동료들과 연구실에서 그에 상응하는 단백질을 만들어낼 수 있었다. 그들은 이 단백질을 충분히 많이 만들어 생쥐를 대상으로 시험했다. 이 단백질을 정상 생쥐에게 주입하자, 생쥐는 살이 빠졌다. 근육이나 뼈의 양은 줄어들지 않고 오로지 지방의 양만 줄어들었다. 그리고 이 단백질을 *ob* 생쥐(콜먼이 *db* 생쥐와 연결하자 굶어죽었던 생쥐)에게 집어넣자, 이 생쥐 역시 살이 빠졌다. 하지만 이 단백질을 *db* 생쥐에게 집어넣자, 아무런 효과도 나타나지 않았다. 프리드먼은 20여 년 전에 더글러스 콜먼이 했던 연구를 다시 반복해 자신이 정말로 잃어버린 인자를 발견했다는 사실을 확인했다.

프리드먼은 *ob* 유전자가 만드는 잃어버린 인자의 정체가, 지방이 분비하고 호르몬처럼 혈액을 통해 온몸으로 운반되는 작은 단백질이라는 사실을 알아냈다. 이 단백질은 제대로 발현되면 식욕을 억제하는 일을 했다. 하지만 *ob* 생쥐는 돌연변이 유전자를 가지고 있어 결함이 있는 단백질을 만들기 때문에, 먹기를 멈추라는 신호를 받지 못했다. *db* 생쥐는 이 단백질을 아주 많이 만들지만, 콜먼이 예측한 것처럼 어떤 이유 때문에 이에 반응하지 않았다.

프리드먼은 이 발견이 인간에게도 적용되는지 확인하는 연구를 했다. 그는 생쥐에게서 관찰된 *ob* 유전자와 잃어버린 인자에 해당하는 것을 사람에게서 확인했다. 인간 버전의 잃어버린 인자를 *ob* 생쥐에게 집어넣었더니, 아니나다를까 동일한 체중 감소 효과가 나타났다. 프리드먼은 *ob* 유전자가 만드는 이 작은 단백질을 '렙틴[leptin]'이라고 불렀는데, '마른'이란 뜻의 그리스어 '렙토스[leptos]'에서 딴 것이었다.

프리드먼의 연구는 1994년에 『네이처』에, 1995년에 『사이언스』에 발표되었다. 과학계는 경이롭다는 반응을 보였다. 인간의 건강에서 골칫거리로 여겨온 활기 없는 기름투성이 조직인 지방이 어떻게 자기 나름의 목표를 갖고 있으며, 심지어 우리의 행동을 조절한단 말인가?

프리드먼은 이렇게 설명한다. "나는 그것을 믿기 힘든 마법의 경험이라고 부르고 싶습니다. 자연은 우리의 영양 상태를 관리하는 면에서 근본적인 문제점이 있다는 사실을 감안하면, 그것은 아주 우아한 산물이었지요. 우리는 1년에 수백만 칼로리를 섭취합니다. 지방으로 축적되는 에너지가 아주 많이 생기는데, 그러면 알 수는 없지만 그것이 어떤 방식으로 조절된다고 믿을 만한 이유가 충분히 있지요. 그렇다면 자연은 수백만 칼로리의 재고가 계속 쌓이는 상황에서 어떻게 그렇게 엄청난 규모의 문제를 해결할까요? 그때 명백하게 드러난 답은 렙틴이라는 호르몬을 만든다는 것이었는데, 이것은 저장된 전체 칼로리를 정확히 반영해서 일어나지요."

프리드먼의 발표에 자극을 받아 렙틴이 몸에 미치는 효과를 더 잘 이해하기 위한 연구가 활발하게 이루어졌다. 프리드먼과 그 밖의 사람들은 연구를 통해, 분비되는 렙틴의 양은 지방 조직의 양에 따라 달라진다는 사실을 밝혀냈다. 렙틴은 지방에서 혈액 속으로 들어가고, 뇌에서 식욕 조절에 관여하는 해마 지역에 들러붙는다. 마치 뇌는 지방을 잘 섭취하고 저장하도록 확실히 한 다음에야 비로소 우리에게 그만 먹어도 좋다고 허락하는 것처럼 보인다. 연구자들은 또한 *db* 생쥐의 뇌에 있는 렙틴 수용체는 결함이 있기 때문에 렙틴이 제대로 들러붙지 못한다는 사실을 알아냈다. 이 단백질의 존재가 등록되지 않는 이유는 이것으로 설명되었다. 이 때문에 *db* 생쥐에게 렙틴을 더 많이 주입해도 아무런 효과가 없었다. 반면에 *ob* 생쥐는 뇌에 정상 렙틴 수용체가 있지만, 기능성 렙틴을 충분히 만들지 않아 그 수용체들이 반응할 대상이 없었다.

프리드먼의 발견은 지방을 재정의하면서 완전히 새로운 연구 분야를 만들어냈다. 지방은 이제 더 이상 단순한 기름 덩어리가 아니다. 지방은 우리 몸에 광범위한 영향력을 미치는 내분비 기관이다. 지방은 렙틴을 통해 '말을 할' 수 있다. 지방은 뇌에 그만 먹으라고 말할 수 있다. 그리고 지방은 그 메시지를 내놓길 거부함으로써 우리가 더 많이 먹도록 유도할 수 있다.

프리드먼은 이렇게 말한다. "어떤 결과를 얻었는데, 아주 아름다워요. X선 필름 위에 나타난 상은 어떤 면에서 그저 얼룩 몇 개에 불과해 보이지만, 내게는 그리고 결국에는 다른 사람들에게도 그것이 놀라운 설명력을 지닌 것으로 보이기 때문입니다. 자연이 굉장한 문제를 어떻게 해결했는지 설명해 주는 것이지요. 어떤 면에서 아름다움의 본질은 바로 여기에 있습니다. 그것은 더 심오하고 영속적인 의미를 지닌 상입니다."

프리드먼의 발견은 지방세포가 위축되어 사라지는 지방이상증 환자들의 목숨도 구했다. 이들은 지방이 없고 렙틴을 만들지 못하기 때문에, 1장에 나왔던 크리스티나 비나라는 젊은 여자처럼 끊임없이 먹는다. 고통스럽고 쇠약한 상태는 치유가 불가능하고, 많은 경우에 이른 죽음으로 이어진다. 이것은 렙틴이 확인되어 치료에 쓰이기 전까지는 의학의 불가사의였다. 실제로 렙틴은 크리스티나의 목숨을 구했다.

렙틴의 발견은 아주 중요한 것이어서, 2010년에 프리드먼은 그 공로로 콜먼과 함께 과학 연구에 주어지는 영예로운 상인 래스커상을 받았다. 프리드먼의 아버지도 아들을 자랑스러워했다.

레일라를 위한 치료법

오레이힐리는 프리드먼이 발견한 *ob* 유전자와 그것이 비만에 어떤 의미를 지니는지를 다룬 논문을 읽으며 흥분을 감추지 못했다. 레일라의 기록을 살펴보니 레일라의 *ob* 유전자에 돌연변이가 일어났을지 모른다는 직감이 들었다. 레일라는 *ob* 생쥐와 의학적으로 비슷한 점이 많았다. 레일라는 엄청나게 비만인 데다가 식욕을 주체하지 못했고 인슐린 수치도 높았다. 오레이힐리는 자신의 가설을 얼른 시험해보고 싶어 레일라의 피부 생검 표본을 얻어 자기 팀에 유전자 분석을 맡기면서 *ob* 유전자에 돌연변이 징후가 없는지 잘 살펴보라고 했다. 그들은 겔 속에서 유전자 띠들을 분리시킴으로써 그 위치에 따라 각각의 유전자를 구분하는 겔 전기영동법을 사용했다. 오레이힐리는 이 분석에서 돌연변이 *ob* 유전자가 발견되리라 기대했지만, 레일라는 *ob* 유전자가 나타나야 할 자리에 그 띠가 없는 것으로 드러났다.

오레이힐리는 낙담했다. 돌연변이 *ob* 유전자를 가진 인간의 사례를 최초로 발견하는 게 아닐까 하고 기대했기 때문이다. 게다가 오레이힐리는 레일라의 비만을 야기하는 근본 원인을 아직 알아내지 못했다. 엄청난 식욕과 막을 수 없는 체중 증가의 이유가 무엇인지 전혀 짐작할 수도 없었다.

몇 달 뒤, 새 임상 연구원 사다프 파루키Sadaf Farooqi가 연구실에 합류했다. 그녀가 맡은 첫번째 임무는 혈중 렙틴 농도를 측정하는 새 시험법을 평가하는 것이었다. 새 시험법이 효과가 있어 보이자, 오레이힐리는 파루키에게 레일라와 비만인 사촌의 혈액 시료를 검사하게 했다. 파루키는 이렇게 회상한다. "나는 이 아이들의 혈액은 렙틴 농도가 높을 거라고 예상했어요. 지방은 렙틴을 만들고 이들은 체중이 아주 많이 나갔기 때문이지요. 그런데 검사 결과 렙틴은 거의 검출되지 않는 수준이었어요. 처음에는 내가 실험을 잘못한 줄 알았어요. 이것은 아주 특이한 일이었으니까요. 한 번 더 검사할 시료가 없어서 가족들에게 연락해 혈액 시료를 더 채취했어요. 그런데 마찬가지로 렙틴이 전혀 없다는 결과가 나왔어요. 그 순간, '오, 여기에 분명히 뭔가가 있어'라는 생각이 들더군요."

연구 팀은 전해에 실시한 레일라의 DNA 분석 결과를 다시 꺼내 필름에서 띠들의 위치를 자세히 살펴보았다. 그리고 거기서 뭔가 이상한 것을 발견했다. 사실은 거기에 띠 하나가 더 있었는데, 다른 띠에 너무 바짝 붙어 있어 지난번에 알아채지 못하고 지나쳤던 것이다. 새로 확인된 띠는 돌연변이 *ob* 유전자에 해당하는 것이었는데, *ob* 생쥐와 마찬가지로 그 유전자 한 쌍이 모두 돌연변이였다. 오레이힐리가 처음에 했던 생각이 옳았다. 레일라는 사람에게서 돌연변이 *ob* 유전자가 발견된 최초의 사례였고, 렙틴을 전혀 만들지 못했다. 마침내 왜 레일라가 먹기를 멈추지 못하는지 설명할 수 있게 되었다.

마침 다른 곳에서 환자들에게 렙틴을 주사하고 결과를 살펴보는 임상 시험이 진행되고 있었다. 오레이힐리는 록펠러 대학으로부터 렙틴 사용권을 얻은 회사에 연락해 레일라를 치료할 렙틴을 구할 수 있었다. 오레이힐리와 파루키가 레일라에게 매일 렙틴을 투여하자, 레일라의 엄청난 식욕이 크게 줄어들었다. 레일라는 식사 중 일부만 먹었는데, 몇 달 전에는 상상도 할 수 없었던 일이었다. 오레이힐리는 이렇게 회상한다. "렙틴 치료에 대한 반응은 극적이고 기적적이었어요. 나흘 만에 음식 섭취가 극적으로 크게 줄었고, 그 상태가 계속 유지되었어요. 평소 먹던 양의 4분의 1로 줄어들었지요. 레일라는 먹는 것에만 집중하는 기계에서 정상적인 아이로 변했어요."

추가 연구를 통해 렙틴이 식욕만 줄이는 게 아니라 지방 대사에도 관여한다는 사실이 밝혀졌다. 렙틴이 없는 생쥐는 대식가처럼 걸신들린 듯 먹을 뿐만 아니라, 덜 움직이고 지방을 덜 태우는 경향이 있다. 렙틴이 없던 레일라는 늘 음식을 먹었지만, 지방을 정상적으로 연소할 수 없었다. 병원에 입원해 엄격하게 칼로리를 제한하는 환경에서도 체중 증가 속도만 늦춰졌을 뿐 체중 감소에까지 이르지 못한 이유는 이 때문이었다.

렙틴 치료를 받은 지 6개월이 지나자 레일라는 체중이 16kg이나 줄어들었다. 당뇨병과 심장병에 걸릴 위험도 정상 범위로 낮아졌고, 레일라는 다시 활발하게 활동하게 되었다. 렙틴을 계속 공급받은 덕분에 레일라는 정상적인 어린이의 삶을 되찾을 수 있었다.

오레이힐리와 파루키는 비만이던 레일라의 어린 사촌도 손상된 *ob* 유전자를 갖고 있다고 진단했다. 이 가족 사이에서는 근친결혼 때문에 돌연변이 유전자의 전달이 비교적 쉽게 일어났다. 다행히도 그 사촌은 걸음마를 시작할 무렵에 진단을 받아 일찍부터 렙틴 치료를 받았고, 그 덕분에 레일라가 경험했던 것과 같은 고통스러운 아동기를 보내지 않아도 되었다.

오레이힐리와 파루키는 레일라를 치료하고 나서 *ob* 유전자에 돌연변이가 일어난 어린이를 약 30명 확인했다. 오레이힐리는 이렇게 말한다. "다른 나라에서는 이 유전자를 가진 아이들 중 상당수가 태어난 지 10년 혹은 20년 안에 죽었습니다. 이것은 단순히 외모에 관한 문제가 아니에요. 치명적인 상태입니다. 이 아이들은 비만이 너무 심각해 면역계에 큰 손상을 입습니다. 지방 때문에 숨을 제대로 쉴 수 없고, 그로 인해 흉부 감염이 일어나지요."

오레이힐리는 비만의 생물학적 원인을 이해해야 한다고 적극 주장하고 나섰다. 그는 이렇게 말한다. "사람들은 비만을 초래하는 유전자를 아직도 잘 이해하지 못하고 있습니다. 이 유전자는 어떤 행동을 초래하는 유전자인데, 이 사실을 아무리 이야기해도 대다수는 쉽게 받아들이지 못합니다. 사람들은 우리가 무엇을 완전히 통제하지 못한다는 개념을 좋아하지 않는 것 같습니다. 쿠키 병에 손을 뻗으라고 부추기는 기묘한 유전자 변이가 우리 뇌에 있다는 개념 말입니다. 많은 의사도 이것을 받아들이는 데 어려움을 겪었지요."

누구보다도 레일라는 프리드먼의 연구를 매우 고맙게 생각한다. 레일라는 렙틴 주사를 계속 맞았고, 그 덕분에 정상 체중을 유지하면서 만족스러운 삶을 살 수 있었다. 레일라는 이제 대학을 졸업하고 매력적인 여성으로 사회생활을 시작했으며, 곧 결혼할 준비도 하고 있다.

렙틴의 확인은 획기적인 발견이긴 하지만, 이것은 지방의 은밀한 삶을 밝혀내는 첫걸음에 지나지 않는다. 그후 지방은 훨씬 광범위한 어휘를 사용한다는 사실이 드러났다. 연구자들은 특별히 지방이 만들고 분비하는 호르몬을 여러 가지 더 발견했다. 아디포넥틴adiponectin, 리지스틴resistin, 아딥신adipsin, 레티놀 결합 단백질-4retinol binding protein-4, 아디포뉴트린adiponutrin, 비스파틴visfatin 등이 그런 예이다. 이들 호르몬이 우리 몸에서 각각 어떤 역할을 하는지 좀더 자세히 이해하기 위한 연구가 진행되고 있다. 이들 호르몬 중에서 특성이 가장 잘 알려진 것은 아디포넥틴인데, 아디포넥틴은 건강한 지방 분포에 아주 중요한 역할을 하는 것으로 밝혀졌다(자세한 내용은 제4장에서 다룬다). 지방은 쓸모없는 과잉 물질이기는커녕 여러 가지 방법으로 의사소통을 하는 똑똑한 내분비 기관으로 드러났다.

제3장

우리 생명은 지방에 달려 있다

결국 과학계는 지방이 다른 조직과 의사소통을 할 수 있으며, 이 능력이 우리 건강에 꼭 필요하다는 사실을 받아들였다. 그런데 이것 말고도 지방에는 더 많은 비밀이 있다. 지방은 뇌를 키우고, 뼈와 면역계를 튼튼하게 하고, 상처 회복을 돕고, 심지어 수명도 늘려주는 것으로 드러났다. 우리는 이전에는 전혀 생각지 못했던 지점에서 지방의 영향력을 발견하고 있다.

이 놀라운 발견들이 있기까지, 동료의 냉소에도 불구하고 데이터를 끈질기게 추적한 과학자들에게 고마워해야 한다. 특히 집요한 노력 끝에 생식 능력에 미치는 지방의 역할을 밝혀낸 과학자에게 고마워해야 한다.

생명을 주는 지방

로즈 프리슈Rose Frisch 박사는 하버드 공중보건대학원에서 45년 넘게 일해온 연구자였다. 학계에서는 지방 연구에 뛰어든 최초의 여성 중 한 사람일 뿐만 아니라, 위험을 무릅쓰고 다른 사람들이 간과한 질문들을 제기했다는 점에서 선구자라고 할 수 있다.

프리슈는 1943년에 위스콘신 대학에서 유전학 박사 학위를 받았는데, 학위 논문의 주제는 사람의 성장률이었다. 하지만 시간이 지나면서 유전학 연구는 자세한 분자 차원의 연구로 초점을 옮겨간 반면, 프리슈는 더 광범위한 문제들에 관심이 있었다. 그래서 인구의 통계학적 변화와 그것이 사회학과 경제학에 미치는 영향을 조사하는 하버드인구발달연구센터에 지원했다. 연구센터에 들어가고 싶은 마음이 너무 간절했던 프리슈는 시급 몇 달러에 불과한 초급 수준의 연구보조원 자리도 마다하지 않았다. 다행히 남편이 MIT 교수여서 프리슈는 돈에 구애받지 않고 자신의 열정을 추구할 수 있었다.

1975년에 프리슈가 명성 높은 존 사이먼 구겐하임 기념재단 장학금을 받을 때, 재단 측은 프리슈에게 하버드인구발달연구센터에서 받는 연봉이 얼마인지 물었다. 그들은 예상 밖의 답변에 멈칫하고는 프리슈가 질문을 잘못 들었다고 생각해 다시 물었다. "월급 말고 연봉을 말해주세요." 그러자 프리슈는 "그게 제 연봉이에요"라고 대답했다. 하버드인구발달연구센터는 이에 부끄러움을 느껴 프리슈의 연봉을 올려주었다.

하버드인구발달연구센터에서 프리슈는 책임자인 로저 리벨Roger Revelle과 파트너가 되어 함께 연구했다. 맨 처음에 한 연구 중 하나는 전 세계 사람들을 먹여 살리는 데 필요한 식량의 양을 예측하는 것이었다. 그러려면 개발도상국 사람들의 체중을 파악하고 필요 칼로리 섭취량을 추정해야 했다. 프리슈는 수천 건의 정보를 수집하는 지루한 작업을 했다. 그런데 데이터를 취합하는 과정에서 전혀 예상치 못했던 패턴이 눈에 들어왔다. 소녀들의 경우 초경 직전에 체중 증가가 가장 크게 일어났다. 이 자체만으로도 흥미로운데, 더욱 특이한 것은 최대 체중 증가가 일어나는 나이가 거주 지역에 따라 달라진다는 사실이었다. 예를 들면, 도시에 사는 파키스탄 소녀들은 12세 때 최대 체중 증가가 일어난 직후 초경을 경험했다. 하지만 가난한 농촌 지역에 사는 소녀들은 14세 때 최대 체중 증가와 사춘기를 경험해 도시 소녀들과 2년 차이가 났다. 왜 그럴까?

이전 연구들에서 키와 사춘기의 상관관계를 밝혀냈지만, 그때까지 체중과 사춘기의 관계를 조사하려고 한 사람은 아무도 없었다. 프리슈가 현장에서 연구하는 과학자들에게 왜 그런 연구가 전혀 없었는지 이유를 묻자, 여성의 체중은 연구할 가치가 없다는 대답을 들었다. 여성의 체중은 변화가 너무 많아 연구해봤자 별 소득이 없을 것이라고 했다. 하지만 프리슈는 뭔가 중요한 것을 발견했다고 확신하고서 그 문제를 더 깊이 파고들기로 결심했다. 더 자세히 분석해보니, 여성은 성숙해지는 시기와 상관없이 초경 직전에 동일한 평균 체중 증가를 경험하는데, 평균 체중이 46.7kg일 때 초경이 일어났다. 정확한 이유는 알 수 없지만, 체중은 사춘기의 시작에 중요한 역할을 했다.

자신의 발견에 확신을 가진 프리슈는 1970년에 이 연구 결과를 리벨과 함께 미국과학진흥협회의 학술지인 『사이언스』에 발표했다. 프리슈는 여성의 건강과 생식 능력 사이의 중요한 상관관계를 밝혀냈지만, 과학계는 그것을 기꺼이 받아들이지 않고 무시하고 불신하는 반응을 보였다. 어떻게 체중이 성적 성숙에 영향을 미칠 수 있단 말인가? 게다가 로즈 프리슈란 사람은 도대체 누구인가?

프리슈는 소아과 의사들이 모인 학회에서 강연을 할 때 청중의 강한 거부감을 맞닥뜨렸다. 발표가 끝나자 회의장에는 무거운 정적이 흘렀다. 불편한 시간이 얼마간 지난 뒤, 마침내 청중 가운데 한 사람이 발언을 했다. "프리슈 박사님, 뭘 전공하셨죠?" 그것은 분명히 프리슈를 지지하는 질문이 아니었다. 프리슈는 "저는 유전학 박사 학위를 받았습니다"라고 대답했다. 그러자 동료 연구자에 대한 질문이 나왔다. "그리고 로저 리벨은 누구인가요?" 프리슈는 "로저는 해양학자로, 제가 일하는 인구발달센터 책임자입니다"라고 대답했다. 또다시 침묵이 이어졌다. 전 세계 사람들의 안녕을 책임진 유명한 경제학자들 앞에서 비슷한 강연을 했을 때에는 그들이 초경을 식물의 한 종류로 생각했다고 한다!

심지어 하버드의 동료들조차 프리슈의 주장을 쉽게 받아들이지 못했다. 하버드발달센터에서 관리자로 일하던 리사 버크먼Lisa Berkman은 『뉴욕 타임스』에 실린 글에서 "여성이 그런 역할을 맡았다는 점 때문에도 어려움이 있었지만, 프리슈가 이야기하는 성, 초경, 생식 능력 같은 주제들은 많은 사람이 논의하는 주제가 아니었어요"라고 이야기했다. "인구발달센터의 남성 직원들은 프리슈가 마치 비서라도 되는 양 자신들의 발언을 받아 적으라고 요구하곤 했습니다. 그녀는 과학자로서 그들 못지않은 능력을 지녔으면서도 그런 환경에서 일해야 했어요."

그러나 부정적인 반응만 있었던 것은 아니다. 프리슈는 내분비학과 생식

생물학 분야의 엘리트 연구자 집단으로부터 지지를 받았다. 그리고 프리슈에게는 불굴의 정신력이 있었다. 공중보건대학원의 생물통계학자 그레이스 와이샥Grace Wyshak은 프리슈의 가까운 동료이자 친구였다. 두 사람은 많은 연구를 함께 했고, 여성과 여성이 다루는 주제를 늘 환영하는 것은 아닌 환경에서 일하면서 서로 지지했다. 와이샥은 "로즈는 자기 의견을 굽히지 않았어요. '음, 저들은 내 논문을 좋아하지 않으니, 나도 그만 잊어야겠어'라고 말하지 않았어요. 오히려 그걸 계속 고수하기 위해 아주 열심히 연구했지요"라고 했다.

프리슈는 그러한 불굴의 정신으로 계속 답을 찾아 파고들었다. 체중 가운데 어떤 요소가 사춘기를 시작하게 하는지 알아내고 싶었다. 그것은 물일까 근육일까, 아니면 부드러운 조직이나 뼈 또는 지방일까? 프리슈는 소녀의 신체 조성을 알아내기 위해 수분-체중 추정과 자기공명영상까지 포함해 다양한 방법을 사용했다. 오랫동안 분석한 끝에 사춘기에 가장 극적으로 증가하는 조직이 지방이라는 사실을 발견했다. 소녀들은 초경 직전에 체지방이 약 120%(평균 5.9kg)나 증가했다. 프리슈는 사춘기 때 월경이 시작되려면 체지방의 최소 비율이 17%가 되어야 하지만, 16세 무렵에 규칙적인 월경을 계속하려면 22%가 필요하다는 사실을 알아냈다. 이 비율의 지방이 없는 소녀는 생식을 할 준비가 되지 않은 것이다. 이것은 놀라운 발견이었다. 사람들은 소녀가 일정한 나이에 이르면 그냥 사춘기가 시작된다고 생각했다. 그런데 프리슈가 성적 성숙은 지방과 직접적 연관 관계가 있다는 사실을 밝혀낸 것이다.

프리슈에게는 '체지방과의 연관 관계'가 지극히 당연한 것으로 보였다. 신생아의 생존은 출생체중에 좌우되는데, 출생체중은 임신 동안 불어나는 어머니의 체중뿐 아니라 어머니의 임신 전 체중과도 상관관계가 있다. 지방은 몸에 후손의 생존을 보장할 만큼 영양분이 충분하다는 것을 알리는 신호이다.

1974년, 프리슈는 「월경 주기: 월경의 유지나 시작에 필요한 최소 신장 대비 체중의 결정 인자로서의 비만」이란 논문을 『사이언스』에 발표했다. 이 논문에 대한 반응 역시 무관심이었다. 프리슈는 하버드의학대학원에서 생식능력에 대한 강의를 하면서 인체에서 지방이 차지하는 중요성에 관한 자신의 발견을 소개했다. 미래의 의사들로부터 놀라움이나 적어도 호기심 어린 질문을 기대했지만, 학생들은 지루해하며 얼른 강의가 끝나길 바라는 것처럼 보였다. 프리슈는 그들이 너무 젊어서(그리고 너무 남성적이어서) 이 발견의 진가를 제대로 알아채지 못한다고 생각했다.

하지만 시간이 지나면서 프리슈의 연구에 대한 소문이 퍼져나갔고, 환자의 임신 실패에 당황한 보조 생식 전문가들로부터 전화가 걸려오기 시작했다. 의사들은 체중과 신체 발달에 관해 자신들이 직접 관찰한 결과를 이야기했다. 1979년, 프리슈는 뉴욕시에서 방사선과 의사로 일하던 로런스 빈센트Lawrence Vincent의 연락을 받았다. 빈센트의 병원은 발레 강습소 가까이 있었기 때문에 빈센트는 팔다리에 부상을 입은 무용수들을 자주 치료했다. 그 과정에서 무용수들의 전반적인 건강에 관심을 갖게 되었다. "무용수가 체중을 잴 때에는 그 앞에 안무가가 앉아 체중계 눈금을 봅니다. 어떤 무용수의 체중이 늘면, 한바탕 난리법석이 벌어지지요." 빈센트는 병원에 출근할 때 무용수들을 스쳐 지나가는 일이 많았다고 한다. 특히 그중 한 명에 대해 그는 이렇게 말했다. "발레 강습을 받고 나오는 그 소녀는 눈이 초롱초롱한 학생이 아니었어요. 창백하고 수척한 열일곱 살 소녀는 다크서클이 생긴 얼굴에 눈을 내리깔고 걸었지요. 건강이 나빠 보이는 얼굴이었고, 거기서 운동이 연상시키는 신체적 생동감과 활력은 전혀 찾아볼 수 없었습니다. 건강이 매우 안 좋아 보였죠." 알고 보니 그 소녀는 그날 오렌지 하나와 망고 한 조각만 먹고 일곱 시간 동안 춤을 춘 것이었다. 빈센트는 프리슈에게 발레 무용수들을 함께 연구하자고 제안했다.

두 사람은 연구 대상으로 나이와 경력이 다양한 무용수 89명을 모집했다. 무용수들에게 질문을 하고 그들의 진료 기록을 검토한 결과, 33%만 월경 주기가 정상이라는 사실을 알아냈다. 전체 집단에서 22% 이상은 월경을 한 적이 전혀 없었다. 그중 6명은 18세를 넘었는데도 말이다. 30%는 월경 주기가 불규칙했고, 15%는 석 달 동안 월경을 하지 않았다. 초경을 한 평균 나이는 일반 인구보다 1년 이상 늦었다.

흥미롭게도 무용수들은 부상 때문에 춤을 추지 않을 때 정상적인 월경 주기가 회복되었다(혹은 시작되었다). 하지만 다시 춤을 추기 시작하면 월경이 또다시 멈추거나 불규칙하게 변했다. 추가 연구를 통해 월경 주기가 정상인 무용수들은 대개 체지방률이 22%(십대 중반 소녀들을 대상으로 한 프리슈의 원래 연구 결과와 일치하는 비율)인 반면, 불규칙한 무용수들은 체지방률이 약 20%라는 사실이 밝혀졌다.

이 발견에 고무된(비록 발레리나의 건강에는 나쁜 소식이었지만!) 프리슈는 운동 종목을 확대해 다른 여성들도 조사해보기로 결정했다. 수영 선수 21명, 달리기 선수 17명, 그리고 특별한 운동을 하지 않는 일반인 10명을 대조군으로 모집해 훈련 시즌 내내 추적 조사했다. 운동선수들의 평균 초경 나이는 일반 인구에 비해 1.1년이 늦었다. 그리고 예상 밖의 사실이 하나 더 있었다. 초경 이전에 훈련을 시작한 경우엔 평균 초경 나이가 15.1세로 더 늦어졌다. 이것은 일반 인구에 비해 2.3년 더 늦은 것으로, 초경 이후 훈련을 시작한 경우보다 지연 시간이 거의 2배나 되었다. 월경을 시작하기 전에 격렬한 훈련을 한 햇수가 1년 늘어날 때마다 초경 시기가 5개월씩 지연되었다.

놀라운 사실이 또 한 가지 있었다. 대부분의 운동선수는 엉덩이와 넓적다리의 지방을 없애려고 애썼지만, 실제로는 가슴의 지방이 없어졌다.

프리슈가 얻은 결과에 따르면, 강도 높은 운동과 적은 체지방은 사춘기를 지연시켰다. 반면에 운동선수들이 음식 섭취량을 늘리자 월경 주기가 정상으로 돌아왔다. 다만 강도 높은 훈련이 정상적인 월경을 지연시킨 기간에 따라 일부 선수는 다른 선수들보다 더 빨리 정상을 회복했다. 일부 선수들은 체중이 겨우 1.4kg만 증가하거나 감소해도 월경 주기가 정상이 되거나 불규칙해졌다.

이렇게 정확한 데이터가 뒷받침되자, 프리슈의 연구는 힘을 받기 시작했다. 연구 결과를 읽은 과학자들과 의사들도 관심을 보이기 시작했다. 생식 주기에 체지방이 필요하다는 사실은 아무도, 심지어 여성 건강 전문가도 몰랐던 것처럼 보였다. 연구 결과를 발표하고 나서 몇 년 동안 여성 운동선수들이 프리슈에게 전화를 걸어 임신을 하려면 체중을 얼마나 더 불려야 할지 조언을 구하는 일이 많아졌다. 프리슈의 아들 헨리는, 일부 여성은 자기 어머니를 기려 딸 이름을 로즈로 지었다고 말했다.

보조 생식 전문가들은 불임 여성 중 약 12%가 운동선수라고 추정하는데,

월경 문제는 발레리나와 장거리 달리기 선수들에게서 가장 빈번하게 나타난다고 한다. 최근의 일부 연구에 따르면, 발레리나 중 27%, 달리기 선수 중 44%가 불규칙한 월경 주기를 경험한다.

인디애나폴리스의 장거리 달리기 선수 세라 조이스Sarah Joyce는 프리슈의 발견을 뒷받침하는 최근의 사례이다. 조이스는 일찍부터 달리기에 열정을 불태웠고, 마라톤 경주에 참가해 경쟁했다. 훈련을 가장 열심히 했던 2009년에 조이스는 키 155cm에 체중은 38.5kg이었고, 체지방은 겨우 28g에 불과했다. 조이스는 자신을 날씬한 몸매와 건강의 표상이라고 생각했을지 모른다. 적어도 아기를 가지려고 노력하기 전까지는 말이다. 조이스는 20대인데도 임신이 되지 않았다. 건강한 육체를 만들려고 너무 애쓴 탓에 몸이 지나치게 말라서 임신을 할 수 없었다. 치료를 받고 음식 섭취량을 늘린 뒤에야 딸을 낳았다. 조이스는 〈ABC 뉴스〉와의 인터뷰에서 "운동을 너무 격렬하게 했던 것 같아요. 아기를 또 가지려면 음식 섭취 방법을 바꾸어야 한다고 생각해요"라고 말했다. 조이스는 지난날을 되돌아보면서 "건강하게 음식을 섭취하는 것과 운동을 계속하는 것 사이에서 균형을 맞춰야 해요. 나는 의식적으로 음식 섭취량을 더 늘리려고 노력했어요. 이제 남편은 모든 음식에 견과와 치즈를 넣는 짓 좀 그만두라고 이야기하지요"라고 말했다.

왜 여성의 몸은 생식과 월경을 위해 지방이 필요할까? 1970년대에 캘리포니아 대학의 펜티 시테리Pentti Siiteri와 텍사스 대학 사우스웨스턴메디컬센터의 폴 맥도널드Paul MacDonald는 지방이 에스트로겐의 원천이라는 사실을 발견했다. 여성의 몸에서 피하 지방(피부 바로 밑에 있는 지방)은 안드로겐이라는 남성 호르몬을 에스트로겐으로 변환시킬 수 있다. 지방은 아로마테이스

aromatase라는 효소를 사용해 이러한 변환이 일어나게 한다. 젊은 여성은 난소와 지방에서 에스트로겐을 만든다(폐경기 여성의 경우에는 지방이 에스트로겐의 주요 원천이다). 하지만 더 젊고 몸이 아주 마른 여성은 더 약한 형태의 에스트로겐을 만드는데, 이 에스트로겐은 정상적인 에스트로겐과 달리 자궁이 배아를 맞이할 준비를 하게 하지 않는다. 충분히 예상할 수 있겠지만, 이런 여성은 수유에도 문제가 있다.

1995년, 제프리 프리드먼이 발견한 렙틴(제2장에서 다룬 포만감 호르몬)은 생식 능력과 관련해 지방의 중요한 측면을 또 하나 드러냈다. 프리슈는 『사이언스』에 실린 프리드먼의 논문을 읽고 나서 체지방과 사춘기에 관한 자신의 논문을 프리드먼에게 보냈다. 이에 프리드먼은 다음과 같은 답장을 보냈다. "불임 생쥐에게 렙틴을 주사하면 가임 생쥐로 만들 수 있다는 사실에 당신이 흥미를 느끼리라고 생각했습니다." 그 단백질은 또 하나의 잃어버린 고리로, 지방 부족이 왜 생식 능력 발달에 손상을 초래하는지 설명했다. 얼마 후, 샌프란시스코에 있는 캘리포니아 대학의 파리드 체하브Farid Chehab는 『사이언스』에 발표한 논문에서 정상 생쥐에게 렙틴을 주사했더니 플라세보를 주사한 생쥐보다 더 일찍 성숙했다고 보고했다. 난소와 자궁을 포함해 이 생쥐의 생식계 조직들은 대조군 생쥐보다 더 빠르게 발달했다. 인간을 대상으로 한 연구에서도 소녀는 청소년기의 성장 급증 시기에 렙틴이 증가하는데, 렙틴은 생식샘 자극 호르몬 분비 호르몬을 활성화시키는 잠재력이 있어 사춘기의 폭발을 자극한다는 사실이 드러났다. 그리고 지방이 렙틴을 충분히 만들지 못하면 사춘기가 시작되지 못하고 성적 성숙이 지연된다.

지방 부족에 영향을 받는 것은 여성의 생식계뿐만이 아니다. 성인 남성의 경우, 칼로리 섭취 부족이 초래하는 초기 효과 중 하나는 성욕 상실이며, 체중 감소가 계속되면 전립샘액도 감소한다. 결국 정자의 운동성과 수명도 줄어든다. 체중이 정상보다 25% 이상 낮아지는 경우처럼 심각한 체중 감소가 일어나면 정자 생산이 감소한다.

지방은 남성의 발달에도 관여한다. 렙틴 유전자 한 쌍이 모두 돌연변이여서 지방에서 만들어지는 호르몬 수치가 아주 낮은 22세 터키 남자의 사례가 이를 잘 보여준다. 이 남성은 테스토스테론 수치가 낮았고, 사춘기도 겪지 않았으며, 수염과 체모가 나지 않았고, 음경과 고환이 제대로 발달하지 않았다. 34세의 여자 친척도 렙틴 유전자 한 쌍이 모두 돌연변이였는데, 그 결과 월경이 정상적으로 일어나지 않았다.

렙틴 주사를 맞기 시작하자, 두 사람은 어른이 된 지 한참이 지났는데도 사춘기가 시작되었다. 남자는 테스토스테론 수치가 높아지고 근육 강도가 강해지고 활기가 넘치고 체모도 증가했다. 심지어 음경과 고환도 커졌다. 여자 친척은 월경 주기가 정상으로 돌아왔다.

하지만 과학자들이 가장 놀란 점은 렙틴이 초래한 두 사람의 행동 변화였다. 심한 배고픔이 줄어들면서 식습관이 변한 것은 당연했다. 그런데 렙틴은 정신적 성숙에도 비약적인 변화를 가져왔다. 두 사람 다 치료 전에는 어린이처럼 유순하게 행동했다. 하지만 렙틴을 주사하고 불과 2주일이 지났을 때, 아직 체중 감소가 눈에 띄게 나타나기 전이었는데도 두 사람의 행동은 어른에 더 가깝게 적극적으로 변했다. 지방은 렙틴을 통해 육체적으로나 정신적으로나 어른으로 전환하게 하는 스위치를 켠다. 얼른 어른이 되고 싶어하면서 몸매를 지나치게 의식하는 십대들이 지방이 얼마나 중요한지 알았으면 좋겠다!

하지만 주의할 점이 있는데, 너무 적은 체지방이 생식계에 문제를 초래하는 것과 마찬가지로 너무 많은 체지방도 문제가 된다. 비만은 남녀 모두에게서 안드로겐과 에스트로겐의 비율에 불균형을 초래해 남성에게는 발기 불능을, 여성에게는 월경 불순을 초래한다. 비만 상태에서 과다하게 만들어진 에스트로겐과 인슐린과 렙틴은 생식계의 정교한 작용을 방해한다. 지방은 너무 적어도 너무 많아도 자연스러운 상태에 좋지 않다. 적정량의 지방은 어린이가 태어나기에 알맞은 조건이 갖추어졌음을 알려준다.

플로리다주에서 보조 생식 전문가로 일하는 데이비드 호프먼David Hoffman은 매일 프리슈 연구진의 발견에서 큰 도움을 받고 있다. 호프먼은 지방이 아주 적은 운동선수와 발레리나를 연구한다. 그는 이렇게 말한다. "이 환자들에게서 나타나는 문제들 중 상당수는 체지방 부족 때문에 발생합니다. 나는 호르몬 검사를 비롯해 많은 검사를 실시합니다. 이상적으로는 이들의 에너지 비축량을 충분하게 만들고 싶고, 체질량지수를 19에서 25 사이로 유지하게 하려고 노력합니다. 하지만 현실적으로 일부 환자는 결코 그 목표에 도달하지 못할 것입니다. 그래서 나는 이들에게 건강에 좋은 음식을 섭취하게 하면서 월경 주기를 회복시키는 것을 목표로 삼았습니다."

로스앤젤레스에서 불임 치료 전문가로 일하는 샤힌 가디르Shahin Ghadir는 이렇게 말한다. "남부 캘리포니아에는 불행하게도 섭식 장애가 있는 사람들이 상당히 많습니다. 신경성 식욕부진(먹는 것을 거부하거나 두려워하는 병적 증상—옮긴이)과 신경성 폭식증(체중에 신경을 많이 쓰는 사람이 먹는 욕구를 억제하지 못해 주체할 수 없을 정도로 많이 먹고는, 먹은 음식을 토하거나 설사약을 먹거나 극심한 다이어트를 해서 체중을 정상으로 유지하려고 애쓰는 상태—옮긴이)은 저체중 환자들에게서 볼 수 있는 두 가지 원인이지요. 특히 이런 환자들은 월경 주기가 기본적으로 중단됩니다…… 이 환자들이 체중을 늘려서 몸에 지방이 좀 붙고 체질량지수가 올라가면, 저절로 배란이 시작된다는 사실이 번번이 확인되었습니다."

호프먼은 이렇게 덧붙인다. "너무 마른 여성, 그리고 너무 뚱뚱한 여성은 유산 비율이 높습니다. 지방의 양은 적정 범위 내에 있어야 합니다. 너무 마르면 배란이 멈추고, 배란을 하지 않으면 임신하기 어렵습니다. 임신을 원하는 여성은 사람에 따라 운동량을 좀 줄이고 다이어트를 약간 완화할 필요가 있습니다. 하지만 너무 뚱뚱하다면, 예컨대 체질량지수가 34 이상이라면, 지방 조직이 에스트로겐을 너무 많이 만들기 시작합니다. 그러면 월경 불순이 생기고 배란을 방해하지요. 비만 상태에서 임신하는 것은 건강에도 좋지 않습니다."

지방은 우리 건강에 중요하다. 지방이 없으면 사춘기도 없고, 성적으로 성숙할 수도 없고, 임신도 할 수 없다. 생명을 퍼뜨리려면 적정량의 지방이 필요하다.

로즈 프리슈는 2015년 초에 세상을 떠났다. 자신의 성별 때문에, 그리고 통념에서 벗어나는 발견 때문에 수십 년 동안 의심을 받았지만, 이제 그녀의 발견은 기본적인 것으로 받아들여지고 있다. 오늘날 전 세계 불임 클리닉에서는 환자의 생식 가능성을 판단하는 척도로 체중과 지방 비율을 일상적으로 확인한다.

지방과 뼈: 서로를 강화하는 관계

지방이 에스트로겐을 만드는 능력은 사춘기와 성적 성숙에만 중요한 게 아니라, 뼈에도 중요하다. 체지방이 너무 적으면 에스트로겐 수치가 낮아진다. 이것은 남녀 모두에게 뼈를 약하게 만드는 원인으로 작용한다. 그 이유는 무엇일까?

지방과 뼈의 기원이 같다는 이야기를 들으면 깜짝 놀랄지 모르겠다. 이 둘은 모두 골수의 동일한 줄기세포에서 만들어진다. 줄기세포는 우리 몸에 있는 다능성 세포로, 몸의 필요에 따라 다양한 종류의 세포로 발달한다. 나중에 지방세포가 될 줄기세포는 뼈세포로 변할 가능성도 지니고 있다. 지방과 뼈는 동일한 장소에서 태어난 쌍둥이와 같다. 그렇기 때문에 이 둘은 서로 독특한 관계에 있다. 심지어 적절한 자극을 받으면 서로 상대방으로 변할 수도 있다. 이미 지방세포로 분화한 세포에 자극을 줌으로써 다시 뼈세포로 변하게 할 수 있다는 사실이 실험실에서 입증되었다. 마치 공상과학 소설에나 나오는 이야기처럼 들리지만, 엄연한 현실이다.

그렇다면 골수에서 줄기세포는 어떻게 뼈세포나 지방세포로 변할까? 이것은 환경과 몸의 필요에 달려 있다. 연구자들은 오래전부터 체중이 많이 나가는 사람일수록 뼈가 더 튼튼하다는 사실을 알았다. 따라서 한 가지 요인은 체중에 있는 것으로 보인다. 몸이 무거우면 골격을 강화하기 위해 줄기세포를 새로운 뼈세포로 변하게 하는 것 같다. 사실, 골절 위험의 척도로 쓰이는 골 무기질 밀도bone mineral density, BMD를 예측할 때에는 나이보다 체중을 참고하는 편이 더 정확하다.

에스트로겐은 줄기세포가 뼈나 지방으로 변하는 데에도 영향을 미친다. 지방이 부족하면 체질량지수가 아주 낮아질 뿐 아니라 에스트로겐도 부족해지는데, 이 두 가지 현상은 뼈를 약하게 하는 원인으로 작용한다. 신경성 식욕부진 환자는 골절 위험이 크다. 신경성 식욕부진 환자는 나머지 모든 곳에는 지방이 부족한데도 골수에는 지방이 가득 쌓일 수 있다. 신경성 식욕부진 상태에서 몸은 지방을 선호한 나머지 자신의 골격을 등한시하는 것으로 보인다. 그래서 골수의 줄기세포들에게 새로운 뼈세포로 변하는 대신 지방세포로 변하라고 지시한다. 그 결과로 지방으로 가득 찬 뼈는 정상적인 뼈보다 약해 골절이 일어나기 쉽다.

특히 폐경 후 여성은 지방에 의존해 뼈를 보호한다. 체중이 많이 나가면 줄기세포를 지방 대신 뼈로 변하게 할 뿐만 아니라, 난소에서 에스트로겐 생산이 멈춤에 따라 지방이 에스트로겐의 주요 원천이 된다. 안드로겐(남성 호르몬)을 에스트로겐으로 변화시키는 지방 속 효소인 아로마테이스는 나이가 들수록 활동이 활발해진다. 그래서 폐경 후 여성은 에스트로겐을 얻고 뼈를 튼튼하게 하는 데 지방에 많이 의존한다.

브리스틀 대학의 연구자 조너선 토비어스Jonathan Tobias는 4000명이 넘는 소년과 소녀를 대상으로 치밀뼈(뼈의 단단한 바깥층) 질량을 조사해 지방이 뼈의 발달에 영향을 미치는 주요 인자라는 사실을 발견했다. 그는 "에스트로겐은 뼈를 만드는 데 중요한 영향을 미칩니다. 그래서 에스트로겐이 부족하면 뼈 생성에 지장을 받지요. 지방 질량의 과도한 감소는 특히 소녀들의 골격 발달에 역효과를 낳을 수 있으며, 이 때문에 훗날 골다공증이 발병할 위험이 커질 수 있습니다"라고 말한다.

지방이 에스트로겐과 체중 지지 효과를 통해 뼈에 영향을 미치는 작용은 일방통행으로만 일어나지 않는다. 뼈 역시 오스테오칼신osteocalcin이라는 호르몬을 만들어 몸에 신호를 보낸다. 이 호르몬은 신호 보내기 연쇄 작용을 통해 이자에서 인슐린이 더 많이 분비되도록 만드는데, 이것은 결국 지방을 증가시키는 결과를 낳는다. 따라서 뼈와 지방은 일종의 호혜적인 협정을 통해 서로를 강화시킨다.

뇌의 크기와 지방

체지방의 영향을 받는 또 하나의 기관은 놀랍게도 뇌이다. 돌연변이 *ob* 유전자를 가진 생쥐의 지방은 사실상 렙틴을 전혀 만들지 못해 뇌의 무게와 부피가 감소하는 결과를 초래한다. 심지어 이 생쥐들의 경우, 중요한 뇌 부위들의 신경세포 수도 감소한다. 게다가 이들의 뇌는 정상 생쥐에 비해 제대로 발달하지 못하며 변성이 일어날 가능성이 더 높다. 놀랍게도 렙틴을 6주일 동안 매일 주사하면 *ob* 생쥐의 뇌 무게가 회복된다는 실험 결과가 나왔다. 렙틴은 뇌 조직을 다시 성장시킬 뿐 아니라, 이전보다 더 많이 활동하게끔 자극한다.

지방은 렙틴을 통해 뇌의 크기도 키우고 기능도 향상시킨다. 앞에 나왔던 터키인 가족의 뇌를 MRI로 조사해보았다. 이들은 렙틴 대치 요법을 받는 동안 해마와 띠이랑(대상회), 소뇌, 아래마루소엽 지역(배고픔과 포만감, 기억, 학습을 조절하는 데 관여하는 지역들)의 뇌 조직이 성장하기 시작했다.

심한 굶주림은 지방과 렙틴의 급격한 상실을 낳아 뇌 물질을 감소시킬 수 있다. 신경성 식욕부진 환자들의 부검에서 뇌 무게가 줄어든 결과가 나왔고, 살아 있는 환자들을 MRI로 촬영한 연구에서는 뇌 조직이 축소된 것으로 나왔다. 런던의 연구자들은 중년 때 체질량지수가 낮으면(20 미만) 노년에 치매에 걸릴 위험이 34% 더 높다는 사실을 발견했다. 지방과 뇌는 이처럼 서로 긴밀한 관계에 있다.

하지만 몸에 지방이 많다고 마냥 기뻐할 일은 아니다. 지방의 비율이 극단적으로 낮거나 높은 것은 모두 뇌에 좋지 않다. 비만, 특히 내장 지방(위벽 아래에 쌓인 지방) 비율이 높은 비만은 뇌를 위축시키는 것으로 드러났다. 2008년, 대형 의료 그룹인 카이저 퍼머넌트Kaiser Permanente는 캘리포니아주에서 6583명을 30년 동안 추적한 결과를 발표했다. 40~45세 때 복부 지방이 가장 많았던 사람들은 70대가 되었을 때 치매에 걸릴 확률이 정상 체중인 사람에 비해 3배나 높았다. 프레이밍햄심장연구를 비롯해 여러 연구소들이 한 연구에서는 뇌 부피 역시 영향을 받는 것으로 드러났다. 이들은 체질량지수가 높은 733명을 조사해 내장 지방 비율이 높은 사람은 뇌 부피가 작다는 결과를 얻었다. 복부 지방에서 나와 몸 전체로 퍼져가는 염증 신호가 그 원인일 수 있으며, 인슐린과 렙틴에 대한 내성 역시 그 원인이 될 수 있다. 적절한 장소에 적정량의 지방이 있어야 뇌를 건강하게 유지하는 데 도움이 된다.

우리를 보호하는 지방

지방은 다른 기관들을 지지하는 데에만 중요한 게 아니라, 우리를 질병과 부상으로부터 보호하는 데에도 중요한 역할을 한다. 면역계는 백혈구와 응

고제, 복구 단백질을 상처 부위나 감염 장소로 보냄으로써 우리를 질병과 부상으로부터 보호한다. 이를 위해 우리 몸에서는 기적에 가까운 과정이 일어나는데, 이것들을 표적 장소로 정확하게 보내기 위해 손상된 장소에 혈관을 만든다. 관처럼 생긴 이 구조가 성장하는 과정을 혈관 형성angiogenesis이라고 부르는데, 이것이 지방과 중요한 연관이 있다는 사실을 로시오 시에라-오니그만Rocío Sierra-Honigmann이 발견했다.

시에라-오니그만은 1996년에 예일 대학에서 젊은 연구원으로 일하고 있었다. 남편은 코네티컷주 웨스트헤이븐에 있는 바이어연구센터에서 세포를 유전공학으로 설계해 렙틴 수용체를 만들려고 시도하고 있었다. 렙틴 수용체는 *db* 생쥐에게 결여된 바로 그 수용체이다. 어느 날 오후, 시에라-오니그만은 남편의 연구를 돕고 있었다. 시에라-오니그만은 남편이 만든 세포가 실제로 렙틴 수용체로 발현된다는 것을 입증하려고 했다. 그래서 수용체의 존재를 시험하는 물질인 항체 탐식자를 사용했다. 비교 대상으로는 내피세포(정맥을 만드는 종류의 세포)를 사용하려고 했다. 이 세포는 렙틴 수용체를 포함하지 않아 음성 대조군 역할을 해주리라 기대했다.

하지만 놀랍게도 내피세포에서 렙틴 수용체가 나타났다. 이것은 어떤 경로로 렙틴이 혈관과 상호작용한다는 것을 의미했다. 시에라-오니그만은 이렇게 회상한다. "그것 때문에 나는 밤에 잠을 자지 못했어요. 만약 내가 내피세포라면, 렙틴 수용체를 원하는 이유가 뭘까요?" 예일 대학에서 시에라-오니그만이 진행한 새 연구 계획은 바로 이 질문에서 탄생했다.

시에라-오니그만은 혈관 형성을 연구하고 있던 두 동료 길레르모 가르시아-카르데냐Guillermo García-Cardeña와 안드레아스 파파페트로포울로스Andreas

Papapetropoulos에게 도움을 구했다. 그들은 내피세포를 배양한 다음 렙틴을 첨가했다. 그러자 이전에 한 번도 본 적이 없던 일이 일어났다. 렙틴을 첨가하자, 내피세포들이 혈관을 닮은 관 모양으로 배열했다. 그것은 우리가 스스로 상처를 치료하는 핵심 과정인 혈관 형성의 초기 단계였다.

혈관 형성은 그 무렵 아주 뜨거운 연구 분야였다. 주다 포크먼Judah Folkman은 1970년대에 보스턴의 하버드 의학대학원에서 자발적인 정맥 형성 과정이 악성 종양의 성장에 주요 기여 요인으로 작용한다는 사실을 발견했다. 종양은 자라면서 영양분을 얻고 계속 성장하기 위해 자체 혈액 공급 수단을 만들어야 한다. 그래서 이 과정의 차단은 종양의 성장을 억제하고 암의 확산을 막을 수 있는 한 가지 방법으로 생각되었다. 많은 연구소가 혈관 형성을 저지하는 인자를 개발하려고 애쓰고 있었다.

그 당시 진행되던 혈관 형성 연구가 아주 많았기 때문에, 혈관 성장을 억제하거나 촉진하는 인자를 시험하는 실험실의 연구 계획 절차가 잘 확립돼 있었다. 성공을 입증하는 가장 확실한 방법은 살아 있는 쥐의 각막에서 효과적인 결과를 보여주는 것이었다. 시에라-오니그만 연구 팀은 쥐의 각막에서 렙틴을 시험한 결과, 이 호르몬이 정말로 급속한 혈관 형성을 촉진한다는 사실을 발견했다. 그들은 이 결과를 1998년 『사이언스』에 발표했다.

학계는 경이롭다는 반응을 보였다. 심지어 혈관 형성의 발견자인 주다 포크먼도 놀라움을 감추지 못했다. "렙틴이 혈관 형성과 관계가 있다는 생각은 아무도 하지 못했을 것이다. 이것은 사람들의 생각을 확 바꿔놓을 논문이다."

시에라-오니그만이 다음에 한 실험은 상처가 실제로 치료되는 과정에서 렙틴이 어떤 효과를 발휘하는지 알아보는 것이었다. 생쥐에게 병터가 생기게 한 뒤, 일부 생쥐에게 렙틴이 상처에 도달하지 못하도록 차단하는 인자를 투입했다. 이들 생쥐는 상처가 벌어진 채 그대로 남았고, 그런 처치를 하지 않은 생쥐에 비해 더 느리게 나았다. 시에라-오니그만은 자신의 연구 팀이 다른 실험을 통해 "보통 상처가 낫는 데에는 5~7일이 걸리지만", 렙틴을 사용해 치료하면 "2~3일 또는 4일 만에 완전히 낫는다"는 것을 보여주었다고 말한다. 다른 연구소들도 이 발견에 주목하고 상처에 미치는 렙틴의 효과를 시험해 같은 결과를 얻었다. 실제로 지방과 렙틴 비율이 아주 낮은 신경성 식욕부진 환자들의 경우 상처가 더 느리게 치유되었다.

지방은 피부 바로 밑에 존재하면서 상처를 치료하고, 부상과 낙상을 입을 때 충격을 완화해주는 등 최전선에서 우리 몸을 보호한다. 그런데 체지방은 이것 말고도 여러 가지 방식으로 우리 몸을 보호해준다. 케임브리지 대학의 내분비학자이자 연구자로 스티븐 오레이힐리와 협력해 레일라를 치료했던 (제2장 참고) 사다프 파루키는 선천성 렙틴 결핍증을 앓는 어린이를 많이 알고 있었는데, 이들의 대사와 성장, 성숙, 전반적인 건강을 조사했다. 파루키는 렙틴이 결핍된 어린이들은 비만일 뿐만 아니라, 정상 아동보다 상기도上氣道(기도에서, 기관지·후두·인두·코안이 있는 부위—옮긴이) 감염에 더 취약하다는 사실을 발견했다.

그들의 생화학적 특성을 조사한 파루키는 렙틴이 결핍된 어린이는 병원체에 반응해 활성화되는 핵심 면역세포인 T세포 중 일부 종류가 감소했다는 사실을 발견했다. 하지만 렙틴 대치 요법을 받기 시작하자, T세포와 그 밖의 면역 요소들이 정상 수준으로 되돌아왔다. 렙틴을 보충하기만 해도 이들 어린이는 호흡기 감염에 덜 취약해졌다.

면역세포 중 상당수는 렙틴 수용체가 있는 것으로 드러났다. 즉, 표면에 이 호르몬이 들러붙는 장소가 있다는 뜻이다. 여기에 들러붙은 렙틴은 이들 면역세포의 신호 전달과 향후 행동에 영향을 미친다. 체지방이 아주 적은 사람은 면역계가 위험해지는 경우가 종종 있다. 개발도상국에서 영양 결핍이 감염의 확산을 촉진하는 원인 중 하나는 지방이 적어서 면역계의 효율성이 떨어지기 때문이다. 지방 비율이 아주 낮은 신경성 식욕부진 환자는 피부의 면역 기능이 떨어지며, 전반적인 T세포 및 또 다른 면역세포인 림프구의 감소가 나타난다는 연구 결과도 있다.

지방이 면역계를 향상시킨다는 사실에 의학계는 놀라움을 감추지 못했다. 놀라운 사실은 거기서 그치지 않았다. 우리가 일반적으로 지방이 질병을 일으키리라고 예상하는 한 건강 부문에서 연구자들은 실제로는 그 반대가 옳다는 사실을 발견했다.

비만의 역설: 지방은 우리가 오래 사는 데 도움을 줄까?

칼 레이비Carl Lavie는 뉴올리언스에 있는 존 옥스너 심장혈관연구소에서 심장재활예방과 책임자로 일하고 있다. 레이비는 수십 년 동안 심장 전문의로 일해오면서 의료 현장과 연구에서 모두 성공적인 경력을 쌓았다. 1990년대 후반, 레이비는 심폐 스트레스 검사(심장 기능 상실 환자의 운동 능력을 평가하고 결과를 예측하기 위해 사용하는 검사) 때 산소 소비량을 측정하는 연구 중 상당수가 마른 체중(지방을 뺀 체중) 대신 전체 체중을 사용한다는 사실에 주목했다. 지방은 몸에서 대사나 산소의 확산에 별로 기여하지 않기 때문에,

레이비는 그 식에서 지방을 제거하면 검사 결과의 정확도가 높아지지 않을까 생각했다. 환자 225명을 대상으로 연구를 진행한 결과, 정말로 마른 체중만 고려하는 쪽이 심장 기능 상실 환자의 생존을 예측하는 데 더 나은 것으로 드러났다.

그런데 이 데이터를 검토하던 레이비의 눈길을 끈 사실이 있었다. 체질량지수가 더 높고 지방 비율이 더 높은 사람일수록 심장 기능 상실을 겪은 후에 더 오래 사는 것처럼 보였다. 이 결과는 심장병 환자는 체지방이 적어야 좋다고 통용돼온 상식에 어긋나는 것이었다. 레이비는 더 많은 사례를 조사해, 심장 기능 상실을 겪은 환자들에게서는 높은 체중과 높은 생존율 사이에 상관관계가 있다는 사실을 확인했다.

이에 흥분한 레이비와 동료들은 논문을 써서 학술지에 제출했다. 첫번째 학술지는 논문 게재를 거절했다. 그래도 레이비는 다른 학술지가 논문을 실어줄 것이라고 확신했다. 하지만 두번째로 투고한 의학 학술지 역시 거절했다. 그러고 나서 다시 두 군데에 더 보냈지만, 모두 실어주려고 하지 않았다. 레이비는 이렇게 회상한다. "그 연구 결과를 발표하는 데 엄청난 애를 먹었습니다. 한 심사 위원은 '이것은 내가 들은 것 중 가장 어리석은 이야기'라는 식으로 말했죠. 두번째 심사 위원은 더 친절했지만, '돌아가 데이터를 재검토하는 게 좋을 것 같습니다. 뭔가 치명적인 오류가 있는 것 같아요'라고 했어요. 기본적으로 그들은 논문 내용을 믿을 수 없다고 했습니다." 의학계는 지방이 심장병 환자에게 긍정적 효과가 있을지도 모른다는 주장을 받아들이려 하지 않았다.

하지만 다른 의사들도 이 특이한 양의 상관관계를 발견했다. 노스웨스턴

대학 파인버그 의학대학원에서 일하던 머세이디스 카네선Mercedes Carnethon 박사는 당뇨병 환자 2625명의 데이터를 검토한 결과, 정상 체중인 당뇨병 환자는 과체중이거나 비만인 당뇨병 환자에 비해 사망할 위험이 2배나 높다는 사실을 발견했다. 글래스고 대학의 질 펠Jill Pell 박사와 그 연구 팀은 혈관 성형술(막힌 관상 동맥을 뚫기 위해 작은 풍선을 사용하는 수술 절차)을 받은 이후의 회복력을 평가하기 위해 영국에서 심장병 환자 4880명의 데이터를 분석했다. 그 결과, 과체중 환자는 정상 체중과 저체중 환자에 비해 생존율이 5년 더 높다는 사실을 발견했다. 놀랍게도 저체중인 사람들이 가장 나쁜 결과를 맞이했다. 펠은 『선데이 타임스』와의 인터뷰에서 "심장병이 없는 사람들에게는 정상 체중을 유지하라고 권장해야 합니다. 그래야 심장병 발병 위험을 낮출 수 있습니다. 이미 심장병에 걸린 사람의 경우에는 약간의 과체중이 문제가 되지 않으며, 오히려 도움이 될 수도 있습니다"라고 말했다.

메릴랜드주 하이어츠빌의 국립보건통계센터에서 역학자로 일하는 캐서린 플리걸Katherine Flegal은 체중과 사망률의 관계를 밝히기 위해 97건의 연구를 분석했는데, 이 연구에는 약 300만 명이나 되는 사람들의 사례가 포함됐다. 그 결과, 일정 기간 과체중(체질량지수 25 이상 30 미만)으로 분류된 사람들은 같은 나이의 정상 체중(체질량지수 18.5 이상 25 미만)인 사람들보다 사망할 가능성이 6% 낮다는 사실을 발견했다. 하지만 비만인 사람들에게는 그런 혜택이 없었다. 따라서 여분의 살이 5kg쯤 더 있다면, 질병이 초래하는 죽음을 피하는 데 약간 도움이 될지 모른다.

과학자들과 의사들은 이것을 '비만의 역설'이라 부른다. 지방은 그동안 심장마비, 뇌졸중, 당뇨병을 비롯한 수많은 중증 질환의 원인으로 비난받아왔다. 하지만 연구자들은 지방이 적으면 질병과 죽음에 더 취약해질 수 있다는 사실을 발견하고 있다. 따라서 약간의 과체중은 지금까지 지방 때문에 발생한다고 믿어온 질병에 걸려 죽음을 맞이할 불운에서 우리를 보호해줄지 모른다. 일부 과학자들과 전문가들이 레이비의 연구 결과를 쉽사리 받아들이지 못한 것은 충분히 이해가 간다. 그 연구 결과는 그들이 그때까지 배우고 믿어온 것과 어긋났기 때문이다.

그런데 우리가 아플 때 지방이 도움이 되는 이유는 뭘까? 이를 설명하기 위한 이론들이 지금도 개발되고 있다. 한 가지 가설은 병에 걸리면 우리 몸의 에너지 요구량이 증가한다는 것이다. 몸이 아프거나 회복중일 때 지방은 신체 기능을 유지하는 데 도움을 줄지 모른다. 또 다른 가능성은 모든 지방이 똑같지 않다는 사실과 관련이 있다. 내장 지방은 염증을 일으켜 당뇨병과 기타 질환의 원인이 될 수 있지만, 피하 지방은 몸이 아플 때 완충 장치 역할을 하며 에너지를 제공한다. 그 밖에 다른 요인들이 중요한 역할을 할지도 모른다. 유산소 운동을 해서 심장 근육이 튼튼해진 사람들은 일반적으로 과체중이더라도 심장병에 걸렸을 때 예후가 더 좋다. 운동은 내장 지방을 줄이고 주변부로 재배치하는 데에도 도움이 된다(제4장 참고). 그냥 마른 몸매보다는 과체중이더라도 운동으로 단련된 몸매가 건강에 더 좋은 것으로 보인다.

제4장
좋은 지방이 나쁜 지방으로 변할 때

캐시 모Kathy Maugh는 수술대에 누워 외과의가 오길 기다렸다. 외과의는 20분이나 늦게 왔다. 그래서 그동안 모는 대학 시절을 생각했다. 교수가 강의 시간에 늦는 경우, 비공식적으로 통용되던 규칙이 있었다. 15분이 지나도 교수가 나타나지 않으면, 학생들은 강의실을 떠나도 괜찮았다. 캐시는 지금 당장 위 두름길 수술을 취소하고 수술실을 떠나고 싶은 마음이 간절했다. 오래 기다리니 불안감이 점점 커져갔다. 심장이 세차게 쿵쾅거렸다. 과연 이 수술이 필요한 것일까? 셋째 아이를 낳기 전까지는 아무거나 마음껏 먹어도 날씬한 몸매를 유지했다. 캐시 자신의 표현을 빌리면, '스키니미니skinny-minny'(아주 마른 사람을 가리키는 말)였다. 그런데 이제 65세가 된 그녀는 45kg이나 과체중이었다. 그리고 고혈압과 고콜레스테롤, 제2형 당뇨병이 있었다. 어쩌다가 이렇게 됐을까?

캐시는 자신이 살아온 생애의 각 단계들을 되짚어보았다. 어릴 때에는 늘 마른 체격이었고, 간식과 단것을 아무 걱정 없이 마음껏 먹었다. 고등학교 시절에는 활동적인 학생이었고, 누구 못지않게 많이 먹어도 체중이 불지 않았다. 샌타바버라에 있는 캘리포니아 대학에 들어갔을 때에도 그런 삶이 죽 이어졌고, 대학에서는 생화학 석사 학위를 받고 졸업했다. 대학원 시절에 동료 학생이던 톰을 만나 결혼해 가족을 꾸렸다. 24세 때 첫 아들을 낳고 나서는 임신 기간에 불어난 체중을 금방 줄이고 날씬한 몸매를 되찾았다. 26세 때 둘째 아들을 낳고 나서도 금방 원래의 체중을 회복했다. 아이들을 유모차에 태우고 몇 킬로미터씩 걸어다닌 것이 분명히 큰 도움이 되었을 것이다.

캐시는 집에서 주부로 지내는 삶을 기꺼이 받아들였다. 가족을 위해 컵케이크나 마카로니 앤드 치즈처럼 마음에 위안을 주는 음식을 만들면서 자부심을 느꼈다. 음식은 사랑이었고, 캐시는 음식과 사랑을 나눠주는 능력이 탁월했다. 그렇게 만든 음식을 자신도 배불리 먹었다. 하지만 공원과 수영장에서 아이들과 함께 많은 활동을 하면서 보냈기 때문에 먹고 싶은 것을 마음껏 먹어도 날씬한 몸매를 유지할 수 있었다. 한번은 톰이 캐시가 가장 좋아하는 초콜릿 캔디인 클라크 바를 한 상자 사온 적이 있었다. 캐시는 이틀 만에 한 상자를 다 먹어치웠다. 캐시는 기념할 일이 있으면 파이를 즐겨 만들었고, 파이 하나를 다 먹었다. 과식은 아무 문제가 되지 않았다. 캐시는 언제든 날씬한 몸매를 회복할 수 있었다. 31세 때 셋째 아들을 낳았다. 그리고 또다시 이전의 몸매를 되찾았지만, 이번에는 이전보다 다소 힘들었다.

막내아들이 학교에 다니기 시작하면서 캐시는 박사 과정 공부를 다시 시작했지만, 박사 과정을 마치기 전에 직장을 얻어 유전공학자로 일하게 되었다. 캐시는 늘 의욕이 넘쳤고, 기저귀를 갈고 아이에게 스푼으로 음식을 떠먹이는 일과 다른 방식으로 세상에 기여할 수 있다는 사실에 뿌듯함을 느꼈다.

얼마 후, 캐시는 회사에서 추가로 관리 책임까지 맡았다. 그리고 몇 년 동안 빠르게 승진하면서 높은 자리로 올라갔다. 어머니와 아내로서의 역할을 하는 동시에 승진할 때마다 회사를 위해 더 많은 헌신과 시간을 쏟아붓고 출장도 많이 다녀야 했다. 이 때문에 운동을 하고 건강에 좋은 음식을 만들 시간이 부족했다. 캐시는 그때를 돌아보며 이렇게 말한다. "나는 새벽 두세 시에 이메일을 보내야 했어요. 전 세계를 돌아다니며 레스토랑에서 식사를 했지요. 점심시간에도 일했고, 자판기에서 캔디를 뽑아 먹었어요." 시간이 지나면서 체중이 불어나기 시작했다. 처음에는 그래도 5kg 정도 불어나는 데 그쳤다. 그것은 대수로운 것이 아니라고, 일과 가족을 모두 갖기 위해 치러야 할 작은 대가라고 생각했다. 하지만 시간이 더 지나자 5kg은 23kg이 되었다. 40대 중반에 이르자 심각한 정도로 과체중이 되었고, 제2형 당뇨병 진단까지 받았다.

당뇨병은 초기 단계였기 때문에 담당 의사는 당분간 경과를 지켜보자면서 건강에 좋은 음식을 먹고 살을 빼라고 했다. 캐시는 노력했다. 도시락을 싸가지고 다니고, 낮에 운동을 하려고 시도했다. 하지만 직장과 가정에서 받는 중압감 때문에 적절한 생활 주기를 지키기가 생각보다 훨씬 어려웠다. 배고픈 상태로 집에 와서 저녁을 먹고, 아이들과 함께 숙제를 하고, 새벽 두 시까지 이메일을 보내느라 운동할 시간이 없었다. 게다가 스트레스를 심하게 받으며 살다 보니 하루 일과를 끝내고 나서 양상추를 먹는 삶에 만족할 수 없었다. 위로받을 수 있는 음식을 먹고 싶었다.

캐시는 체중이 계속 늘어났고, 마침내 당뇨병 약을 먹기 시작했다. 60대가 되어 은퇴할 나이가 됐을 무렵에는 정상 체중보다 45kg이나 과체중이었다. 시간이 지나면서 당뇨병은 악화됐고, 신경 조직이 돌이킬 수 없게 변성되는 신경병증까지 생겼는데, 발이 따끔거리고 감각이 상실되는 증상이 나타나 나중에는 손에까지 번졌다. 이 때문에 정상적인 기능을 하는 데 필요한 능력이 크게 손상되었다. 당뇨병에 차도가 없으면, 또 다른 합병증인 시력 상실까지 나타날 수 있었다.

과잉 지방은 왜 우리에게 해가 될까?

휴일에 캔디 바와 파이를 먹는 행동이 어떻게 당뇨병과 고혈압, 그리고 결국에는 심장혈관 질환을 낳을까? 생식 기관과 뼈, 뇌에 아주 좋은 지방이 어떻게 해서 해로운 것으로 변할까?

제2장에서 지방이 렙틴 같은 전령을 우리 몸 곳곳에 보내 활동을 지시함으로써 의사소통을 한다는 것을 보았다. 지방은 우리 뇌뿐만 아니라 면역계와도 의사소통을 하는 것으로 드러났다. 이 관계는 베인 상처나 감염이나 부상이 생겼을 때 큰 도움이 되는데, 지방이 몸을 보호하기 위해 면역세포들을 불러모을 수 있기 때문이다. 하지만 지방이 일상적으로 면역계를 활성화시킨다면, 당뇨병 같은 대사 질환이 생길 수 있다.

지방과 면역계가 서로 의사소통한다는 사실은 얼마 전까지만 해도 알려지지 않았다. 괴칸 호타미슬리길Gökhan Hotamisligil은 이 관계를 최초로 발견한 사람 중 한 명이다. 터키 출신 미국인 의사인 호타미슬리길은 1980년대 후반에 소아신경학과에서 일했는데, 인지 문제와 신경 문제, 뇌종양을 앓는 환자들을 제대로 치료할 방법이 없어 낙담에 빠져 있었다. 그는 이렇게 말한다. "사람들에게 진짜 도움을 줄 수 없다는 생각이 들었어요. 정말로 도움을 줄 수 있는 도구가 없었거든요…… 나는 환자와 가족의 부담을 함께 짊어졌어요. 그것은 감당하기가 무척 어려웠지요."

호타미슬리길은 프로테우스 증후군 환자가 왔을 때 지방에 주목하기 시작했다. 프로테우스 증후군은 아주 희귀한 질환으로, 뼈나 피부 또는 지방 같은 특정 조직이 다른 조직들에 비해 불균형적으로 발달하는 증상을 동반한다. 다른 병원에서 이 환자를 호타미슬리길에게 보낸 이유는, 이 질환이 한 가지 특정 전문 분야에서 다룰 수 있는 것이 아닌 데다가 이 환자의 경우 척추 가까운 곳에서 지방 덩어리가 자라고 있었기 때문이다.

호타미슬리길은 이렇게 회상한다. "이 환자는 국지적인 양성 지방 종양이 계속 자라고 있었어요. 이 덩어리들은 정상적으로 성장하는 지방처럼 보였지만, 너무 커서 축구공만 한 크기로 자랐어요. 수술로 제거해도 금방 다시 자라났지요." 이 질환에 걸린 환자들에게 호타미슬리길이 제시할 수 있는 최선의 방법은 약물 치료로 종양의 재성장 속도를 늦추는 것이었다.

호타미슬리길은 환자를 도울 수 없다는 사실에 고통스러운 좌절을 느끼는 한편, 강한 호기심이 생겨났다. 정확히 지방이란 무엇일까? 만약 스스로 성장할 수 있다면, 지방은 단순히 칼로리를 저장하는 주머니에 불과한 존재가 아닐 것이다. 이 질문 때문에 호타미슬리길은 결국 지방 조직에, 더 구체적으로는 점점 더 분명히 드러나고 있던 비만과 당뇨병의 관계에 초점을 맞춘 연구 계획을 추진했다. 그는 그 당시에는 "왜 비만인 사람들의 당뇨병 발병률이 더 높은지 그 이유를 정확히 아는 사람이 아무도 없었습니다"라고 말한다. 그래서 호타미슬리길은 이 문제를 연구할 연구소를 세웠다. 그는, 비만은 지방세포의 생성을 수반하므로, 지방 자체에 인슐린의 작용을 방해해 당뇨병 발병을 부추기는 원인이 있을 것이라는 가설을 세웠다.

호타미슬리길은 몇 년 동안 비만인 동물과 마른 동물의 지방 조직을 비교하며 연구하다가 1933년에 흥미로운 점을 발견했다. 비만인 동물의 지방에는 종양 괴사 인자 알파tumor necrosis factor alpha, TNFα라는 강력한 메시지 전달 분자가 풍부했는데, 이 분자는 면역계를 활성화시킨다고 알려져 있었다. 이것은 뜻밖의 사실이었다. 비만인 당뇨병 환자는 대개 감염에 취약하고, 면역과 관련된 분자가 많으면 감염에 덜 취약하다는 사실을 감안하면 특히 더 그랬다.

호타미슬리길은 TNFα와 면역계가 지방과 대사에 미치는 영향을 조사해 이 분자가 많을수록 인슐린 신호 전달을 방해한다는 사실을 발견했다. 이러한 방해 때문에 세포들이 당을 제대로 대사하지 못했다. 호타미슬리길은 이러한 방해가 단지 지방에만 영향을 미치는 데 그치지 않고, 간과 근육의 세포들에도 영향을 미쳐 이 세 조직이 모두 인슐린에 내성을 갖게 된다는 사실을 발견했다.

이 발견은 아주 놀라운 소식이었다. 지방이 면역계의 신호 전달 분자를 분비하고, 그것이 대사에 영향을 미치다니! 인슐린 내성은 당뇨병의 전 단계이기 때문에, 호타미슬리길의 연구는 비만이 당뇨병을 일으킬 수 있는 방법들 중 적어도 한 가지(인슐린 신호 전달을 방해하는 TNFα의 양을 증가시킴으로써)를 뒷받침하는 증거를 분명히 내놓았다. 후속 연구에서 단지 지방 조직에 TNFα가 들어 있기만 한 것이 아니라, 지방세포 자체가 TNFα를 합성하고 방출하면서 몸의 다른 부위들, 특히 면역계와 의사소통한다는 사실이 드러났다. 이로써 이 분자는 지방의 어휘 목록에 등재된 또 하나의 단어가 되었다.

다른 사람들도 호타미슬리길의 연구에 영감을 얻어 비만과 면역 사이의 새로운 연관성을 연구하는 데 뛰어들었다. 2003년, 컬럼비아 대학의 스튜어트 와이스버그Stuart Weisberg, 루디 라이벨Rudy Leibel, 앤서니 퍼런티Anthony Ferrante는 또 다른 연관성을 발견했다. 퍼런티는 "우리는 마른 사람이 비만이 될 때 변하는 유전자와 단백질을 찾고 있었어요"라고 말한다. 이것은 특이한 연구였는데, "그 당시 사람들은 지방이 불활성 물질이어서 거의 변하지 않는다고 생각했기 때문"이라고 퍼런티는 설명했다.

퍼런티 연구 팀은 지방이 불활성 물질이 전혀 아니라는 사실을 발견했다. 그들은 비만 동물의 지방 조직에 대식세포라는 특별한 면역세포가 풍부하다는 사실을 발견했는데, 대식세포는 몸 안에 들어온 위험한 입자, 특히 바이러스와 세균을 집어삼켜 무력화시키는 일을 한다. 게다가 비만 동물의 지방 조직에는 이 세포들이 아주 많이 들어 있었다.

퍼런티는 이렇게 말한다. "대학원생 시절에 나는 대식세포를 중점적으로 연구하는 연구실에서 일했기 때문에, 지방 조직의 유전자 명단을 보자마자 그중 많은 것이 대식세포 특유의 유전자라는 것을 바로 알아보았습니다. 염색을 하고 나서 표본을 들여다봤더니, 마른 동물의 경우에는 지방에 있는 세포들 중 5%만이 대식세포인 반면, 가장 비만한 동물의 경우에는 50% 이상이 대식세포라는 사실을 발견하고 깜짝 놀랐지요. 비만 동물의 지방에 존재하는 다른 면역세포들까지 고려하면, 전체 세포 중 면역세포가 50%를 훌쩍 넘는다는 이야기가 되지요. 전체 세포 중 면역세포의 비율이 50%를 넘는 기관은 거의 없습니다. 전형적인 기관은 면역세포의 비율이 5% 정도입니다." 이것은 너무나 놀라운 사실이었기에 연구진은 이 결과를 발표하는 데 어려움을 겪었다. 퍼런티는 "심사 위원들은 우리가 실제로 본 것이 면역세포가 아니며, 우리의 면역세포 분석에 오류가 있다고 생각했습니다"라고 덧붙인다.

왜 비만 동물의 지방 조직에 면역세포가 불균형적으로 많이 들어 있을까? 한 가지 이론은 체중이 증가할 때 늘어나는 지방 분자들을 수용하기 위해 지방세포들도 팽창해서 지방 조직이 과밀해진다는 것이다. 이러한 과밀 상태는 세포들에게 스트레스를 유발한다. 또한 성장하는 지방 조직에 필요한 혈액 공급과 산소 순환도 충분히 이뤄지지 못한다. 이러한 스트레스에 대한 반응으로 지방 조직은 몸에 "도와줘! 여기서 내가 죽어가고 있어!"라고 외치는 신호를 보낸다. 이 스트레스 신호는 사이토카인cytokine이라는 분자 형태를 띠는데, TNFα도 그런 분자 중 하나이다.

면역계는 TNFα를 위험 신호로 해석해 면역계 구성 요소를 더 많이 지방 조직으로 보내는 방법으로 대응한다. 예를 들면, 더 많은 대식세포를 지방으로 보내는데, 대식세포는 스트레스와 산소 부족으로 죽어가는 지방세포들을 집어삼킨다. 그래서 전체 과정은 하나의 순환을 이룬다. 우리가 너무 많이 먹으면, 지방세포들이 성장하면서 과밀해지고, 그러면 지방세포들은 면역세포들을 더 많이 소환하는 메시지를 보내고, 우리 몸에 지방이 더 많아짐에 따라 과밀 상태가 계속되는 식으로 순환이 반복된다. 퍼런티와 호타미슬리길이 비만 동물의 지방 조직에서 이러한 면역계 구성 요소들을 그토록 많이 발견한 이유는 이 때문이다.

조직 안에 면역계 구성 요소들이 아주 많이 존재하는 상황은 '염증'으로 나타난다. 피부에 상처가 생긴 경우처럼 감염이 일어나면, 상처 부위가 부어오르고 염증이 생기는 것이 유익하다. 그래야 면역계 구성 요소들을 상처 부위로 집중시켜 해로운 미생물을 죽여 없앨 수 있기 때문이다. 하지만 과밀 상태의 지방에서는 통상적인 면역계 활성화가 지방의 정상 기능을 방해한다. 그중에서 중요한 한 가지는, 호타미슬리길이 발견한 것처럼 지방이 더 이상 인슐린에 잘 반응하지 않는 것이다. 이자에서 분비되는 인슐린은 우리 세포가 혈액에서 당과 지방을 흡수해 그것을 연소함으로써 에너지를 얻을 수 있게 도와준다. 세포가 인슐린에 제대로 반응하지 않으면, 이자는 인슐린을 더 많이 만든다. '볼륨을 높이면(양을 늘리면)' 세포들이 마침내 그 메시지를 알아들을 것이라고 기대하고서 말이다. 그래서 이자가 인슐린을 더 많이 분비하면, 세포들이 인슐린에 더 강한 내성을 보이는 악순환을 낳게 된다.

결국 세포들은 인슐린에 대한 반응을 완전히 멈춘다. 이것은 아주 나쁜 결과를 초래한 세포가 혈액에서 당과 지방을 흡수하지 않으면, 당과 지방이 혈액 속에서 끝없이 순환하고, 동맥과 간처럼 있어서는 안 될 곳에 가서 쌓이기 때문이다. 이런 상황은 제2형 당뇨병과 고혈압을 낳고, 상황이 개선되지 않으면 결국에는 동맥 손상, 신경병증, 시력 상실, 심장병을 초래한다. 게다가 세포는 혈액에서 당과 지방을 섭취하지 못해 영양분 부족에 시달린다. 그러면 배고픔을 느끼고 더 많은 음식을 먹게 되어 몸에 지방이 더 많이 쌓이면서 악순환이 이어진다.

건강에 나쁜 지방을 치유하는 방법

악순환의 고리를 끊는 한 가지 방법은 지방의 과밀 상태를 해소하는 것이다. 이것은 곧 체중을 약간 줄여야 한다는 뜻이다. 물론 이것은 쉬운 일이 아니다. 캐시 모의 사례가 대표적이다. 캐시는 스트레스가 심한 직업에 종사하면서 오랜 시간 앉아서 일했다. 시간에 쫓겨 패스트푸드를 많이 먹었고, 잦은 출장이 상황을 악화시켰다. 건강에 좋은 음식을 먹지 못하고 운동을 하지 못했을 뿐만 아니라, 스트레스로 인해 체중 증가를 촉진하는 호르몬인 코르티솔이 분비되었다. 그러니 캐시의 체중이 불어난 것은 이상한 일이 아니었다. 내장에서 지방세포들이 과밀 상태가 되면서 경고 신호를 내보내 면역계를 활성화시켰다. 여러 종류의 면역세포들과 사이토카인이 지방에 침투했고, 캐시는 인슐린에 내성이 생겼다. 높은 인슐린 수치는 인슐린 내성을 초래했고, 결국 당뇨병과 고혈압, 신경병증이 진행되었다. 그리고 마침내 캐시는 망막의 혈관 손상 때문에 실명 위기에 처했다.

비만이라고 해서 모두 캐시와 같은 건강 문제를 겪는 건 아니다. 또한 모든 지방이 똑같이 만들어지는 것은 아니다. 캐시는 말초 지방(팔다리와 엉덩이에 있는) 외에 내장 지방(배 속의 내부기관들에 자리잡고 있는)도 많았다. 내장 지방은 대사 활동이 매우 활발해 피하 지방에 비해 호르몬과 사이토카인을 더 많이 방출한다. 과잉 내장 지방은 가장 위험한 종류의 지방이며, 내장 지방 과다는 당뇨병과 심장병, 고콜레스테롤, 그리고 심지어 치매와도 직접적인 상관관계가 있다.

놀랍게도 살이 많이 쪘지만 아주 건강해 보이고 심장병이나 당뇨병 위험이 전혀 없는 사람들이 있다. 이들은 복부에 지방이 모여 있지만 곳곳에 피하 지방이 많이 분포되어 있다. 가장 대표적인 사례는 세상에서 가장 뚱뚱한 집단에 속하는 스모 선수들이다.

뚱뚱하면서도 건강한 스모 선수의 삶

스모 경기의 목표는 상대를 넘어뜨리는 것이다. 발을 제외한 신체 부위가 땅에 닿는 순간 시합은 끝난다. 상대를 넘어뜨리려면 체중만큼 큰 힘이 필요하기 때문에, 스모 선수의 체중은 평균 일본인 남성의 2~3배에 이른다.

스모 선수는 오전 5시부터 밤 10시 30분까지 하루 종일 격렬한 훈련을 한다. 훈련으로는 하체의 힘을 단련하기 위해 다리를 넓게 벌리고 높이 들어 올렸다가 땅을 힘껏 내려디디는 시코四股 의식, 한 다리와 한 팔을 움직이면서 손바닥으로 상대를 치는 연습 방법인 뎃포鐵砲, 다리를 넓게 벌리고 땅에 앉아 가슴을 바닥에 닿게 숙이는 스트레칭 동작인 마타와리股割り, 서로의 몸을 충돌시키는 부쓰카리 게이코打つかり稽古 등이 있다. 붙잡고 겨루기와 실전 연습을 곁들인 이러한 훈련을 통해 스모 선수는 힘과 균형 감각, 지구력을 키운다.

스모 선수는 보통 몸무게가 135~180kg 정도 나간다. 이들의 몸에는 근육이 많지만 지방도 아주 많다. 어떤 기준에서 보더라도 스모 선수는 비만으로 간주될 것이다. 하지만 이들에게는 비만과 관련된 질환이나 문제가 없다. 이들의 혈장 포도당과 트라이글리세라이드 수치는 정상이다. 심지어 콜레스테롤 수치도 낮다. 어떻게 이럴 수 있을까? 의사들은 몇 년 동안 이러한 결과에 고개를 갸우뚱했는데, 오사카 의과대학의 마쓰자와 유지松澤佑次가 그 답을 알아냈다.

마쓰자와 연구 팀은 컴퓨터 단층 촬영 기술을 사용해 스모 선수들의 몸에 축적된 지방을 조사했다. 이 연구에서 스모 선수는 배가 아주 크지만, 대부분의 복부 지방은 위벽 뒤나 내장 지역(위, 이자, 간, 창자가 있는 곳)이 아니라, 피부 바로 밑에 쌓여 있는 것으로 밝혀졌다. 사실, 스모 선수는 내장 비만인 보통 사람에 비해 내장 지방이 절반밖에 되지 않아 대사 질환의 위험 없이 살아갈 수 있었다.

하지만 스모 선수가 은퇴해 가공 식품을 먹고 운동을 멀리하면, 즉각 내장 지방이 쌓이면서 인슐린 수치 상승, 인슐린 내성 형성, 당뇨병 발병과 같은 전형적인 비만 문제들이 나타난다. 스모 선수로 활동할 때에는 격렬한 운동과 당분을 낮춘 식사가 내장 지방이 쌓이지 않게 하는 데 도움을 주는 것이 분명하다.

그렇다면 격렬한 활동이 어떻게 비만 관련 문제를 피할 수 있게 해줄까? 스모 선수는 자신의 지방에 고마워해야 하는데, 텍사스 대학의 필리프 셰러 Philipp Scherer가 그 이유를 알아냈다.

지방이 만드는 또 하나의 호르몬

제프리 프리드먼이 1990년대 초에 렙틴을 발견하기 위해 열심히 노력하고 있을 때(제2장에서 소개한 것처럼), 필리프 셰러도 지방이 만들고 분비하는 단백질을 연구하고 있었다. 셰러는 스위스 바젤 대학에서 생물학 박사 학위를 받고 나서 1992년에 MIT로 왔다. 셰러는 스위스 억양이 약간 묻어나는 말투로 "나는 인슐린이 지방에 미치는 효과를 조사하는 것으로 연구를 시작했지요. 이것은 MIT에서 아주 큰 연구 분야였지만, 나는 그 당시 모든 사람이 인슐린을 연구한다는 사실을 깨달았어요. 모든 사람이 다 하는 일을 하는 것은 의미가 없다고 생각했습니다. 그래서 지방세포를 들여다보면서 지방세포가 어떤 단백질을 만들고 분비하는지 살펴보았지요. 그것은 새로운 분야였어요"라고 말했다.

지방이 만드는 단백질 수십 가지를 분류하면서 몇 년 동안 힘들게 연구한 끝에 셰러는 마침내 지방세포에서만 발현되어 몸으로 분비되는 단백질을 하나 발견했다. 처음에는 콜먼과 프리드먼이 찾았던 그 수수께끼의 잃어버린 인자(제2장 참고)를 발견한 게 아닐까 하고 생각했다. 하지만 새로 확인된 단백질을 자세히 조사해보니, 그것은 렙틴이 아니라 지방이 만든 또 하나의 호르몬이었다. 그는 이 호르몬을 아디포넥틴이라고 이름붙였는데, 이 호르몬은 인슐린에 대한 신체의 반응 민감도를 높이고, 포도당과 지방 분자가 혈류에서 빠져나와 피하 체지방으로 들어가 자리잡도록 안내한다. 지방은 아디포넥틴을 통해 마치 "지방 분자야, 제발 집으로 돌아와다오"라고 말하는 것 같다. 혈액 속에서 순환하는 잉여 포도당과 지방은 당뇨병과 대사 질환의 전조이기 때문에 이 과정은 아주 중요하다.

셰러는 아디포넥틴이 고지방 식품에 지속적으로 노출될 때 부산물로 생성되는 세라마이드ceramide라는 독성 지질을 순환계에서 제거하는 일도 한다는 사실을 발견했다. 당뇨병 환자에게서는 세라마이드의 양이 많아져 인슐린 내성과 염증, 세포의 죽음을 초래한다. 사실, 아디포넥틴 부족은 제2형 당뇨병 그리고 비만 관련 심장병과 상관관계가 있다. 따라서 인슐린과 함께 지방은 아디포넥틴을 통해 피를 깨끗하게 하는 데 도움을 준다.

그후 셰러는 아디포넥틴을 많이 만들어 뚱뚱하면서도 건강한 생쥐를 대상으로 실험을 했다. 그는 이렇게 설명한다. "지방과 칼로리를 너무 많이 섭취한다면, 이에 대처하는 가장 좋은 방법은 운동으로 그것을 태워 없애는 것입니다. 만약 그렇게 할 수 없다면, 지방 조직에 저장하는 게 최선입니다. 그리고 이것마저 제대로 할 수 없다면, 지방은 간과 그 밖의 조직에 쌓이고, 거기서 많은 손상을 초래합니다. 따라서 아디포넥틴을 상습적으로 과잉 발현하는 생쥐가 태어난다면, 그 생쥐는 아주 건강하게 살아가겠지만, 매우 뚱뚱할 것입니다. 여분의 칼로리를 모두 피하 지방으로 보내기 때문이죠. 피하 지방은 다른 곳의 지방과 달리 몸에 큰 해를 초래하지 않습니다."

셰러는 좀더 자세한 설명을 덧붙인다. "비만이면서도 대사 작용이 건강하게 일어나는 사람이 많은 이유는 바로 아디포넥틴에 있습니다. 체질량지수가 35라고 해서 모두 제2형 당뇨병에 걸리는 건 아닙니다. 과체중이면서 혹은 일부 경우에는 비만이면서 제2형 당뇨병 환자가 아닌 사람들은 건강하고 행복한 지방을 가진 사람들인데, 이들은 아디포넥틴 수치가 높습니다. 만약 우리가 지방을 행복하게 유지할 수 있다면, 지방이 더 많아져도 상관없습니다. 하지만 애초에 지방을 너무 많이 만들지 않는 게 최선입니다."

운동이 아디포넥틴 수치를 높이며, 일주일에 30km를 조깅하는 것과 같은 격렬한 운동이나 주 3일 이상 고강도 운동을 하면 내장 지방이 줄어든다는 사실이 밝혀졌다. 스모 선수의 격렬한 운동은 지방을 내장 지역 대신 말초 지역에 저장되도록 하는 것으로 보인다. 그리고 스모 선수가 운동량을 줄이면, 건강에 나쁜 내장 지방이 금방 쌓인다.

지방은 제대로 기능할 때에는 신체 기능을 돕기 위해 렙틴을 분비하고, 피를 깨끗하게 하는 아디포넥틴을 분비하면서 우리에게 호의적인 친구가 된다.

마지막 수단

캐시의 담당 의사는 당뇨병 증상을 가라앉히기 위해 메트포르민metformin을 처방했다. 메트포르민은 보편적으로 쓰이는 당뇨병 치료제로, 체내 포도당량을 줄이고 인슐린에 대한 신체의 반응을 증가시킴으로써 효과를 나타낸다. 하지만 이 약은 캐시의 상태를 안정시키지 못했고, 캐시는 혈당량 조절을 위해 매일 인슐린 주사를 맞기 시작했다. 거기에 고혈압과 콜레스테롤을 다스리는 약도 추가했다. 하지만 근본적인 문제인 비만을 해결하지 않으면, 여전히 다른 합병증이 나타날 위험이 있었다.

캐시는 음식을 거부할 수 없었다. 다이어트를 할 때마다 몸의 지방이 그것을 알고는 뇌를 조종해 음식을 갈망하게 만드는 것 같았다. 많은 시도가 그렇게 수포로 돌아가고, 다시 원하는 것을 맘껏 먹는 생활로 되돌아갔다.

2010년, 캐시는 로스앤젤레스에 있는 시더스시나이 최소침습감량수술센터의 부책임자 카이 니시Kai Nishi 박사를 만났다. 니시는 젊은 의사로, 사람들이 체중을 줄이고 자신의 삶을 통제할 수 있도록 돕는 일에 열정을 느껴, 응급실의 일반 외과의로 경력을 시작했다가 곧 비만 수술 분야로 진로를 바꾸었다. 그는 이렇게 말한다. "외상의 경우, 예컨대 심한 교통사고나 총상을 입고 실려온 사람들은 그런 일이 자신에게 일어났다는 사실 때문에 우울증에 빠집니다. 그래서 수술로 목숨을 살린다 해도, 이 사람들은 정말로 행복해지지 않아요. 반면에 비만 환자의 경우에는 수술을 하고 6개월 혹은 1년까지 계속 관리하는데, 이들은 자신의 생활 방식에 일어난 변화에 매우 행복해하며 눈물을 흘립니다. 이들은 1년 전 자신의 사진을 가져오기도 하는데, 그 모습과 현재 모습을 비교하면 너무나 달라졌다는 걸 알 수 있지요. 내게 이렇게 말한 사람이 있습니다. '제겐 아이가 둘 있는데, 함께 걸어다닐 수 없어서 한 번도 디즈니랜드에 데려가지 못했어요. 또 몸이 너무 무거워서 놀이 기구에도 탈 수 없었지요.' 좌석에 앉을 수가 없어서 비행기를 탈 수 없었다고 말한 사람도 많아요."

비만인 사람들은 우리가 잘 알지 못하는 고충을 많이 겪으며 살아간다. 니시 같은 의사가 이들을 도와 정상적인 체형으로 만들어 사회로 다시 돌려보내면, 이들은 힘을 되찾은 느낌을 받는다. 니시는 매일 그런 일을 지켜보면서 경이로움을 느낀다. 그는 "나는 비만 수술이 정말로 나에게 맞는 일이라고 생각합니다. 내가 다른 사람들의 삶에 엄청난 영향을 줄 수 있으니까요"라고 말한다.

캐시는 수술대에 누워 니시 박사를 기다리는 동안 마지막으로 한 번 더 스스로에게 물었다. 내게 이 수술이 정말로 필요할까? 정말로 혼자 힘으로는 살을 뺄 수 없을까? 이 질문에 대한 솔직한 답은 슬프게도 정말로 그렇다는 것이었다. 캐시는 자신의 그 모든 훌륭한 성취에도 불구하고, 체중 감량만큼은 혼자 힘으로 성공할 수 없다는 사실을 절감했다. 수 년 동안 캐시의 나쁜 습관들은 더 강화되어 이젠 도저히 그것들을 떨쳐낼 수 없는 지경에 이르렀다. 많은 시도를 해봤지만, 캐시는 체중을 제대로 줄일 수 없었다.

니시 박사가 마침내 도착했다. 그는 캐시를 진정시키며 마음을 편안하게 가질 수 있도록 했고, 잠시 후 마취과 의사가 와서 캐시를 잠들게 했다. 니시는 비만 수술을 시작했다. 이 수술에는 위의 크기를 줄이고(과식을 더 어렵게 만드는 방법), 위를 창자에서 낮은 쪽으로 옮겨 붙이는 시술(소화관의 길이를 짧게 함으로써 몸에 많은 칼로리가 흡수되지 못하도록 한다)도 포함되었다. 매년 수많은 사람이 이 수술을 받는다.

캐시는 회복하는 데 2주일이 걸렸다. 캐시는 즉각 식욕이 떨어진 걸 느꼈다. 식사 때 전보다 배가 더 빨리 불렀고 음식도 더 적게 먹었다. 처음 6개월 동안 27kg이 줄었고, 수술 후 1년이 되는 시점까지는 14kg이 더 빠졌다. 규칙적으로 운동도 하기 시작했고, 음식 선택에 더 세심하게 신경 썼다. 비만 수술이 체중 관리를 도와주는 도구를 제공했다는 생각이 들었다. 하지만 캐시는 "비만 수술은 마법의 약이 아니에요. 주의하지 않으면 체중이 다시 늘어날 가능성이 여전히 있어요. 문제는 수술을 하고 나서 시간이 지날수록 더 많이 먹을 수 있다는 점이에요. 그리고 음식은 정말로 맛있어요. 나는 아직도 내가 적절하게 먹고 운동하는지 스스로 잘 감시해야 해요"라고 말한다.

캐시는 이제 체중을 엄격하게 관리한다. 매일 일부러 시간을 내어 운동을 하고, 스스로 음식을 감시한다. 캐시는 말한다. "나는 수술 전부터 콜라를 전혀 마시지 않았어요. 전에는 콜라를 끊임없이 마셨지만요. 캔디바도 죽 먹지 않았는데, 이건 내게 대단한 일이에요." 캐시는 음식에 엄격하게 적용하는 규율이 있는데, 누가 음식 선물을 가져오더라도 그것을 먹지 않고 다른 사람에게 준다. 여동생이 맛있게 잘 만드는 계피 태피taffy를 가져오더라도 말이다.

캐시는 그 태피가 '나를 죽이는 음식'이라고 스스로 세뇌시킨다. 하지만 그렇게 하기란 쉬운 일이 아니며, 가족 사이에서는 특히 그렇다. 캐시는 "내가 사람들에게 전하고 싶은 메시지는 자신의 삶을 변화시키겠다는 결심을 하지 않는 한, 수술은 성공하지 못한다는 거예요. 그리고 스스로 식단과 운동을 감시하면서 건강한 생활 방식을 선택해야 해요"라고 말했다.

니시는 비만 수술을 비롯해 어떤 감량 프로그램을 택하든 건강한 생활 방식을 꼭 병행해야 한다는 사실을 너무나 잘 안다. 수술을 하면서 얻은 경험을 통해 니시는 칼로리를 감시하고 건강한 생활 방식을 유지하지 않으면, 빠졌던 살이 반드시 다시 돌아온다는 교훈을 얻었다. 니시는 환자의 체중 감량을 도와주는 주 단위 프로그램을 여러 가지 제공하는데, 그중에는 요리사가 건강에 좋은 음식을 요리하는 법을 가르쳐주는 것도 있고, 치료사가 행동 교정을 해주는 것도 있다. 니시는 이렇게 말한다. "어떤 사람이 수술만 받고 사라져 의사를 계속 만나지 않는다면, 실패 확률이 상당히 높습니다. 우리는 매주 담당 환자들을 만나는데…… 그들이 줄어든 체중을 유지하게 하려면 그것이 최선의 방법이기 때문입니다. 즉, 체중 관리에 계속 신경 쓰게 만드는 거지요. 우리가 배운 교훈은 만약 환자가 신경 쓰지 않는다면, 보통은 실패한다는 겁니다."

터프츠 대학의 마이클 댄싱어Michael Dansinger도 체중 감량 클리닉을 운영한다. 댄싱어는 환자를 자주 보는 게 중요하다고 강조한다. "가장 큰 차이를 만들어내는 요소는 환자를 점검하는 것입니다. 감량 프로그램 시작 단계에서는 매주 점검합니다. 환자의 체중과 여러 가지 요소를 측정하고 음식 목록을 검토합니다. 자신이 존경하는 사람에게 보고해야 할 필요를 느끼는 것, 이것이 큰 영향을 미치는 요소입니다. 이것은 큰 동기 요인이지요. 이 요소가 없으면, 체중은 금방 다시 불어날 수 있어요."

정기적 점검의 이점은 의학적 감량 프로그램의 가치를 크게 높인다는 것이다. 보스턴의 조슬린당뇨병센터에서 의료 책임자로 일하는 오사마 햄디 Osama Hamdy 박사는 이렇게 설명한다. "우리 프로그램에서는 단 7%의 감량만으로도 인슐린 민감도를 57%나 낮출 수 있었습니다. 이것은 당뇨병을 관리하는 약을 최대 용량으로 2회 투약한 것과 맞먹는 효과입니다. 7% 감량은 또한 내피세포의 기능을 극적으로 개선시킵니다." 내피세포 기능 개선은 동맥과 정맥의 건강에, 그리고 고혈압·당뇨병·심장병·뇌졸중 예방에 중요하다. 햄디는 사람들이 매주 정기적으로 방문해 음식과 운동에 관한 조언을 계속 따르게 함으로써 "많은 사람이 약에서 벗어나도록 도와주었습니다. 많은 사람이 약 복용량을 50~60%나 줄였고, 약 14%는 완전히 끊었지요"라고 햄디는 말한다.

캐시 모는 2009년에 수술을 받고 나서 니시 박사의 프로그램을 계속 따르고 있다. 이런 노력에 대한 보상은 엄청났다. 체중 감량을 시작한 지 한 달이 지나자, 이제 메트포르민이나 인슐린을 비롯해 당뇨병 약을 복용할 필요가 전혀 없어졌다. 당뇨병 증상이 줄어들었고, 몸이 인슐린에 다시 반응을 보이기 시작했다. 수술 후 3개월까지는 혈압 약을 계속 복용했다. 그런데 어느 날 엘리베이터를 타고 가다가 어지러움을 느꼈다. 검사를 한 담당 의사는 고혈압이 사라졌는데도 혈압 약을 계속 복용해 혈압을 '너무' 낮춘 것이 어지럼증의 원인이라고 설명했다. 캐시는 이제 더 이상 혈압 약이나 콜레스테롤 수치를 떨어뜨리는 약을 복용할 필요가 없어졌다. 이것은 실로 놀라운 소식이었다.

신체적 건강을 되찾은 것 외에 사회생활을 하는 데에도 이점이 있었다. 캐시는 이렇게 말한다. "남편은 내가 그렇게 뚱뚱하지 않다면 직장에서 더 높은 평가를 받을 거라고 말하곤 했지요. 그 말이 맞았어요. 비만은 스스로에 대한 인식뿐만 아니라, 나를 바라보는 다른 사람들의 인식에도 영향을 미쳐요. 수술을 받고 나서 좋아진 점 하나는 비행기를 탈 때 안전벨트 연장선을 달라고 하지 않아도 된다는 거예요. 연장선을 달라고 할 때마다 매우 창피했는데, 항공사에서는 그걸 그냥 조용히 내주는 법이 없었거든요. 연장선을 요구할 필요가 없어진다는 것은 내게 큰 동기 부여가 되었어요."

니시는 지금도 매주 환자들을 계속 만나며, 필요하면 병원 밖에서도 만난다. 그는 이렇게 말한다. "매주 일요일마다 우리는 공원에 모여 환자들과 함께 운동을 합니다. 우리는 트랙을 함께 걷는데, 이때 환자들은 우리에게 질문을 할 수 있어요. 이런 도움에 대해 우리는 아무런 대가도 받지 않습니다." 이것은 니시가 병원에서 일하면서 경험하는 것과는 사뭇 다르다. "병원에서 일할 때 우리가 이 아이디어를 이야기하자, 병원 관계자들은 '미쳤군요. 그렇게 하면 어떻게 비용을 청구할 수 있어요?'라고 했죠." 니시는 자신이 운영하는 진료소에서는 행정 절차 따위를 따지지 않기로 결정했다. "이곳에서 우리는 사람들을 도우려고 노력합니다. 그래서 그냥 그렇게 해요. 나는 공원으로 갑니다. 아내와 딸과 함께 개도 데리고요. 나는 환자들에게 가족도 데리고 오라고 합니다. 이렇게 모두 공원으로 가서 환자들과 함께 걷지요. 때로는 인원이 20~50명 되기도 해요. 상당히 큰 규모죠. 환자들은 우리와 함께 지낼 수 있어서 아주 좋아해요. 그들은 의학에 관한 온갖 종류의 질문을 할 수 있습니다. 진료실로 찾아올 필요도 없고, 여기서 얻은 조언 때문에 돈을 지불할 필요도 없지요." 니시는 매주 공원에 꼭 나가려고 노력한다. 그것은 캐시도 마찬가지다.

제5장

왜 우리는 지방과의 싸움을 끝내지 못할까

"이 의사는 아무것도 몰라!"

샌드라Sandra는 개성이 강하고 강렬한 검은색 눈동자를 가진 날씬한 여성이었다. 자신에게 엄격했고, 부당한 일에 맞서는 걸 두려워하지 않았다. 이제 여덟 살 아들의 문제를 해결하느라 자신의 적극적인 성격을 최대한 발휘했다. 랜들Randall은 정상 체중의 건강한 사내아이로 태어났고, 걸음마를 배우던 때에는 특별한 문제가 없었다. 하지만 학교에 다닐 무렵이 되자 체중이 엄청나게 불어나기 시작했다. 처음에는 조금씩 늘어났지만, 곧 한 해 한 해 지날수록 점점 더 뚱뚱해졌다. 샌드라는 이해가 되지 않았다. 랜들은 다른 아이들보다 더 많이 먹는 것 같지 않았다. 랜들은 3학년이 되자 비만해졌고, 이제 또래 친구들로부터 괴롭힘을 당할 수 있는 단계에 접어들고 있었다.

처음에 샌드라는 혼자서 랜들의 체중을 조절하려고 노력했지만, 그것이 실패하자 의사의 도움을 구했다. 만나는 전문가마다 똑같이 설명했다. 랜들의 문제는 스스로 만드는 것이라고, 과식을 하면서 운동을 충분히 하지 않기 때문이라고 했다. 그렇지 않다면 어떻게 체중이 늘 수 있겠는가? 하지만 샌드라는 원인이 다른 데 있다고 확신했다. 랜들은 그저 살이 몇 킬로그램 더 찌는 게 아니라, 체지방이 엄청나게 늘어나고 있었다. 그래서 샌드라는 도움을 줄 사람을 찾아야겠다고 판단했다.

샌드라는 한동안 좌절의 시간을 보냈다. 1970년대에 비만을 치료하는 방법은 뚱뚱한 사람에게 비난의 화살을 돌리는 것이었다. 뚱뚱하다면, 뚱뚱한 사람에게 잘못이 있다고 보았다. 그 당시 체중과 대사에 대한 이해는 기초적인 수준에 불과했고, 널리 권장하던 저지방과 고탄수화물 다이어트는 모든 사람에게 효과가 있는 것이 아니었다.

답을 찾지 못해 지쳐갈 무렵, 샌드라는 보스턴의 매사추세츠종합병원에서 아동 비만 전문가로 일하던 루디 라이벨에 관한 소문을 들었다. 라이벨은 소아과 의사인 동시에 내분비 전문의이자 대사 전문가였다. 샌드라는 라이벨을 아들에게 도움을 줄 마지막 기회라고 여겼다.

라이벨은 우연히 아동 비만 분야에 발을 들여놓았다. 라이벨은 콜게이트 대학에서 의예과 과정과 문학을 전공한 뒤에 알베르트 아인슈타인 의학대학원에 들어갔는데, 여기서 우연히 뇌가 음식 섭취를 조절하는 과정에 관한 글을 읽었다. 그는 이렇게 회상한다. "나는 생리학과 신경생리학 교과서에서 에너지 대사와 무관한 부분들을 군데군데 읽는 버릇이 있었습니다. 꼭 알 필요는 없는 곁다리 지식에 지나지 않는 것이었죠." 그 당시에는 교과 과정에 있지 않던 이 독서가 장래에 자신이 쌓을 경력의 기반이 될 거라고는 전혀 생각지 못했다. 라이벨은 1967년에 석사 학위를 받고, 매사추세츠종합병원의 소아내분비과에서 레지던트 과정을 거쳤다.

라이벨은 매사추세츠종합병원의 부서 책임자가 "내게 *ob* 생쥐를 보여주었는데, 그건 내가 최초로 본 *ob* 생쥐였지요. 그는 이 생쥐가 왜 그렇게 비만이 되는지 수수께끼라고 말했어요"라고 회상한다. 라이벨은 이 생쥐에게 특별한 관심을 갖게 되었다. *ob* 생쥐는 몇 년 전 대학 시절에 정규 교과 과정에서 벗어난 독서가 자극했던 것과 동일한 흥미를 자극했다.

라이벨은 매사추세츠종합병원에서 승진하면서 하버드 의학대학원 교수진에도 합류했는데, 의학대학원 4학년생이 체중 조절에 관한 논문을 지도해달라고 요청했다. 논문 지도를 맡자마자, "이것이 내 흥미를 끄는 분야라는 생각이 들었습니다. 소문이 퍼져나가면서 사람들은 내게 비만 환자들을 보내기 시작했는데, 이 아이들을 어떻게 치료해야 할지 아는 사람이 아무도 없었기 때문입니다. 누구나 이들은 갑상샘저하증이나 글루코코르티코이드 과다활동처럼 1차적 내분비 교란이 일어났을 거라고 생각했습니다. 물론 그들 중 상당수는 그런 적이 전혀 없었지요. 나는 비만 아동을 많이 보기 시작했습니다."

1977년 어느 추운 날 저녁, 샌드라는 랜들을 집에서 데리고 나와 보스턴을 가로질러 매사추세츠종합병원으로 갔다. 라이벨이 마침내 랜들의 문제에 답을 주길 기대하고서. 라이벨이 아들을 대상으로 체중 증가를 초래하는 장애를 조사하는 동안 샌드라는 인내심을 갖고 기다렸다. 라이벨은 랜들의 이력을 살펴보았다. 비만 아동은 보통 갑상샘저하증과 글루코코르티코이드가 과잉 생산되는 질환인 쿠싱 증후군 검사를 한다. 라이벨은 이렇게 말한다. "이 아이는 분명히 그런 질환이 없었어요. 나도 알지 못하고 어느 누구도 알지 못하는 이유로 고도 비만이 되었을 뿐이지요." 라이벨이 파악한 바로는, 랜들은 음식을 아주 많이 먹지도 않았고, 하루종일 뒹굴며 지내지도 않았다. 랜들의 행동 중 특별히 비만을 초래할 만한 것은 보이지 않았다. 라이벨은 이렇게 회상한다. "왜 이 아이가 이토록 비만인지 알 수 없었지만, 그것은 이 아이의 잘못이 아닌 게 분명했어요. 그 문제가 뭔지 내가 모를 뿐이었지요."

라이벨은 잠깐 침묵했다가 샌드라를 향해 돌아서서 "이건 미스터리군요" 라고 말했다. 침묵이 흘렀다. 라이벨은 어색한 침묵을 깨고, 랜들이 음식 먹는 걸 관찰하고 운동을 꼭 시키라는 이야기를 하면서 영양의 중요성을 강조했다.

라이벨은 최선의 의학적 평가를 내렸다고 믿고서 아들의 어머니가 자신의 조언을 존중하리라 생각했다. 하지만 샌드라는 화를 내면서 아들을 붙잡더니 "랜들, 그만 가자. 이 의사는 아무것도 몰라!"라고 말했다.

라이벨은 그 순간 내면에서 감정의 파도가 세차게 일렁인 걸 기억한다. 샌드라가 랜들의 팔을 잡고 진료실을 박차고 나가자, 처음에는 놀랐고 그다음에는 모욕을 느꼈으며 결국에는 부끄러웠다. 하지만 라이벨은 그 만남을 다시 떠올리며 샌드라의 말이 옳다는 사실을 깨달았다. "나는 바로 그 순간, 랜들 어머니가 내게 한 말은 이것(비만)에 관한 내 지식 수준을 잘 요약한 것이라고 판단했습니다. 그렇다고 완전히 죄책감에 빠진 것은 아니었는데, 왜냐하면 나도 다른 사람들과 별 차이가 없었기 때문이지요." 그 당시 비만을 제대로 이해한 사람은 아무도 없었지만, 그 사건은 라이벨에게 아주 큰 영향을 미쳤다. "나는 연구실에서 훈련을 더 해야겠다고 결심했습니다. 사실, 그 당시 나는 연구실 일을 전혀 하지 않았거든요. 그래서 연구실로 돌아가 기본 연구를 할 수 있는 수준으로 스스로를 잘 훈련시키기로 결정했죠."

라이벨은 이렇게 별로 유쾌하지 못한 일을 계기로 연구를 시작했지만, 바로 이 연구에서 지방에 대한 우리의 이해를 완전히 바꿔놓고, 비만의 원인은 단순히 과식에 있다는 도그마를 뒤집어엎는 발견을 하게 된다.

하지만 그러기까지 시간이 꽤 걸렸다.

루디 라이벨은 어디서부터 연구를 시작해야 할지 잘 알았다. 몇 년 전 소아과 학회에서, 뉴욕시에 있는 록펠러 대학에서 비만과를 운영하던 줄스 허시Jules Hirsch를 만난 적이 있었다. 록펠러 대학의 비만연구센터는 세계적으로 선도적인 위치에 있었으며, 경험 많은 과학자 허시는 그 당시 체중 감량 이후에 일어나는 지방세포의 변화를 연구하고 있었다. 라이벨이 비만에 지대한 관심이 있다는 사실을 알고는, 허시는 보스턴의 이 의사가 연구 부문으로 전환하기로 결정하자 라이벨을 록펠러 대학의 자기 팀에 합류하도록 초청했다.

록펠러 대학은 명성 높은 연구 기관이었기 때문에 그곳에서 자리를 얻는 것은 어떤 과학자에게나 영예로운 일이었다. 교수진이나 연구진에 들어오는 사람은 대부분 대학과 대학원에서 많은 훈련 과정을 거친 뒤라 대개는 별 탈 없이 진입한다. 하지만 라이벨은 연구계에 적응하는 데 어려움을 겪었다. 라이벨은 하버드 의학대학원의 교수이자 매사추세츠종합병원의 의사로 일하면서 직장 근처 브룩라인의 근사한 구역에 자리잡은 빅토리아 시대풍의 큰 저택에서 살며 넉넉한 연봉과 안락한 생활을 즐겼다. 연구 부문에서 새로 일을 시작하려면 연봉 삭감을 대폭 감수해야 했다. 아내와 두 자녀를 데리고 아름다운 저택을 떠나야 했고, 대부분의 재산을 처분해 록펠러 대학 교직원 주택 단지에 있는 34평짜리 아파트로 이사해야 했다. 라이벨은 이렇게 말한다. "나는 보스턴에서 록펠러 대학으로 옮겼는데, 박사 후 연구원 자격이었죠. 과학자 경력에서 오던 길을 뒤돌아간 셈입니다. 하지만 나는 연구실에서 일하고 스스로 연구하는 데 필요한 훈련 시간을 얻으려고 그런 선택을 했습니다." 다행히 아내가 이런 결정을 잘 이해해주었다. "아내는 '만약 당신이 꼭 가야만 하는 길이라면, 나도 따를게'라고 말했죠…… 아내는 내가 정신 나간 짓을 한다고 비난한 적이 전혀 없어요…… 나를 굉장히 많이 지지해주었습니다."

그 당시에는 몰랐지만, 라이벨이 1978년에 록펠러 대학의 허시 연구진에 합류한 것은 화려한 경력을 향해 나아가는 첫걸음이 되었다. 랜들에 대한 기억을 영감의 원천으로 삼아 라이벨은 비만에 관한 기본 분자 차원의 측면들을 들여다보기 시작했는데, 지방 대사의 부산물이 배고픔과 체중 감소에 어떤 영향을 미치는지 살펴보았다. 비만과 관련된 유전학과 호르몬을 연구했고, 아드레날린 같은 일부 호르몬은 지방의 분해를 촉진하는 반면, 인슐린 같은 호르몬은 분해를 방해한다는 사실을 관찰했다. *ob* 유전자와 그것이 지방에 미치는 효과도 연구했다.

하지만 하나씩 작은 발견을 해나가던 라이벨은 특이한 사실에 주목했다. 지방은 기묘하게도 자신의 운명을 몰래 통제하는 능력을 지닌 것 같았다. 은밀하게 작용하는 지방의 이러한 속성을 시사하는 첫번째 단서는 1983년에 나왔다. 라이벨은 비만인 사람들이 지방과 싸울 때, 지방도 이에 맞서 반격하는 무기를 많이 갖고 있다는 사실을 깨달았다.

라이벨과 허시는 1965년부터 1979년까지 비만 연구를 위해 록펠러 대학병원에 입원했던 환자들의 진료 기록을 살펴보았다. 그들은 데이터를 검토하면서 비만 환자 26명이 평균 52kg을 감량하기 전과 후의 음식 섭취량을 비교해보았다. 그것은 꽤 많은 감량이었지만, 이 환자들은 그래도 여전히 과체중이어서 이들을 '완화된 비만reduced-obese'이라고 불렀다. 이 환자 집단에는 줄어든 체중을 유지하기 위해 칼로리 섭취량을 28% 줄이라고 했는데, 충분히 이해할 만한 요구였다. 체중이 줄어들면 필요한 칼로리가 줄어들기 때문이다. 하지만 완화된 비만 환자들의 음식 섭취량을 애초부터 비만이 아니었던 대조군과 비교하자 흥미로운 사실이 드러났다. 완화된 비만 환자들은 비만이 아니었던 대조군보다 약간 '적은' 칼로리를 섭취했는데, 체중은 여전히 60%나 더 '많이' 나갔다. 완화된 비만 환자들에게 남아 있는 체지방은 이전보다 줄어든 칼로리로도 살아남았다. 마치 살아갈 다른 방법이라도 발견한 것 같았다.

라이벨은 이 사실에 큰 흥미를 느꼈다. 비만인 사람이 건강한 체중을 가진 사람보다 상당량 적게 먹고도 과도한 체지방을 유지하는 이유가 뭘까? 라이벨은 1985년에 마이클 로젠봄Michael Rosenbaum과 팀을 이뤘다. 로젠봄이 이웃에 있는 뉴욕장로교병원 소아내분비과에서 특별 연구원직을 그만둔 직후였다. 그는 라이벨과 마찬가지로 문학을 사랑했는데, 함께 토론을 하다가 에밀리 디킨슨과 비만의 원인 사이에 있는 어느 지점에서 두 사람 간에 강한 협력 관계가 형성되었다. 키 188cm에 구불구불한 머리를 길게 기른 로젠봄은 이렇게 회상한다. "루디와 줄스는 위대한 과학자와 스승의 특징을 모두 지니고 있었습니다. 그들은 자신들의 연구를 명확하면서도 아주 흥미롭고 열정적인 방식으로 제시했기 때문에, 그 팀에 들어가 함께 일하고 싶다는 생각이 들었지요." 로젠봄은 1988년 록펠러 대학으로 가서 라이벨과 함께 마른 사람과 뚱뚱한 사람을 대상으로 대사의 차이를 연구했다. 여기서 비만에 관한 가장 중요한 통찰이 몇 가지 나왔다.

라이벨과 로젠봄은 광고로 실험 참여자들을 모집했다. 참여 자격은 적어도 지난 6개월 동안 체중이 자기 생애에서 최대치에 이른 사람으로, 실험 기간에 그중 10%를 감량하는 데 동의하고, 체중 감소에 대한 신체 반응을 검사해야 했다. 비교를 위해 연구자들은 마른 사람들도 모집해 같은 절차를 거치게 했다. 모든 참여자는 최소 6개월 동안 식사와 운동을 엄격하게 통제받으면서 병원에서 지내기로 동의했다. 그것은 아주 큰 부담이 따르는 약속이었지만, 많은 사람이 체중을 줄일 수 있다는 희망에 기꺼이 연구 대상이 되려고 했다. 연구 기간에 150명 이상이 참여하겠다고 등록했다.

피험자들은 액체 음식만 제공받았는데, 탄수화물과 지방, 단백질의 균형을 세심하게 맞춘 셰이크였다. 이 음식은 맛이 없었지만, 피험자들은 자신이 한 약속을 존중했다. 검사와 체중 안정을 위한 초기 기간이 지난 뒤, 체중이 10% 줄어들 때까지 제공하는 셰이크의 양은 하루 800칼로리로 줄어들었는데, 목표 체중에 이르는 데에는 대개 35~60일이 걸렸다. 실험 기간에 피험자들은 보통 수준의 몸매를 유지하기 위해 운동을 했다. 그것은 상당히 혹독한 경험이었다. 때로는 배고픔과 단조로운 생활 때문에 힘들어하기도 했지만, 어쨌든 그들은 체중이 줄었다.

피험자들이 줄어든 체중에서 안정 상태를 유지하자, 라이벨과 로젠봄은 대사 변화를 평가하는 작업에 들어갔다. 그들은 체중이 10% 줄어든 뒤 마른 사람과 비만인 사람 모두 그 체중을 유지하려면, 처음부터 '자연적으로' 같은 체중이었던 사람에 비해 약 22% 더 적은 칼로리가 필요하다는 사실을 발견했다. 이것은 체중이 10% 줄어든 사람들이 그 체중을 계속 유지하려면, 다이어트 노력 없이 그 체중을 유지하는 사람에 비해 하루에 250~400칼로리 적은 음식을 먹거나 그에 상응하는 운동을 해야 한다는 것을 의미했다. 따라서 체중이 늘어났다가 그것을 다시 빼려고 할 때에는 칼로리 '벌금'을 추가로 부담해야 한다.

지방은 어떻게 더 적은 칼로리로 버틸 수 있을까? 이것을 이해하기 위해 연구자들은 지방이 줄어든 뒤 체내에서 에너지 사용 방식이 어떻게 변하는지 조사했다. 연구 팀은 복잡한 계산을 거쳐 신체의 전체 에너지 소비량을 그 구성 요소들로 분리했다. 그런 요소들에는 쉬고 있을 때 사용하는 에너지뿐만 아니라 운동할 때처럼 활동할 때 연소하는 에너지도 포함되었다.

라이벨과 로젠봄은 체중이 10% 줄어든 뒤에는 쉬고 있을 때 사용하는 에너지가 약 15% 줄어든다는 사실을 발견했다. 육체 활동을 하는 동안 소비하는 에너지는 그보다 훨씬 많게 약 25% 줄어들었다. 따라서 체중이 줄어들면, 우리 몸은 더 효율적으로 변해 휴식하는 동안 에너지를 절약하며, 운동할 때에는 더 큰 효율을 발휘한다. 다시 말해, 체중이 줄어든 사람이 동일한 칼로리를 연소하려면, 처음부터 그 체중이던 사람이 6km를 뛸 때 8km를 뛰어야 한다. 만약 살을 뺀 사람이 처음부터 같은 체중이었던 사람과 똑같이 먹고 운동을 한다면, 살이 찔 수밖에 없다. 이것은 불공평하다. 하지만 힘들게 지방을 뺀 뒤, 그럴 필요가 없었던 사람보다 더 열심히 노력하지 않으면 지방이 다시 돌아올 위험이 더 크다. 따라서 일시적으로 체중이 늘어나더라도, 그것은 평생 동안 큰 영향을 미칠 수 있다.

동일한 지방과 무게를 가진 몸인데도, 목표 체중에 도달하기 위해 다이어트를 했느냐 하지 않았느냐에 따라 그 체중을 유지하는 데 필요한 칼로리의 양이 달라지는 이유는 뭘까? 라이벨과 로젠봄은 호르몬 변화에 원인이 있다는 가설을 세웠다. 이들은 감량하기 전과 후에 피험자들의 혈액을 채취해 감량 후에 렙틴 수치가 크게 떨어졌다는 사실을 발견함으로써 이 가설을 검증했다. 지방이 렙틴을 분비하고, 피험자들의 지방이 줄어들었다는 사실을 감안하면, 이것은 놀라운 일이 아니었다. 하지만 렙틴 외에 갑상샘 호르몬도 크게 감소했다. 갑상샘 호르몬은 대사를 조절하는 역할을 하는데, 호르몬 수치가 낮아지면 대사 속도가 느려진다. 이들은 대사 속도를 높이는 호르몬인 아드레날린과 노르아드레날린도 측정했다. 피험자들의 체중이 감소하자, 이 호르몬들의 수치도 떨어져 대사 속도가 느려졌다. 체중이 준 뒤 신체는 연소하는 칼로리를 줄임으로써 이전에 알고 있던 편안한 체중으로 돌아가려고 합심해 노력하는 것처럼 보였다.

라이벨은 이렇게 설명한다. "다이어트나 어떤 방법으로든 체중을 줄인 사람은 정확하게 원래 체중으로 되돌아가는 경향이 있습니다. 사람들은 일반적으로 처음에 시작한 체중보다 많이 낮거나 높은 체중이 아니라 바로 그 체중으로 되돌아갑니다. 마치 자신의 정상적인 체지방량이 얼마인지 몸이 알기라도 하는 것처럼 말입니다."

호르몬 수치 감소는 대사 속도가 느려지는 이유와 감량 뒤에 이전보다 에너지를 덜 소비하는 이유를 설명해주었다. 하지만 중요한 질문은 여전히 그대로 남아 있었다. 지방 감소가 이 호르몬들에 영향을 미치고 대사에 변화를 가져오는 이유는 뭘까? 많은 연구소에서 이 질문에 대한 답을 얻으려고 애썼다. 그리고 지방은 자신이 분비하는 렙틴을 통해 호르몬과 신경계의 활동을 변화시키는 잠재력이 있다는 결론을 얻었다. 순환계로 분비된 렙틴은 결국 뇌와 내분비샘들에 도달한다. 렙틴은 핵심 호르몬인 갑상샘 호르몬과 함께 노르아드레날린과 아드레날린의 분비를 촉진하는데, 이 호르몬들은 모두 대사를 향상시킨다. 렙틴이 정상 수준일 때 이 호르몬들 역시 정상 수준을 유지하며, 우리의 대사도 마찬가지다. 하지만 지방이 줄어들면 렙틴 수치가 떨어지고, 이들 호르몬의 분비가 감소하며, 그래서 우리의 대사도 떨어진다.

게다가 렙틴이 부족하면 골격근이 더 효율적이 되어 에너지를 덜 소비한다. 이것은 여러 인자가 관여해서 일어나는데, 갑상샘 호르몬 감소도 그중 하나이다. 이 효과는 또 대사 속도를 늦춰 칼로리를 태우는 운동 효과를 상쇄한다. 이러한 대사율 감소는 지방 감소가 칼로리 제한을 통해 일어났건 운동량 증가를 통해 일어났건 상관없이 일어난다. 따라서 지방은 렙틴을 통해 강한 영향력을 행사하며, 칼로리 사용량을 낮춤으로써 자신의 운명을 통제할 수 있다.

로젠봄은 이렇게 말한다. "사회에는 한 가지 편견이 있어요. 사람들은 원래 마른 체형이지만 약간의 체중 감소를 계속 유지하지 못하는 사람은 단순히 대사 속도가 느려서 그렇다고 생각하는 반면, 비만이면서 많은 체중 감소를 유지하지 못하는 사람은 게으르고 나태하고 식탐이 많다고 생각합니다. 하지만 지방이 없어지지 않는 데에는 많은 이유가 있습니다. 이상적으로는 비만이 발달하기 전에 개입할 필요가 있습니다."

라이벨과 로젠봄은 감량이 일어나는 동안과 일어난 후에 대사 속도가 더 느려지는 이유를 알아냈다. 그중에서 지방과 렙틴 감소가 큰 비중을 차지했다. 하지만 아직도 밝혀내야 할 수수께끼가 더 있었다. 만약 체중 감소 이후에 몸이 에너지를 덜 사용한다면, 식욕도 떨어져야 하지 않을까?

불행하게도 그렇지 않다. 완화된 비만 환자는 그 어느 때보다 식욕이 강해졌다. 라이벨과 로젠봄은 컬럼비아 대학에서 영상인지과학 부문 연구 계획 책임자인 조이 허시Joy Hirsch와 팀을 이루었다. 허시는 fMRI(기능적 자기공명영상) 전문가였다. fMRI를 사용하면 사람들이 다양한 과제를 수행하는 동안 뇌에서 어떤 활동이 일어나는지 볼 수 있다. 이 팀은 완화된 비만 환자가 음식 이미지를 보는 동안 fMRI로 촬영한 뇌 영상을 검토했다. 체중이 10% 줄어든 사람들은 체중이 전혀 줄어들지 않은 사람들보다 음식 단서에 훨씬 강한 반응을 보였다. 전자에게 음식 사진을 보여주자, 감정 반응이나 감각 반응에 관여하는 뇌 부위가 후자보다 훨씬 더 밝게 빛났다. 그와 동시에 음식 섭취 조절에 관여하는 뇌 부위는 반응이 현저하게 줄어들었다. 따라서 체중 감소는 우리가 음식에 더 활발하게 반응하게 하고 음식 섭취를 조절하기 어렵게 만드는데, 이 두 가지 조합은 치명적이다.

fMRI 연구 결과는 실생활에서도 입증되었다. 완화된 비만 집단은 식사를 시작할 때에는 감량 이전보다 배가 더 고프고, 식사가 끝난 뒤에는 배가 덜 부르다고 평가했다. 심지어 음식 섭취량이 감량 이전과 동일하거나 그보다 더 늘어나더라도 이와 동일한 지각이 계속되었다.

라이벨은 이렇게 말한다. "우리는 환자들을 감량 이후 길게는 5~6년까지 조사했는데, 정확하게 똑같은 에너지 소비 감소와 음식 욕구 증가가 나타났습니다. 우리는 그것이 결코 사라지지 않는다고 생각합니다." 다이어트를 하는 사람들에게는 나쁜 소식이다. 이 사실은 과다한 지방 증가를 사전에 예방하는 것이 중요함을 다시 한번 말해준다.

랜들과 그 어머니와의 운명적인 만남이 있고 나서 몇 년 뒤, 루디 라이벨은 수수께끼였던 소년의 체중에 답을 줄 수 있는 사실을 여러 가지 밝혀냈다. 지방은 자신의 가장 강력한 전령인 렙틴을 통해 우리의 식욕에 영향을 미칠 수 있다. 지방은 근육의 에너지 사용량을 줄일 수 있다. 또한 교감 신경계를 변화시킬 수 있고, 갑상샘 호르몬과 아드레날린, 노르아드레날린 같은 호르몬의 분비를 조절할 수 있다. 무엇보다 우리의 생각에 영향을 미쳐 음식에 더 강하게 반응하게 하고, 식욕 억제를 방해하고, 먹은 음식의 양을 오판하게 할 수 있다. 지방은 우리의 마음을 통제하는 능력이 있는 것으로 드러났다!

라이벨은 어린 환자를 치료할 기회를 다시 얻진 못했지만, 랜들의 사례는 자신의 경력에서 하나의 전환점이 되었다고 생각한다. 그 사례는 연구자에게 과학에 평생을 쏟아부을 가치가 있을 만큼 중대한 문제를 제공했고, 라이벨에게도 비만 연구 분야에도 좋은 결과를 가져다주었다.

라이벨의 최근 연구 중 많은 것은 체중이 줄어든 사람에게 추가로 렙틴을 투여하면 신체가 체중을 회복하려는 반응을 역전시킬 수 있음을 보여준다. 그의 방법은 체중이 줄어든 사람을 레일라 말릭(제2장에 나왔던)처럼 렙틴이 부족한 사람으로 취급한다. 렙틴 주사는 이 호르몬 수치가 정상인 사람에게는 아무 영향도 미치지 않지만, 감량 때문이건 유전적 원인 때문이건 수치가 비정상적으로 낮은 사람에게는 효과가 좋다. 라이벨은 초기 실험들에서 상당히 고무적인 결과들을 얻었다. 체중이 10% 줄어든 피험자들에게 매일 렙틴 주사를 놓았더니, 이들은 식욕을 훨씬 잘 조절할 수 있었고, 대사 기능이 개선되었으며, 줄어든 체중을 더 쉽게 유지할 수 있었다. 렙틴을 이런 식으로 사용하는 방법은 아직 시험 수준에 머물러 있으며, 더 광범위한 사용에 대한 승인은 나지 않았다. 하지만 라이벨은 추가적인 방법들을 계속 탐구하고 있다. 그는 결국 랜들을 도울 수 있는 방법을 계속해서 찾고 있다고 말한다.

멜버른에서도 확인된 진실

라이벨과 로젠봄은 지방과 지방이 우리에게 미치는 광범위한 영향력을 이해하는 데 큰 진전을 이루었다. 한편, 거기서 약 1만 6000km 떨어진 호주 멜버른에서는 조지프 프로이에토Joseph Proietto 박사가 쉽게 사라지지 않는 지방의 수수께끼에 대해 독자적으로 연구하고 있었다. 내분비 전문의인 프로이에토는 수십 년 동안 체중 문제를 연구해왔다. 그는 멜버른의 오스틴병원에 비만 클리닉을 세웠다. 오랫동안 그는 체중이 줄어들었다가 지방이 다시 붙는 환자들을 보아왔다. 그 악순환은 육체적으로나 감정적으로 기력을 소진시켰다. 프로이에토는 이렇게 말한다. "비만 치료가 얼마나 큰 좌절을 안겨주는지 당신은 모를 겁니다. 나는 체중을 줄이겠다는 동기를 가지고—분명히 강한 동기를 느끼고서—클리닉으로 찾아온 사람을 수많이 봤습니다. 그들은 성공적으로 체중을 줄였다가 서서히 원래 체중을 회복했죠. 나는 단지 그 사람들의 의지가 약해서 그런 게 아니라고 생각했습니다. 그것 외에 다른 이유가 있는 게 분명했지요." 그런 좌절로 인해 프로이에토는 환자들이 그렇게 힘들게 노력해서 줄인 체중을 유지하도록 도울 수 있으리라는 희망을 품고 체중 감소에 대한 호르몬의 추가적인 반응을 시험하기로 했다.

2009년, 프로이에토는 연구를 위해 비만 환자 50명을 모았다. 라이벨과 로젠봄의 실험에서처럼 이들의 체중을 10% 줄인 뒤 호르몬 수치가 어떻게 변했는지 검사하려고 했다. 하지만 프로이에토는 동료들의 연구와 달리 창자에서 만들어지는 여러 가지 호르몬 수치도 측정했다. 그런 호르몬에는 식욕을 자극하는 그렐린ghrelin과 함께, 배고픔과 섭식을 억제하는 펩타이드 YY(가끔 PYY라고도 부른다), GLP-1, 콜레키스토키닌cholecystokinin, CCK이 포함되었다.

프로이에토의 연구에 참여한 사람들은 옵티패스트 셰이크와 저탄수화물 채소로 이뤄진 극단적인 저칼로리 식사를 했다. 피험자들은 8주일 동안 매일 500~550칼로리의 음식을 섭취했다. 9주째와 10주째에 체중을 10% 줄이는 데 성공한 사람들은 점차 일상적인 음식을 먹기 시작했다. 이들은 영양사에게 상담을 받았고, 어렵게 달성한 체중 감소를 1년 동안 유지하기 위한 식사와 운동 계획을 제공받았다. 프로이에토는 채소와 통곡물처럼 혈당 지수glycemic index가 낮은 탄수화물을 권하고, 지방 섭취를 줄이고 매일 30분씩 운동을 하라고 했다(혈당 지수는 혈당량에 영향을 미치는 능력을 기준으로 식품을 1부터 100 사이의 수치로 나타낸 것이다). 피험자들은 1년 동안 두 달에 한 번씩 상담을 받았고, 전화 상담은 그보다 더 자주 했다.

대부분의 피험자들은 90kg 넘는 체중에서 시작했고, 10주일 만에 평균 13.5kg을 뺐다. 장기간 셰이크만 먹어야 한다는 점이 큰 어려움이었지만, 이들은 체중 감소에 환호하며 살을 더 뺄 가능성을 기대했다. 하지만 불과 몇 달 뒤, 체중이 다시 슬금슬금 불어나기 시작했다. 1년이 지난 뒤, 피험자들은 평균적으로 잃었던 체중의 30~40%를 회복했다. 이것은 다이어트를 해본 사람이라면 누구나 잘 아는, 일반적으로 나타나는 현상이었다.

그동안 프로이에토 연구 팀은 피험자들의 혈액 시료를 채취하고 체중 변화에 따라 호르몬 수치가 어떻게 변하는지 면밀히 관찰했다. 기준값을 얻기 위해 다이어트에 들어가기 전에 피험자들의 신체와 식욕, 호르몬 수치를 측정하고, 다이어트를 시작하고 10주일 뒤와 1년 뒤에도 측정했다.

프로이에토는 다양한 시점에서 피험자의 체중 변화와 호르몬 수치 사이에 어떤 상관관계가 있는지 살펴보았다. 그러다가 흥미로우면서도 정신이 번쩍 드는 사실을 발견했다. 다이어트에 성공한 뒤 피험자들의 호르몬 수치는 사실상 체중 증가가 더 쉽게 일어나는 방식으로 영구히 변한 것처럼 보였다. 호르몬은 체중이 줄어든 뒤 피험자의 신체를 이전보다 배고픔을 더 느끼도록 재프로그래밍해 지방이 다시 붙도록 했다.

포만감을 느끼게 하는 호르몬인 렙틴은 최초의 다이어트가 끝난 직후에 수치가 가장 낮았다. 이 때문에 사람들은 감량이 시작되기 전보다 배고픔을 더 많이 느꼈다. 1년 뒤에도 렙틴 수치는 여전히 다이어트를 시작하기 전보다 훨씬 낮았다. 배고픔을 느끼게 하는 호르몬인 그렐린은 다이어트를 시작하기 전보다 약 20% 더 높았다. 배고픔을 억제하는 펩타이드 YY는 다이어트를 시작하기 전보다 훨씬 낮았다. GLP-1과 콜레키스토키닌 역시 이전보다 배고픔을 더 느끼게 하는 방식으로 변했고, 피험자들이 잃었던 체중 중 상당량을 회복한 뒤에도 그 상태를 유지했다.

프로이에토는 실망스러운 진실을 알게 되었다. 이러한 호르몬들의 변화는 다이어트에 성공한 사람들이 체중을 줄이기 전보다 음식을 더 많이 갈망하게 해 잃은 체중을 회복하도록 유도했다. 프로이에토는 "많은 요소들이 협동해 작동하는 방어 메커니즘이 있는데, 이것은 우리의 살을 찌우는 방향으로 작용합니다. 다이어트하는 사람들이 줄인 체중을 유지하는 데 어려움을 겪고, 비만 치료가 실패하는 이유는 이 때문입니다"라고 말한다.

프로이에토의 연구는 감량에 저항하는 지방의 속성을 보여줌으로써 라이벨의 연구 결과를 뒷받침했다. 우리 몸은 호르몬과 신경계가 총동원되어 현재 체중을 유지하려고 노력한다. 그래서 줄인 체중을 유지하기가 그렇게 어려운 것이다.

혈액 공급을 차단하라

루디 라이벨과 마이클 로젠봄, 조지프 프로이에토는 지방이 스스로를 보존하는 여러 가지 방법을 보여주었다. 지방은 렙틴을 통해 호르몬 수치를 높이거나 낮추고, 골격근과 신경계에 영향을 미치며, 음식을 더 먹고 싶다고 느끼게 만들 수 있는데, 이 모든 것이 에너지 소비를 줄이고 섭취량을 크게 늘리는 공동의 목표를 향해 작용한다. 그런데 다른 연구자들이 이상한 현상을 또 한 가지 발견했다. 지방은 자신의 성장을 촉진하기 위해 새로운 혈액 공급 경로를 만들어낼 수 있는 것처럼 보였다.

제3장에서 이야기했듯이 새로운 혈관을 만드는 혈관 형성 개념의 선구적인 연구는 하버드 대학의 주다 포크먼 교수가 했다. 그의 연구는 종양이 근

처의 정맥들로 화학적 신호를 보내 정맥에서 관처럼 생긴 새로운 구조들이 돋아나 종양이 있는 쪽으로 자라나게 함으로써 성장하고 퍼져간다는 것을 보여주었다. 이렇게 새로 돋아난 혈관들은 종양에 혈액과 영양분을 공급해 종양이 더 자라게 한다. 이 발견 덕분에 혈관 형성을 차단함으로써 종양의 성장을 막는 약이 개발되었고, 많은 암 환자의 생명을 연장시킬 수 있었다.

더 최근에 연구자들은 지방 조직도 종양과 같은 일을 할 수 있다는 사실을 발견했다. 과식 때문에 지방이 커지면, 지방은 동일한 화학적 신호를 근처의 정맥들로 보내 지방이 있는 쪽으로 싹이 돋아나게 만든다. 그러면 추가적인 혈액 공급이 일어나 영양분과 산소를 추가로 공급받은 지방은 크게 성장해 결국에는 새로운 지방세포들을 만들어낸다. 새로 형성된 이 혈관들은 또한 순환하는 트라이글리세라이드를 위한 추가 경로를 만들어 그것이 지방 조직에 축적되게 한다. 요컨대 지방이 점점 비만해지는 것이다.

미시시피 대학 의료센터 암연구소에서 일하는 지안웨이 구Jian-Wei Gu는 암 치료에 사용되는 항혈관 형성제가 지방의 성장을 돕는 혈관 형성도 억제하는지 알아보는 실험을 했다. 구 연구 팀이 항혈관 형성제를 비만인 생쥐에게 투여했더니, 지방의 무게가 무려 70%나 줄어들었다. 근육 같은 마른 체중은 아무런 변화가 없었다. 지방이 줄어든 것 외에 생쥐의 식욕도 감소했다. 구는 "이것은 적어도 단기적으로는 아주 훌륭한 비만 치료 전략이 될 수 있습니다"라고 말한다. 물론 암 치료제를 이렇게 사용하는 방식의 효능과 부작용은 더 연구해야 할 테지만, 구의 연구는 지방이 보유한 한 가지 도구의 막강한 힘을 보여준다.

지방 흡인

지방 흡인은 지방을 영원히 제거하는 확실한 방법으로 간주돼왔다. 다이어트에 성공하지 못했거나 아무리 노력해도 특정 부위의 지방이 잘 없어지지 않는다면, 지방 흡인으로 지방을 제거한 뒤 다시는 염려하지 않아도 된다. 하지만 과연 그럴까? 그렇지 않다.

최근 연구들은 지방 흡인을 하고 나서 지방이 금방 다시 성장할 수 있으며, 원래 있던 곳이 아닌 다른 곳에서 성장할 수 있음을 보여준다. 콜로라도 대학의 테리 허낸데즈Teri Hernandez와 로버트 에켈Robert Eckel은 여성 32명을 대상으로 지방 흡인 효과를 조사했다. 이들 여성을 두 집단으로 나누었는데, 한 집단은 엉덩이와 넓적다리, 하복부의 피하 지방에 지방 흡인술을 받았고, 또 한 집단은 아무런 시술도 받지 않았다. 두 집단은 1년 동안 평소의 생활 방식을 조금도 바꾸지 않겠다고 약속했고, 그 기간에 연구 팀은 필요한 것들을 측정했다.

6주일 뒤, 지방 흡인을 한 집단의 체지방은 약 2% 감소했고, 대조군은 아주 약간만 감소했다. 하지만 6개월이 지나자 격차가 줄어들었고, 1년이 지나자 두 집단 사이에 유의미한 차이가 전혀 없었다. 지방 흡인을 한 집단의 여성들은 생활 방식에 아무런 변화도 주지 않았는데도 불구하고, 지방이 이전과 똑같은 비율로 되돌아왔다. 그런데 지방이 원래 있던 장소에 그대로 돌아온 것이 아니라 다른 곳으로 이동했다. 엉덩이와 넓적다리와 하복부에서 빼낸 피하 지방 중 일부는 더 위험하게 내장 지역에 나타나 내부 기관들을 짓눌렀다. 지방 흡인을 한 여성들에게서는 결국 지방이 이전과 같은 수준으로 돌아왔는데, 그것도 건강에 더 나쁜 지방으로 돌아왔다.

상상할 수 있는 것 중 가장 침습적인 지방 제거 방법(수술로 제거하는)을 쓴다 하더라도, 지방은 우리의 의표를 찌르며 더 위험한 형태로 되돌아온다. 이런 현상에 대처하려면 어떻게 해야 할까?

브라질 상파울루 대학의 파비아나 베나치Fabiana Benatti와 안토니우 란샤Antonio Lancha는 지방 흡인을 한 여성을 대상으로 운동 효과를 조사했다. 이들은 36명의 여성을 대상으로 지방 흡인술로 하복부 피하 지방을 제거했다. 그러고 나서 이 여성들을 두 집단으로 나누었다. 한 집단은 평소의 생활 방식으로 되돌아갔고, 또 한 집단은 일주일에 세 번씩 운동을 했다. 5분 동안 몸을 푸는 운동을 하고 나서 체력 강화 운동을 30분 동안 한 뒤 러닝머신 위에서 유산소 운동을 30~40분 동안 하는 방식이었다. 이 프로그램을 4개월 동안 계속했다.

그러자 흥미로운 결과가 나타났다. 두 집단 모두에게서 복부 피하 지방이 사라졌다. 하지만 운동을 하지 않은 집단은 콜로라도 대학의 연구 결과와 마찬가지로 지방이 6개월 안에 내장 지역(위벽 밑)으로 되돌아왔다. 게다가 이 집단은 대사가 느려졌고 에너지를 덜 소비했다. 라이벨과 로젠봄이 보여준 것처럼 사라진 지방은, 심지어 수술로 제거한 것이라 하더라도, 에너지 소비를 낮춤으로써 되돌아온다.

반면에 운동을 한 집단은 6개월이 지났을 때 줄어든 지방 비율을 그대로 유지했고, 에너지 소비도 일정한 수준에 머물렀다. 이들은 마른 체중(즉, 근육과 뼈의 무게)도 증가했는데, 이것은 에너지 소비를 유지하는 데 도움을 준 것으로 보인다. 비지방성 조직은 기초 대사량이 지방보다 높기 때문이다.

두 집단의 차이는 음식 섭취에서 비롯된 것이 아닌데, 두 집단은 지방 흡인 이전과 이후에 똑같은 식습관을 유지했기 때문이다. 이런 차이를 빚어내고 감소한 지방을 유지한 원인은 오로지 운동에 있는 것처럼 보였다. 이 결과는 자연스레 다음 질문을 던지게 한다. 만약 피험자들이 처음부터 운동을 했더라면, 지방 흡인을 할 필요가 없지 않았을까?

지방은 우리의 의표를 찌른다

뛰어난 생존 기술, 훌륭한 마인드 컨트롤, 재프로그래밍…… 제이슨 본 이야기일까? 아니다, 바로 여러분의 지방 이야기이다. 지방은 놀라운 생존 능력을 갖고 있다. 만약 세상에 이렇게 매력적인 능력을 보유한 군대가 있다면, 아무도 무시하지 못할 막강한 군대가 될 것이다. 지방이 바로 그렇다. 살을 빼려고 노력해본 사람이라면 그게 얼마나 어려운지 알 것이다. 줄인 체중을 유지하려면 싸움의 강도를 점점 높여야 하는데, 어쩌면 평생 그래야 할지도 모른다.

지방에 맞서 싸우는 것이 불가능한 것은 아니지만, 이 일에는 엄청난 노력이 필요하다. 매일 부닥치는 불만족스러운 상태는 견뎌내기가 매우 어렵다. 이러한 감정의 영향에 휘둘리는 사이에 지방이 슬그머니 되돌아온다. 우리는 결국 굴복하고 만다.

지방의 교활한 술책에 대처하는 방법이 몇 가지 있다. 하나는 배고픔을 완화하고 잠을 충분히 자는 것이다. 수면 부족은 렙틴 수치 감소 및 그렐린 수치 상승과 연관이 있다. 배고픔을 증가시키고 포만감을 감소시키는 이 둘의 조합은 비만을 낳는다. 밤에 잠을 약 7시간 자면 호르몬들의 균형을 맞추는 데 도움이 되어 낮 동안 렙틴 수치는 높게, 그렐린 수치는 낮게 유지된다는 연구 결과가 나왔다.

밤에 휴식을 푹 취하고 음식을 먹을 때에는 물을 많이 마시고 잎채소 샐러드 같은 저칼로리 섬유질 음식을 충분히 섭취하라. 음식의 양은 위를 늘어나게 만드는데, 이것이 신호가 되어 그렐린 분비가 낮아지고 배고픔이 줄어든다. 또한 연구에 따르면, 수용성 섬유질(양파, 마늘, 파, 바나나, 보리, 호밀, 콩 등에 많이 들어 있다)은 순환계에서 그렐린 수치를 낮춘다. 그런 야채로 구성된 샐러드에 CCK와 PYY를 분비하게 만든다고 알려진 단백질과 지방을 약간 곁들이는 게 좋다. CCK와 PYY는 창자에서 분비돼 포만감을 높이는 두 종류의 호르몬이다. 근력을 증가시키는 운동을 하면, 지방을 뺀 뒤에 일어나는 근육 효율 상승과 대사율 감소를 상쇄할 수 있는데, 추가된 근육이 더 많은 칼로리를 태우기 때문이다.

장기적인 감량을 보장하는 주요 도구는 끈기이다. 체중이 늘어나 체중을 줄여야 한다면, 처음부터 자연스럽게 그 체중을 유지한 사람보다 체중을 줄이기가 더 어렵다. 교활하고 똑똑하고 끈질긴 지방과 맞서 싸우려면, 그와 똑같은 속성으로 무장할 필요가 있다. 적절한 동기 부여가 있으면, 장기적인 감량에 성공할 수 있다(더 자세한 것은 제10장에 나온다). 제이슨 본도 때로는 꾹 참고 견뎌내야 할 때가 있지 않은가?

제2부

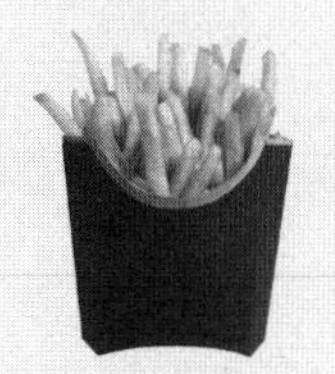

우리 몸에
지방을 만드는 것은
음식뿐만이 아니다

제6장
크기는 작아도 어마어마한 효과를 발휘하는 세균과 바이러스

62세인 랜디Randy는 키가 183cm이다. 랜디는 1950년대에 일리노이주 글래스퍼드의 농장에서 자랐다. 글래스퍼드는 평화롭고 조용한 곳으로, 전형적인 중서부 지역의 기후가 나타나는데, 여름에는 아주 무덥고 가을에는 아름답고 상쾌하며 겨울에는 매서운 추위가 몰아닥친다. 랜디는 농사꾼 집안의 엄격한 규율을 따르며 자랐다. 다섯 살 때부터 새벽에 일어나 아침 식사 전에 청바지에 부츠를 신고 나가 소젖을 짜고 건초를 나르고 닭장 청소를 했다. 날씨가 어떻든 기분이 어떻든 상관없이 힘든 육체 노동이 날마다 이어졌다. 일을 다 마치고 나서야 주방으로 돌아와 아침을 먹었다.

닭을 돌보는 일은 아주 힘들었다. 축사 안으로 들어가 더러운 닭장에서 닭들을 나오게 한 뒤, 훠이 하면서 울타리로 둘러쳐진 방목장으로 내몰았다. 이 과정에는 항상 약간의 위험이 따랐는데, 밤새 갇혀 있던 닭이 매우 공격적으로 변할 수 있기 때문이었다. 랜디는 열한 살 때, 몸집이 아주 큰 수탉이 잔뜩 성질이 나서 며느리발톱을 휘두르는 바람에 다리에 큰 상처를 입었다. 랜디는 발톱이 살갗을 꿰뚫는 걸 느꼈고 고통에 못 이겨 비명을 질렀다. 마치 굵은 낚싯바늘이 살을 파고드는 것 같았다고 한다. 길게 베인 상처가 났고, 다리에서 발목으로 피가 철철 흘러내렸다. 랜디는 집으로 달려가 상처 부위를 깨끗이 씻었는데, 밤새 닭장에 있던 닭은 아주 더러웠기 때문이다.

며칠 뒤, 랜디는 식욕이 달라진 걸 느꼈다. 시도 때도 없이 배가 고팠다. 음식이 몹시 먹고 싶었고, 하루 종일 먹는 생각이 떠나지 않았다. 식간에도 음식을 먹기 시작했고, 마침내 저녁 식사 자리에 앉으면 과식을 했다. 랜디는 그동안 비쩍 마른 아이였는데, 그 사건 이후 1년 동안 몸무게가 약 5kg이나 늘었다. 부모는 다소 이른 것 같긴 하지만 사춘기가 왔겠거니 생각했다. 가족이 모두 마른 체격이라는 사실을 감안하면, 랜디의 통통한 몸집은 좀 예외적인 것이었다. 랜디는 규율에 익숙했다. 음식을 덜 먹고 칼로리가 적은 음식을 선택하고 운동을 더 많이 하려고 노력했다. 하지만 십대가 되었을 때에는 14~18kg이나 과체중이었다. 그는 "그 시기는 내가 농장에서 가장 열심히 일하던 때였는데도 체중이 그렇게 불어났어요"라고 말한다.

랜디는 학생자치위원회 회의나 무도회처럼 특별한 일이 있을 때에는 살을 빼는 데 성공했지만, 수영 수업이나 체육 수업 때 셔츠를 벗기가 두려웠다. 그는 "열네 살 이후 내 생각의 대부분을 차지했던 목표는 오로지 체중을 줄이는 것뿐이었어요. 먹지 않기 위해 할 수 있는 방법은 다 써봤어요. 난 그런 삶을 살았어요"라고 말한다. 어떤 육체적 일도 할 수 있을 만큼 충분히 튼튼

했지만, 랜디는 자신은 절대로 전형적인 남성의 V자 체격을 갖지 못할 것이라고 한탄했다.

가족은 체중을 조절하려고 노력하는 랜디를 도왔다. 그들은 저칼로리 음식을 만들었고, 랜디에게 운동할 시간을 주었으며, 안 먹겠다는 걸 먹으라고 강요하지도 않았다. 하지만 랜디는 대학 시절 내내 체중과 사투를 벌였다. 그는 "20대 초에는 체중이 90kg에서 105kg 사이를 왔다갔다했는데, 그것은 정말로 힘겨운 싸움이었습니다"라고 말했다. 랜디는 자신의 인생이 확 바뀐 계기가 된 그 순간을 계속 생각했다. 한때는 친구들 사이에서 가장 깡말랐는데 수탉의 발톱에 베이고 나서부터 모든 것이 꼬이기 시작했다.

인도 닭의 기묘한 사례

니킬 두란다르Nikhil Dhurandhar는 인도 뭄바이에서 아버지 비노드 두란다르Vinod Dhurandhar의 뒤를 따라 비만 치료에 발을 들여놓았다. 아버지는 비만 환자 치료를 평생의 천직으로 삼았다. 비노드도 한때는 과체중이었지만, 음식을 절제하고 식단을 잘 짜고 테니스를 열심히 쳐서 약 30kg을 빼 63kg을 유지할 수 있었다. 비노드는 자신이 살을 빼는 데 성공했으므로 다른 사람도 도울 수 있을 거라고 생각했다. 그래서 비만 치료를 전문으로 하는 클리닉을 열었고, 금세 크게 성공했다. 니킬은 아버지에게서 자극을 받아 언젠가 아버지의 클리닉에서 함께 일할 목표를 세웠다. 니킬은 이렇게 말한다. "나는 자라는 동안 저녁 식사 자리에서 오가는 대화를 통해 비만 환자들이 돌팔이들에게 어떻게 사기를 당하고, 얼마나 큰 고통을 겪는지를 비롯해 비만에 관한 이야기를 많이 들었습니다. 그래서 자연히 그 분야에 관심을 갖게 됐죠." 니킬은 의과대학에 진학해 아버지가 운영하는 클리닉에서 일하다가 나중에 독립했다. 마침내 니킬은 클리닉 세 곳을 열었고, 1만 명 이상의 환자를 치료했다.

하지만 니킬은 모든 비만 전문 의사들을 괴롭히던 것과 똑같은 난관에 부닥쳤다. "문제는 환자에게 장기간 지속되는 유의미한 감량 방법을 제공할 수 없다는 거였어요. 환자들은 계속 다시 돌아왔지요…… 펜실베이니아 대학의 앨버트 스텅커드Albert Stunkard가 한 말과 같았습니다. 그는 '비만인 사람은 대부분 치료를 계속 받지 않고, 대부분은 체중이 줄지 않으며, 체중이 준 사람들 중 대부분은 다시 체중이 는다'라고 말했지요. 슬프게도 그 말은 옳았습니다."

많은 의사가 이 금언을 받아들였을지 모르지만, 니킬 두란다르는 아니었다. 탐구 정신이 강하고 생각이 깊은 그는 모든 문제에 답을 찾으려고 했는데, 호기심과 무지(혹은 뿌리 깊은 기존의 과학적 믿음에 대한 인식 부족)의 결합 덕분에 다른 사람들이 하지 않은 질문을 하게 되었다고 설명한다.

이 두 가지 특성은 어린 시절부터 나타났다. 3학년 때 두란다르는 자기 몸보다 큰 음식 부스러기를 나르는 개미 대열을 보았다. 개미는 왜 부스러기를 먹지 않고 나를까 하는 의문이 들었다. 이 작은 곤충들은 큰 힘을 써서 짐을 방 한쪽 끝에서 반대편 끝으로 나르지만, 도중에 작업을 멈추고 그걸 먹는 개미는 단 한 마리도 없었다. 개미들은 저 음식 부스러기를 과연 먹기는 하는 것일까? 아니면 그저 음식을 한 장소에서 다른 장소로 옮기기만 하는 것일까? 이런저런 궁금증이 떠올랐다. 어린 두란다르는 자신의 첫번째 실험을 설계했다. 개미를 한 손 가득 잡아 약간의 쌀과 함께 상자 안에 넣고는 그것을 땅속에 묻었다. 며칠 뒤에 파내서 개미들이 쌀을 먹었는지 살펴볼 요량이었다. 불행하게도 개미들은 다 죽고 말았지만, 두란다르의 호기심, 특히 음식에 관한 호기심은 계속 살아남았다.

이제 두란다르는 비만 전문 의사로서 비만과 비만을 치료하는 방법에 관한 질문들을 던졌다. 그리고 미국으로 건너가 대학원 과정을 밟으면서 영양학 분야에서 필요한 공부를 더 하기로 결심했다. 그는 이렇게 말한다. "만약 비만 치료를 전문으로 하면서 경력을 쌓아가려면, 더 높은 수준으로 준비해야 했습니다. 그래서 클리닉 일을 잠시 그만두고 미국으로 건너가 11개월 만에 서둘러 석사 과정을 마치고 뭄바이로 돌아와 생화학 박사 과정에 들어갔지요. 하지만 환자들을 돌보는 일도 계속했지요. 환자 치료와 연구를 병행했습니다."

두란다르는 그때부터 자신의 인생이 어떻게 운명적인 전환점을 맞이했는지 설명했다. 비만의 수수께끼에 대한 답을 찾는 그를 마치 누군가 인도하는 것 같았다고 한다. 특히 3이라는 숫자가 눈길을 끌었다. 3은 운명의 개입으로 자신의 인생에 전환점이 찾아온 횟수이기도 하고, 자기 분야에서 경력을 쌓아가면서 널리 신뢰받던 과학 원리를 자신이 무너뜨린 개수이기도 하다.

두란다르의 인생에 운명이 맨 처음 개입한 사건은 차 마시는 자리에서 아버지와 가족의 친구인 수의병리학자 아진캬S. M. Ajinkya를 만났을 때 일어났다. 아진캬는 수천 마리의 닭을 폐사시켜 인도 가금 산업에 큰 타격을 준 전염병 이야기를 했다. 아진캬는 원인 바이러스를 확인해 자기 이름의 머리글자 일부를 따서 SMAM-1이라고 이름 붙였다. 아진캬는, 부검을 했더니 닭들은 가

습샘이 쪼그라든 반면 콩팥과 간은 커져 있고, 복부에 지방이 많이 쌓여 있었다고 설명했다. 두란다르는 그런 상태가 아주 특이하다고 생각했는데, 바이러스는 대개 체중 증가가 아니라 감소를 초래하기 때문이었다. 아진캬는 설명을 계속 이어가려고 했지만, 두란다르는 그를 제지했다. "방금 하신 말씀이 이해가 되지 않아요. 닭들의 복부에 지방이 많았다고 했는데, 바이러스가 닭을 살찌게 할 수가 있습니까?"

아진캬는 그냥 "아니, 그건 불가능하지. 바이러스가 사람을 뚱뚱하게 만들 수는 없어"라고 대답함으로써 두란다르의 호기심과 바로 이 질문에서 탄생한 '감염성 비만infectobesity'이라는 분야를 싹 무시할 수도 있었을 것이다. 아마도 누구나 그런 답변을 예상했을 것이다. 과학자들은 본질적으로 회의적이고, 그런 일이 일어난다는 것을 뒷받침하는 증거가 전혀 없었기 때문이다. 하지만 열린 마음을 가진 아진캬는 솔직하게 "난 잘 몰라"라고 대답하면서 두란다르에게 한번 연구해보라고 권했다. 이 운명적인 대화가 계기가 되어 두란다르는 박사 과정 프로젝트의 일부로 바이러스가 비만을 초래하는 '능력'이 있는지 조사하는 데 뛰어들었다.

두란다르는 즉각 연구에 착수해 SMAM-1 바이러스가 닭을 뚱뚱하게 만들 수 있는지 알아보는 실험을 시작했다. 하지만 동료들에게 이 계획을 이야기했을 때 돌아온 반응은 압도적인 의심이었다. 두란다르는 이렇게 기억한다. "사람들은 '이 연구를 왜 하려는 거지? 바이러스가 비만을 초래한다는 사실을 입증한 사람은 여태껏 아무도 없어'라고 말했어요. 그런 말은 정말로 나를 미치게 만들었지요. 나는 '바로 그 이유 때문에 실험을 해봐야 하지 않을까?'라고 대꾸했지요."

두란다르는 자신의 생각을 계속 밀고 나가 건강한 닭 20마리를 대상으로 실험을 했다. 그중 절반은 SMAM-1 바이러스를 감염시켰고, 나머지 절반은 감염시키지 않았다. 실험하는 동안 두 집단은 똑같은 양의 먹이를 먹었다. 실험이 끝날 무렵, SMAM-1 바이러스에 감염된 닭들만 뚱뚱해졌다. 그런데 감염된 닭들이 더 뚱뚱해지긴 했지만, 콜레스테롤과 혈중 트라이글리세라이드 수치는 감염되지 않은 닭들보다 더 낮았다. 두란다르는 그 상황을 이렇게 기억한다. "매우 역설적인 상황이었어요. 닭이 더 뚱뚱해졌다면 당연히 콜레스테롤과 트라이글리세라이드 수치가 더 높아야 하는데, 실제 수치는 그 반대였기 때문이죠. 그 바이러스에 감염된 닭들은 더 뚱뚱해졌지만, 콜레스테롤과 트라이글리세라이드 수치는 더 낮았어요."

이 결과를 확인하기 위해 두란다르는 반복 실험을 했는데, 이번에는 닭의 수를 100마리로 늘렸다. 이번에도 혈액 속에 SMAM-1 바이러스가 있는 닭만 뚱뚱해졌다. 두란다르는 호기심이 커졌다. 이 모든 상황은 마치 바이러스가 비만을 일으키는 원인인 것처럼 보였다. 만약 그렇다면 지방은 전염성이 있단 말인가? 두란다르는 이것을 검증할 방법을 생각해냈다. 닭들을 세 집단으로 나누어 각각 별개의 우리에 가두었다. 첫번째 집단은 바이러스에 감염되지 않은 닭들이었고, 두번째 집단은 감염된 닭들이었고, 세번째 집단은 감염된 닭들과 감염되지 않은 닭들이 섞여 있었다. 3주일이 지나자, 감염된 닭들과 함께 지낸 감염되지 않은 닭들도 바이러스에 감염되었고, 감염되지 않은 채 별개의 우리에 격리돼 지내던 닭들에 비해 체지방이 크게 늘어났다. 두란다르는 "우리는 이 닭들을 감염시키지 않았습니다. 그것은 같은 종 내에서 일어난 수평 감염이었고, 이 닭들은 지방이 2배 이상 늘어났지만, 콜레스테롤과 트라이글리세라이드는 감소했지요"라고 말했다. 지방은 정말로 전염성이 있는 것처럼 보였다.

두란다르는 과학을 하는 사람이다. 그는 합리적이고 냉정하다. 그런 그조차 지방에 전염성이 있다는 개념이 아주 놀랍다는 사실을 인정하지 않을 수 없었다. 그렇다면 다른 사람에게 재채기를 하는 것만으로 비만을 전염시킬 수 있단 말인가? 동물들 사이에서는 그런 일이 가능한 것처럼 보였다. 그렇다면 사람은 어떨까? 그 바이러스를 사람에게 주사한다면 비윤리적인 일이 될 테지만, 두란다르에게는 과거에 이 바이러스에 감염된 적이 있는지 알아보기 위해 환자들을 시험할 방법이 있었다.

두란다르는 "그 당시 나는 비만 클리닉을 운영하고 있었고, 치료를 위해 환자들의 혈액 검사를 했어요. 그래서 혈액 검사를 할 때 혈액 시료를 조금 더 채취해 SMAM-1 항체가 있는지 시험하면 될 거라고 생각했지요. 항체의 존재 유무는 환자가 과거에 SMAM-1에 감염된 적이 있는지 없는지 알려주지요. 닭에 감염되는 아데노바이러스(비강 뒤쪽에 위치한 물렁한 조직 덩어리인 아데노이드에서 처음 발견된 바이러스. SMAM-1도 아데노바이러스의 한 종류로 분류된다—옮긴이)는 사람에게 감염되지 않는다는 게 일반 상식이었지만, 그래도 나는 어쨌든 확인해봐야겠다고 결심했어요. 우리가 검사한 사람들 중 20%에서 SMAM-1 항체 양성 반응이 나왔습니다. 그리고 이들 20%는 항체 음성 반응이 나온 사람들에 비해 체중이 더 많이 나가고 체질량지수가 더 높은 반면, 콜레스테롤과 트라이글리세라이드 수치는 더 낮았지요. 닭들과 마찬가지로요"라고 말했다. 두란다르는 SMAM-1에 감염된 적이 있는 사람은 그런 적이 없는 사람에 비해 체중이 평균 약 15kg(33파운드) 더 나간다는 사실을 확인했다.

3이라는 숫자는 이 33 외에 다른 곳에서도 나타났다. 두란다르가 발견한 것은 과학의 일반 상식으로 통하는 세 가지 기본 원칙에 위배되었다. 세 가지 기본 원칙은 (1) 바이러스는 체중 증가를 초래할 수 없다, (2) 지방이 많으면 혈액에서 순환하는 콜레스테롤과 트라이글리세라이드 수치가 높아진다, (3) 닭의 아데노바이러스는 사람에게 감염될 수 없다는 것이었다. 두란다르는 "그 무렵 우리는 이미 일반적인 상식을 너무 많이 위배해 나는 상식을 더 이상 존중하지 않았지요"라고 말했다.

계속 불어나는 체중

니킬 두란다르가 인도에서 지방에 호기심을 느끼며 연구하고 있을 때, 랜디는 자신의 문제에 대한 답을 찾고 있었다. 랜디는 잠깐 동안 교사로 일하다가 농사일이 좋아서 1977년에 가족의 농장으로 돌아갔다. 30대가 가까워질 무렵 그의 체중은 127kg에 육박했다. 그는 이렇게 말한다. "농장으로 돌아간 후, 나는 내 생애에서 그 어느 때보다 육체적으로 더 열심히 일했어요. 그것은 내려갔다 올라가길 반복하는 내 체중 사이클의 일부로, 위쪽 4분면에 해당하는 122~136kg 구간에 있었지요. 며칠 동안 113kg으로 체중이 빠져 약간 날씬해 보이다가도, 불과 몇 주일 뒤에는 127kg으로 돌아갔습니다. 디저트를 한 숟가락 더 먹는다고 해서 무슨 큰 문제가 일어날까 싶지만, 실은 그렇지 않았어요. 아주 사소한 탐닉도 즉각 체중 증가로 이어졌지요."

그 시절에 랜디는 결혼을 해 네 아이를 낳았다. 가족과 함께 하는 저녁 식사나 휴일 모임에서 랜디는 사람들과 함께 앉아 식사를 했지만, 남들보다 적게 먹으려고 노력했다. 그런데도 체중은 계속 불어났다. 30대 후반이 되자 136kg까지 늘어났다. 그는 항상 배가 고팠다고 기억하는데, 음식을 절제해도 체중을 줄이는 데 별로 도움이 되지 않았다고 한다. "나는 주변의 다른 사람들보다 훨씬 적게 먹으면서 몇 주일 동안 절제할 수 있었지만, 단 한 끼만 다이어트를 멈춰도 금방 체중이 되돌아왔어요."

랜디는 몸에 지방이 쌓이는 생물학적 경향이 있는 게 분명했지만, 자신의 환경에도 문제가 있다고 느꼈다. "사람들은 내가 그들과 똑같이 하기를 원해요. 그들과 똑같이 먹고 그들과 똑같이 행동하길 바라죠. 나도 똑같이 하려고 노력했지만, 내 몸은 다른 사람들보다 지방이 더 쉽게 붙는다는 사실을 알았어요. 내가 함께 먹는 걸 피하면, 사람들은 내가 그들을 좋아하지 않는다고 생각해요. 뿐만 아니라, 나는 늘 다른 사람들보다 배고픔을 더 많이 느꼈어요. 내가 음식 주변을 기웃거리면서 다른 사람들과 똑같이 먹는 것은 마치 내 몸에 총알을 박는 것과 같았어요. 다른 사람들과 똑같이 먹으면서 날씬한 몸매를 얻을 수는 없었어요. 내 몸은 다르거든요." 식사를 조절하려는 노력이 성공하더라도, 랜디는 불행하다고 느꼈다. "항상 배가 고픈 상태가 어떤 건지 말로는 제대로 표현할 수 없어요. 스트레스가 끊임없이 계속되는 상태죠. 한번 경험해보세요. 충고하는 사람들은 대부분 상대의 고통을 직접 경험해보지도 않고서 함부로 말하지요."

미국으로 가다

두란다르는 SMAM-1 바이러스가 사람에게도 지방을 불어나게 할 수 있다는 자신의 발견에 자신감을 느껴 연구 결과를 학술지에 발표하려고 제출했다. 많은 학술지는 편집자가 그 주장을 믿을 수 없다는 이유로 퇴짜를 놓았다. 바이러스가 지방을 불어나게 한다는 주장은 지나친 억지처럼 보였다. 게다가 두란다르는 바이러스가 어떻게 비만을 초래하는지 정확한 메커니즘을 몰랐다. 단지 상관관계가 있다는 사실만 알아냈을 뿐이다. 많은 심사 위원은 바이러스는 지방과 아무 관련이 없다는 믿음에 사로잡혀 그 원자료를 무시했다. 두란다르의 연구 결과는 몇 년 동안 여러 학술지에서 퇴짜를 맞다가 그 일부가 가까스로 어느 학술지에 실렸다.

두란다르는 1992년 봄베이 대학에서 박사 학위를 받은 뒤 인도에서 비만 환자를 치료하는 일을 다시 시작했다. 하지만 그의 생각은 돌이킬 수 없게 바뀌었다. 이제 비만 치료에는 큰 흥미가 없었고, 바이러스와 비만 사이의 연관관계를 조사하고 싶은 열정에 사로잡혔다. 그는 동료 과학자들이 발표한 논문을 마음대로 찾아볼 수 있는 메드라인Medline(온라인 문헌 연구에 필수적인 자료원으로, 많은 과학자가 이용하고 있다. 지금은 퍼브메드Pubmed로 이름이 바뀌었다)이라는 온라인 데이터베이스가 있다는 이야기를 들었다. 하지만 1990년대 초 당시 인도에는 인터넷이 널리 보급돼 있지 않아 두란다르는 미국의 국립의학도서관에 편지를 보내 관련 논문들을 검색해달라고 요청했다. 지금은 그런 검색 작업을 하는 데 길어야 몇 분밖에 걸리지 않지만, 그 당시에는 결과가 도착할 때까지 몇 주일을 기다려야 했다.

두란다르는 다른 사람들도 이 주제를 다루었다는 사실을 발견했다. 비만을 초래하는 개 디스템퍼 바이러스에 관한 논문이 1982년에 『사이언스』에 발표되었다. 두번째 논문은 닭에게 비만을 초래하는 라우스 관련 바이러스 Rous-associated virus, RAV를 다룬 것이었다. 두란다르는 안도와 동시에 불안도 느꼈다. 누가 이미 선수를 친 것은 아닐까? 그는 "그것은 좋은 일이기도 하고 나쁜 일이기도 했어요. 바이러스가 비만을 초래할 수 있다는 사실을 누가 이미 발견했다는 것은 나쁜 일이지만, 그 연구를 하는 멍청이가 나 혼자뿐만이 아니라는 사실은 좋은 일이었지요. 하지만 아데노바이러스를 연구하는 사람은 나 혼자뿐이었는데, 이 사실에 큰 희열을 느꼈죠"라고 말했다.

더구나 바이러스가 사람에게 비만을 초래할 수 있는지 여부를 연구한 사람은 아직 아무도 없었다. 두란다르의 마음을 사로잡은 그 질문은 머릿속에서 떠나지 않았다. 남는 시간은 모두 그 호기심이 차지했다. 결국 두란다르는 이 문제에 전념하기 위해 잘 운영되던 클리닉을 접기로 결정했다. 그리고 그 연구에 진지하게 몰두하려면 인도를 떠나 미국으로 가야 한다는 사실을 깨달았다.

두란다르는 미국에 있는 사람들에게 편지를 쓰고 전화를 하면서 박사 후 연구원 자리를 찾았다. "미국 사람들이 보인 반응을 이해할 수가 없었어요. 공손하게 표현해도 그 요점은 '꺼져라'였어요. 이제 와서 생각하면 그런 태도가 이해가 가긴 해요. 이상한 나라에서 듣도 보도 못한 사람이 바이러스가 비만을 초래할 수 있다는 기이한 내용의 편지를 보내왔을 뿐만 아니라, 당신 연구실에 와서 일하고 싶어하고, 연구를 위해 당신의 돈을 쓰길 원한다고 생각해보세요. 일반적으로 연구실에 박사 후 연구원으로 일하려는 사람들은 자기 연구 계획을 직접 가져오지 않고, 할당받은 연구 계획에 매달려 일하죠. 하지만 나는 그 반대로 하려고 했던 거예요."

두란다르에게는 미국에서 박사 후 연구원 자리를 얻는 행운이 찾아오지 않았다. 하지만 그의 열정은 식지 않았다. 이번에는 다른 각도에서 접근해보기로 마음먹었다. "나는 일단 미국으로 건너가서 내가 얻을 수 있는 박사 후 연구원 자리라면 어떤 곳이라도 마다하지 않기로 결심했어요. 일단 미국에 가기만 하면, 적어도 꿈을 이룰 수 있는 곳에서 일할 수 있을 테니까요. 그러고 나서 거기서 사람들을 접촉해 설득해볼 작정이었어요."

그래서 두란다르는 아내와 일곱 살 먹은 아들을 데리고 무작정 미국으로 건너갔다. 여행 가방 세 개에 살림살이를 꾸려 미국에 도착했다. 두란다르는 노스다코타주에서 박사 후 연구원 자리를 얻어 펙틴을 연구하는 프로젝트를 위해 해바라기를 꺾는 일을 했다. 그는 "우리는 바이러스와 비만에 관한 연구를 할 박사 후 연구원 자리를 얻기까지 2년 동안 노력해보기로 했습니다. 만약 그런 일이 일어나지 않는다면, 인도로 돌아가서 클리닉을 다시 열기로 했지요"라고 말했다.

미국에 도착한 두란다르는 자신의 연구에 흥미를 보일 만한 연구소와 모두 접촉했다. 전화도 하고 친구를 통해 소개도 부탁하고 편지도 써서(한 번에 30~40통씩) 아내에게 부쳐달라고 건네주었다. 하지만 2년이 지나도 관심을 보이는 연구소가 한 군데도 없었다. 지치고 낙담한 두란다르 부부는 인도로 돌아가기로 결심했다. 인도에서 아들이 다닐 학교를 알아보고 입학 절차까지 마친 뒤 돌아갈 준비를 했다. 두란다르는 "바이러스와 비만에 관한 연구를 할 수 없다면, 미국에서 계속 살고 싶은 마음이 없었습니다"라고 말했다.

하지만 두란다르의 인생에 운명이 개입한 두번째 사건이 일어났다. 위스콘신 의학대학원의 유명한 비만 과학자 리처드 앳킨슨Richard Atkinson은 두란다르가 인도에서 살고 있을 때 쓴 논문을 읽어보았다. 앳킨슨은 1982년에 개 디스템퍼 바이러스가 생쥐에게 비만을 초래한다는 사실(두란다르가 국립의학도서관에서 받았던 것과 동일한 논문에서)을 알고 나서 바이러스학과 비만에 관심을 갖게 되었다. 그는 구조상 개 디스템퍼 바이러스와 비슷한 홍역 바이러스가 어린이에게 같은 효과를 나타내는지 궁금했다. 그래서 그것을 연구하기 위해 질병통제예방센터에 연구비를 신청했지만 거절당했다.

앳킨슨은 실망했으나 그래도 이 주제에 대한 관심의 끈을 놓지 않았다. 그러던 어느 날, 정말 뜻하지 않게 두란다르가 연락을 해왔다. 앳킨슨은 유명한 연구자이고 전에 북아메리카비만연구학회(지금은 비만학회라고 부른다) 회장을 지낸 적도 있기 때문에, 일자리를 찾으려고 애쓰는 박사 후 연구원으로부터 걸려오는 전화에 익숙했다. 하지만 앳킨슨은 "박사 과정 학생들이 하는 연구는 주 연구자가 정해주는 게 일반적입니다. 그런데 니킬과 대화를 하면서 그의 논문에 여러 저자 이름이 함께 올라 있긴 하지만 박사 과정 내내 그가 비만에 관한 연구를 독자적으로 주도했다는 사실을 분명히 알 수 있었습니다"라고 말했다. 앳킨슨은 두란다르가 감수한 희생에도 큰 감명을 받았다. 앳킨슨은 이렇게 회상한다. "두란다르는 인도에서 비만 클리닉을 세 군데나 운영했고, 그 일로 크게 성공했습니다. 그런데도 그 모든 것을 포기했어요. 미국에서 박사 후 연구원으로 일자리를 얻어 비만에 관한 연구를 하려고 급료가 95%나 삭감되는 것까지 감수했죠. 그는 진정한 과학자입니다."

두란다르가 인도로 돌아갈 일정을 잡기 불과 몇 주일 전에 앳킨슨은 매디슨에 있는 위스콘신 대학의 일자리를 제안했다. 1994년부터 두란다르는 그곳에서 박사 후 연구원으로 일하기 시작했다.

당뇨병 환자를 위한 체중 관리 계획

1989년 가을, 랜디는 영업용 운전 면허증을 신청했다. 그러려면 건강 검진을 받아야 했다. 소변 검사를 받고 난 뒤, 간호사가 랜디에게 컨디션이 괜찮냐고 물었다. 랜디는 "오늘은 정상이에요"라고 대답했다. 하지만 간호사는 랜디에게 실험실에서 그의 소변 시료에 포도당 용액을 쏟는 바람에 혈액 시료를 채취해야 한다고 말했다. 혈액 검사 결과는 랜디의 포도당 수치가 500mg/dL라고 알려주었다(정상 수치가 100이라는 사실을 상기하라). 사실은 실험실에서 소변 시료를 다루다가 실수를 한 것이 아니었다. 랜디의 소변 검사 결과가 기준에서 너무 많이 벗어나자 간호사가 놀라서 랜디의 담당 의사에게 그 사실을 알렸고, 그러자 의사가 랜디의 공복 혈당 수치를 측정한 것이었다. 그 결과, 랜디에게 인슐린 내성과 중증 당뇨병이 있음이 밝혀졌다.

랜디는 40세의 나이에 체중이 약 168kg이나 나갔다. 곤혹스러운 상황이었다. 그는 늘 배가 고팠고 계속 체중이 증가했다. 이 문제를 얼른 해결하지 않으면, 심장혈관 질환과 신경 손상을 비롯해 심각한 당뇨병 복합증이 생길 게 뻔했다.

다이어트를 수없이 시도하고 실패한 랜디와 담당 의사는 중증 당뇨병 환자를 위한 병원 프로그램이 최선의 선택이라고 판단했다. 병원에서는 혈당을 조절하기 위한 인슐린 주사의 최적 투여량과 시기를 결정하려고 랜디의 혈액을 자주 검사했다. 랜디는 당뇨병 환자를 위한 식품 교환 다이어트가 있다는 것을 알고 있었다. 이것은 환자에게 육류와 탄수화물, 채소, 지방 섭취를 정해진 양만큼 허용하는 다이어트였다. 빵을 포함해 정제 탄수화물은 모두 금지되었다. 랜디는 "나는 몇 년 동안 빵이나 피자는 한 조각도 먹지 않았습니다"라고 말했다.

하지만 이 프로그램만으로 충분할까? 랜디는 의지가 부족하지 않았는데도 체중 조절에 도전할 때마다 늘 어려움을 겪었다. 그는 어린 시절부터 식사량을 조절하고 운동을 하고 사교적인 식사 자리를 피하면서 지방과 싸워왔다. 하지만 그의 엄격한 규율도 지방에는 상대가 되지 않았다. 랜디는 평생 체중 조절을 해야만 했다. 병원 환경은 도움이 되었다. 랜디는 체중이 줄기 시작했다. 하지만 다이어트 프로그램을 엄격하게 따랐는데도 체중은 겨우 몇 킬로그램 줄어드는 데 그쳤다.

미국인에게서 확인된 바이러스

마침내 위스콘신 대학에서 박사 후 연구원으로 일을 시작한 두란다르는 자신이 좋아하는 연구를 자유롭게 할 수 있어 매우 기뻤다. 바이러스에 강한 호기심을 갖고 있던 그는 그 답을 찾는 연구에 얼른 착수하고 싶었다. 하지만 막상 인도에서 연구했던 SMAM-1 바이러스 시료를 구하려고 하니, 미국 농무부가 수입 허가를 거부했다. 박사 후 연구원 자리를 얻는 데 2년이 걸렸는데, 이제는 필요한 바이러스를 얻을 수가 없었다. 두란다르는 크게 실망했지만, 이때 운명이 세번째로 개입하고 나섰다.

SMAM-1 바이러스를 구할 수 없게 된 두란다르는 연구용 바이러스를 판매하는 회사와 접촉했다. 그 회사의 카탈로그에는 인간 아데노바이러스가 50여 종 실려 있었다. 두란다르는 이렇게 말한다. "나는 내가 원하던 인간 아데노바이러스를 주문할 생각이었지만, 그 아데노바이러스는 없었어요. 대신에 50여 가지나 되는 다른 인간 아데노바이러스가 있었지요! 그래서 또 궁지에 빠지고 말았어요. 이 난국을 어떻게 헤쳐나가야 하나 궁리했죠. 1번, 2번, 3번, 50번, 49번, 48번으로 시작해야 할까? 그래서 우리는 약간의 추측과 운에 의존해 36번을 가지고 시작하기로 결정했습니다. 36번이 마음에 들었던 이유는 그것이 항원으로서 아주 독특한 성질을 갖고 있기 때문이었습니다. 즉, 36번은 같은 집단 내에 있는 다른 바이러스들과 교차 반응하지 않아 다른 바이러스들에 작용하는 항체가 36번을 무력화시키지 않는다는 뜻이지요."

그것은 뜻밖의 행운을 가져다준 선택이었다. Ad-36은 닭에서 발견된 SMAM-1과 비슷한 성질을 가진 것으로 드러났다. 앳킨슨은 Ad-36이 SMAM-1의 돌연변이 변종일지도 모른다고 생각했다. 두란다르가 닭들에게 Ad-36을 감염시키자, SMAM-1의 경우와 마찬가지로 닭들은 지방이 증가한 반면, 콜레스테롤과 트라이글리세라이드는 감소했다. 두란다르는 이것이 거짓 양성 결과가 아니라는 점을 확실히 하고 싶었다. 그래서 다른 바이러스가 닭에게 지방을 붙게 하지 않는다는 것을 분명히 보여주기 위해 다른 닭 집단에 CELO 바이러스를 주사했다. 여기에 더해 아무것도 주사하지 않은 닭 집단도 따로 관리했다. Ad-36에 감염된 집단, CELO에 감염된 집단, 아무것에도 감염되지 않은 집단, 이렇게 세 집단을 비교했더니, 오직 Ad-36에 감염된 집단만 더 뚱뚱해졌다. 그러고 나서 두란다르는 생쥐와 마모셋을 대상으로 실험을 했다. 모든 경우에 Ad-36은 동물을 더 살찌게 했다. 마모셋은 감염되지 않은 동물에 비해 약 3배나 체중이 늘었고, 체지방은 약 60%나 늘었다!

여기서 중대한 질문이 하나 나왔다. Ad-36은 사람에게도 효과를 나타낼까? 두란다르와 앳킨슨은 500명 넘는 피험자를 대상으로 Ad-36 바이러스에 대한 항체가 있는지 조사했다. 이 항체가 있다면, 살아오는 동안 어느 시점에 Ad-36 바이러스에 감염된 적이 있다는 뜻이다. 비만인 피험자 중 30%가 Ad-36 항체 검사에서 양성이 나온 반면, 비만이 아닌 피험자 중에서는 11%만 양성 반응이 나왔다(3대 1의 비율). 게다가 비만이 아닌 피험자 중에서 Ad-36 항체 양성 반응이 나온 사람들은 이 바이러스에 한 번도 노출된 적이 없는 사람들보다 체중이 훨씬 많이 나갔다. 또 한 번 이 바이러스는 지방과 상관관계가 있는 것으로 드러났다.

그다음에 두란다르는 훨씬 엄격한 실험을 고안했다. 쌍둥이들을 대상으로 Ad-36의 존재를 조사했다. "우리는 쌍둥이는 서로 체중이 비슷할 거라고 가정했지요. 그런데 한 명은 바이러스 항체 검사에서 양성이고 또 한 명은 음성인 쌍둥이 쌍들만 고른다면, 이 불일치 쌍둥이 쌍들을 대상으로 연구를 할 수 있습니다. 만약 이 바이러스가 사람의 비만에 영향을 미친다면, 항체에 양성 반응이 나온 쌍둥이는 음성 반응이 나온 쌍둥이보다 체중이 더 많이 나갈 것입니다. 그래서 우리는 혈액 검사를 했고, 바이러스 감염에 불일치 반응을 나타낸 쌍둥이 28쌍, 그러니까 56명을 확보했지요. 결과는 우리가 가정했던 것과 정확하게 일치했어요. Ad-36 항체에 양성인 쌍둥이는 음성인 형제보다 훨씬 뚱뚱했지요."

물론 인간 피험자에게 연구 목적으로 바이러스를 감염시키는 것은 비윤리적이므로, 이 연구 결과는 완벽하게 확인할 수 없다. 하지만 두란다르는 "이것은 사람에게 바이러스를 직접 감염시키는 방법을 제외하고, 바이러스가 사람에게서 어떤 역할을 하는지 보여주는 데 가장 가까이 다가간 연구 결과입니다"라고 말했다.

새로운 지방 관리 방법: 비난을 멈추라

랜디를 수 년 동안 치료해온 담당 의사는 환자의 힘겨운 싸움이 계속 이어지리란 사실을 알았다. 병원에 입원한 후 랜디는 체중을 조절하는 데에는 진전이 있었지만, 장기적인 성공을 위해서는 더 특별한 치료가 필요했다. 담당 의사는 다루기 힘든 비만 사례에서 어느 정도 성공을 거두고 있던 내분비 전문의에게 랜디를 보냈다. 바로 위스콘신 대학의 리처드 앳킨슨이었다.

자신의 지방을 통제하지 못한다면 죽음을 맞이할 수밖에 없을 거라고 생각한 랜디는 앳킨슨 박사를 만나러 갔다. 앳킨슨에게서 느낀 첫인상은 친절하다는 것이었다. 그는 랜디가 체중 때문에 죄책감을 느끼지 않게 했다. 랜디는 이렇게 말한다. "다른 곳들에서는 당사자를 탓합니다. 그들은 나의 과거로 돌아가 내가 그때 이러이러한 일을 했기 때문에 오늘날 이런 결과를 맞이하게 됐다고 비판적으로 얘기하죠. 그런데 앳킨슨은 전혀 그러지 않았어요. 그는 이렇게 말했죠. '좋아요, 우린 지금 이런 상황에 있는데, 어떻게 하면 이것을 바로잡을 수 있을까요?' 그는 매우 미래 지향적이었어요."

앳킨슨은 비만 치료를 위한 장기 프로그램을 설계해왔다. 그는 환자들에게 비만은 만성 질환이고, '영원히' 치료를 받아야 한다고 설명했다. 환자들은 프로그램을 시작하고 나서 처음 석 달 동안 일주일에 며칠씩 모여 비만과 지방의 기초를 설명하는 강의를 들어야 했다. 그후에는 방문 횟수가 1~2주에 한 번으로, 그다음에는 한두 달에 한 번으로 줄었다. 체중이 다시 불어나는 사람은 방문 횟수를 더 늘리라는 지시를 받았다. 이 프로그램에 등록한 피험자는 전체 프로그램에 몰두해야 했다. 랜디는 마침내 지방의 과학을 배울 수 있다는 생각에 흥분했다. 랜디는 "대학 강의를 들으면서 내 상태에 대해 배운다는 이야기를 듣자마자, 나는 '신청할게요!'라고 말했어요. 나는 오로지 이 프로그램에 참여하기 위해 일리노이주에서 위스콘신주 매디슨까지 차를 몰고 가야 했지만, 그럴 만한 가치가 있었습니다"라고 말한다.

강의에서 앳킨슨은 비만에 관한 과학적 연구 결과—확실하게 알려진 것과 그렇지 않은 것—를 설명했다. 그는 고정점 이론set point theory을 설명했다. 이것은 몸이 체중을 일정하게 유지하려는 경향을 말하는데, 이 때문에 고정된 체중을 바꾸기가 그렇게 힘들다. 그는 원래 말랐다가 체중이 평균 25% 증가한 피험자는, 그 체중을 유지하려면 원래 비만인 사람보다 훨씬 많이 먹어야 한다는 획기적인 실험 결과를 소개했다. 그리고 Ad-36에 대한 연구와 함께 바이러스와 비만의 상관관계를 설명했다. 이러한 과학적 관점은 랜디가 지방의 다양한 방어 메커니즘을 이해하고 지방을 정복하기 위해 자신에게 필요한 전략을 이해하는 데 큰 도움을 주었다.

앳킨슨은 또한 랜디에게 박사 후 연구원으로 일하던 자신의 새 조수를 소개했는데, 그는 바로 인도에서 온 젊은 과학자 니킬 두란다르였다. 두란다르는 랜디를 검사하고 혈액 시료를 분석했다. 랜디에게서는 Ad-36 항체 양성 반응이 나타났다. 따라서 랜디는 과거 어느 시점에 이 바이러스에 감염되었을 가능성이 높았다. 랜디는 어린 시절에 수탉에게 할퀸 사건과 그후부터 식욕이 폭발하면서 체중이 급속도로 늘기 시작했다는 사실이 기억났다. 그동안 음식 때문에 겪었던 모든 문제와 급속한 지방 축적이 일어난 이유가 이제야 이해되었다. 만약 자신이 연구 대상이었던 닭과 마모셋, 쌍둥이, 그 밖의 사람들과 같다면, Ad-36에 감염되었기 때문에 지방이 잘 축적되었을 것이다. 랜디는 "앳킨슨과 두란다르가 내 인생을 바꾸었습니다. 비로소 모든 것이 명쾌하게 설명되었지요. 나는 해방감과 함께 큰 힘을 얻었습니다"라고 말했다.

바이러스는 어떻게 지방 축적에 기여할까?

Ad-36 같은 바이러스는 어떻게 지방을 만드는 원인이 될까? 앳킨슨은 이렇게 설명한다. "Ad-36이 사람을 살찌게 만드는 방법은 세 가지가 있습니다. (1) 혈액에서 포도당 흡수를 증가시켜 그것을 지방으로 전환시키고, (2) 지방을 만드는 효소인 지방산 합성 효소를 통해 지방 분자의 생산을 증가시키고, (3) 모든 지방을 수용하기 위해 뼈나 지방으로 변할 수 있는 줄기세포들을 지방을 만드는 데 할당함으로써 더 많은 지방세포가 만들어지게 합니다. 그래서 이미 있던 지방세포들은 더 커지는 동시에 신체는 지방세포를 더 많이 만들어냅니다."

연구자들은 닭에게 할퀸 사건이 랜디가 Ad-36에 감염된 시발점일 수 있다고 인정한다. 하지만 이들은 신중한 태도를 보였다. Ad-36이 닭에서 사람으로 전염될 가능성은 직접 연구된 적이 없기 때문이다.

두란다르는 텍사스 공과대학의 영양과학과 학과장을 맡기 위해 위스콘신 대학을 떠나고 앳킨슨은 버지니아주로 옮겨갔지만, 두 사람은 긴밀한 관계를 유지했다. 최근에 두란다르는 10년에 걸쳐 1500명의 피험자를 추적 조사했다. 연구를 시작할 때 피험자들에게 Ad-36에 대한 항체가 있는지 검사했고, 매년 다시 확인했다. 두란다르는 "항체 양성 반응을 보인 사람들 중 시작할 때 양성이었던 사람들은 10년 동안 체중이 훨씬 많이 늘어난 것으로 밝혀졌습니다"라고 말했다. 앳킨슨도 비슷한 연구를 했는데, 1995년부터 2012년까지 미 공군 군인들을 대상으로 입대할 당시의 혈청을 분석했다. 입대 당시에는 비만이 아니었지만 Ad-36 바이러스에 감염된 사람들은 연구가 끝날 무렵에 과체중이 될 위험이 약 4배나 높았다.

두란다르와 앳킨슨은 Ad-36이 비만에 기여한다는 것을 보여주는 연구를 여러 번 했지만, 의심의 눈초리는 여전히 남아 있었다. 앳킨슨은 이렇게 말한다. "학회 강연에서 Ad-36이 비만을 초래하거나 비만과 상관관계가 있음을 보여준 연구 15건을 소개한 적이 있습니다. 강연이 끝난 뒤 친한 친구가 '나는 도저히 못 믿겠어'라고 말하더군요. 이유는 말하지 않았어요. 그냥 믿을 수 없다고만 했어요. 사람들은 비만의 기여 요인으로 음식 섭취와 운동에만 집착합니다. 하지만 사실은 그것 말고도 더 있어요."

두란다르도 비슷한 경험을 한 적이 있다. 그는 이렇게 덧붙인다. "과학과 신념은 한 가지 차이점이 있습니다. 당신이 믿는 것은 신념에 속하지 과학에 속하지 않습니다. 과학은 데이터를 바탕으로 해야 합니다. 의심하는 사람들에게 왜 의심을 품느냐고 물어봤더니 구체적인 이유를 딱 꼬집어 이야기하지 못하더군요. 과학은 믿음을 다루는 것이 아니라 사실을 다룹니다. '우리는 하느님은 신뢰한다. 하지만 나머지 모든 것은 데이터를 내놓아라'라는 말도 있지요."

때로는 과학도 받아들이기 어려운 것이 있다

패러다임을 바꾸는 개념이 의심을 받는 일은 과학에서 흔히 일어난다. 배리 마셜Barry Marshall은 궤양의 원인은 스트레스가 아니라 헬리코박터균이라는 가설을 내놓았다가 과학계에서 불신을 받는 경험을 한 또 한 명의 연구자이다. 제약 회사들은 정서적 동요가 위산 과다 분비를 초래하며, 이것은 타가메트Tagamet나 잔탁Zantac 같은 블록버스터 약을 사용해야만 진정시킬 수 있다는 믿음에 편승해 막대한 돈을 벌어들이고 있었다. 하지만 환자가 제산제 복용을 중단하면 궤양이 재발한다—스트레스와 상관없이. 게다가 궤양은 가끔 위암으로 발전하기도 한다.

왕립퍼스병원에서 병리학자로 일하던 마셜의 동료 로빈 워런Robin Warren은 현미경 관찰을 통해 궤양이 생기면 코르크마개뽑이처럼 생긴 헬리코박터균도 많이 생긴다는 사실을 발견했다. 마셜은 전도사처럼 이 소식을 의사들에게 널리 알리려고 나섰다. 하지만 과학계는 믿을 수 없다는 반응을 보였고, 결국 마셜은 이 세균을 더 연구하는 데 필요한 연구비 지원까지 거부당했다. 임상 시험에 참여할 환자를 한 명도 구할 수 없자, 마셜은 결국 유일한 지원자를 대상으로 임상 시험을 할 수밖에 없었는데, 그 지원자는 바로 자신이었다. 그는 자신의 가설을 입증하기 위해 헬리코박터균 칵테일을 들이마셨고,

곧 구토를 하면서 궤양 초기 단계에 들어갔다. 그전에 그는 헬리코박터균을 죽일 수 있는 항생제를 이미 연구해두었기 때문에 얼른 그 약을 먹고 궤양을 치료했다.

이 사례를 발표했을 때조차 마셜은 고국인 오스트레일리아에서는 별로 큰 관심을 받지 못했다. 하지만 자극적인 표제를 애호하는 미국 언론은 그의 이야기에 주목했다. 그 관심은 딱히 과학자가 갈망하는 그런 종류의 관심은 아니었다. 『내셔널 인콰이어러』 같은 타블로이드 신문은 그의 이야기를 '기니피그 박사가 스스로 실험 대상이 되어 궤양을 치료하다'라는 제목의 기사로 소개했다. 이런 홍보 덕분에 이 이야기는 FDA의 관심을 끌었고, FDA는 항생제를 이용한 궤양 치료 가능성을 알아보기 위해 완전한 임상 시험을 촉구하고 나섰다. 임상 시험은 성공적이었고, 마셜과 워런의 가설은 마침내 옳다는 것이 입증되었다. 이 발견으로 두 사람은 2005년에 노벨상을 받았다. 수년간 학계에서 추방당하다시피 하며 지낸 세월에 대한 달콤한 보상이었다.

두란다르는 헬리코박터균의 사례와 마찬가지로 새로운 연구가 나오면 감염성 비만에 대한 의심을 극복할 수 있을 것이라고 기대한다. 과학자들이 그 바이러스의 작용에 대해 더 많은 통찰을 얻고, 분자 차원의 메커니즘을 더 정확하게 알아내면, 그런 의심도 사라질 것이다. 세균과 바이러스 때문에 지방이 생긴다는 개념은 현재로서는 비만이 오로지 과식과 게으름 때문에 생긴다는 일반 상식과 어긋난다. 개 디스템퍼 바이러스와 7형 라우스 관련 바이러스, 보르나 바이러스가 모두 동물에게 비만을 초래하는데도 불구하고, 불신의 분위기는 여전히 그대로 남아 있다. 두란다르는 "여러 연구소에서 Ad-36이 인종과 상관없이 사람의 비만과 유의미한 관련이 있음을 보여준 연구가 18~20건 있습니다"라고 말한다.

리처드 앳킨슨은 Ad-36 백신이 개발되길 기대한다. 그는 비만인 사람들 중 30%가 이 바이러스에 영향을 받으며, 그 때문에 체중이 더 많이 나간다고 생각한다. 그리고 지금 수두와 홍역 백신을 맞는 것처럼 언젠가 어린이들이 Ad-36 백신을 맞는 날이 오길 기대한다. 하지만 지금 당장은 Ad-36을 직접 치료할 방법이 없다. 앳킨슨은 "설사 그 바이러스에 감염돼 비만이 될 가능성이 높다고 하더라도, 음식 섭취와 운동은 여전히 자신의 통제하에 있습니다. 그저 더 열심히 노력하는 수밖에 없죠"라고 말한다.

랜디는 분명히 대부분의 사람들보다 훨씬 더 열심히 노력한다. 체중을 158kg에서 77kg으로 줄이는 데 성공했다. 하지만 그것은 결코 쉬운 일이 아니었다. 하루 음식 섭취량을 일반적인 성인 남자가 섭취하는 양의 절반에 가까운 1200~1500칼로리로 제한했다. 야채샐러드를 주식으로 하고 과일과 견과류를 간식으로 먹었다. 앳킨슨은 랜디를 가리켜 "그는 놀라운 사람입니다. 내가 만난 사람들 중에서 누구보다도 규율을 철저히 지키거든요"라고 말한다.

랜디는 사람들을 '먹는 세계' 사람들과 '먹지 않는 세계' 사람들로 나눈다. "나는 다른 사람들이 먹는 것을 똑같이 먹어서는 안 돼요. 내가 계속 살길 원한다면 내가 그들과 똑같이 먹길 기대하지 말라고 가족과 친구에게 말해야만 합니다. 가족은 나의 노력을 적극 뒷받침해주었는데, 이것은 아주 중요합니다. 외식을 할 때에는 모두 자기가 원하는 것을 먹지만, 나는 과일과 견과류를 고집하거나 삶은 달걀을 가져가지요. 자신이 '먹는 세계'의 일원이 아니라는 사실을 깨달아야만 합니다."

랜디는 이제 과거에 보내온 오랜 세월보다 훨씬 행복하게 살아간다. 자신의 조건이 어떤지 알았고, 매일 체중을 유지하기 위해 분투한다. 심지어 체중이 다시 이전으로 돌아가지 않도록 만전을 기하기 위해 위 두름길 수술을 받으려고 집을 담보로 대출까지 받았다. 이 수술은 보험이 적용되지 않았는데, 102kg은 충분히 무거운 체중으로 인정되지 않았기 때문이다. 랜디는 이렇게 말한다. "어떤 사람들은 그 수술을 받으려고 체중을 늘리는데, 그러면서 식습관을 망치는 바람에 수술을 받고 나서 체중을 유지할 수 없게 됩니다. 좋은 식습관이 받쳐주지 않으면, 수술 결과는 오래 지속되지 않아요…… 지금 나는 과거에 비해 훨씬 보기가 좋아요. 사실, 전에 나보다 더 말랐던 친구들이 지금은 나보다 더 뚱뚱하지요." 한때 랜디의 목표는 숨을 깊이 들이마셔 뱃살이 드러나지 않게 하는 것이었다. 이제 그는 "나는 손뼉을 치며 조깅을 하고, 운동 수업에서 평생 처음으로 셔츠를 벗을 용기를 내보는 62세 남성입니다…… 이제 내 목표는 72kg까지 감량해 몸에 딱 붙는 수영복을 입는 것입니다!"라고 말한다.

바이러스뿐만이 아니다, 세균도 비만을 초래할 수 있다

랜디와 음식의 관계는 특이하지만, 거의 먹지 않는데도 체중이 늘어나는 느낌을 경험하는 사람은 그뿐만이 아니다. 많은 사람이 그렇게 느낀다. 친구들은 세 가지 코스로 구성된 식사를 하는 동안 자기는 겨우 절반 코스밖에 먹지 않는데도 살이 더 찐다. 친구들은 키가 더 크거나 근육질이지도 않고 심지어 운동을 전혀 하지 않는데도 살이 찌지 않는다. 이렇게 체중 때문에 고민하는 사람들은 마치 자기 몸이 지방을 사랑하는 외계인에게 탈취당한 듯한 느낌이 드는데, 어쩌면 이것은 진실에서 그리 벗어난 이야기가 아닐지도 모른다. 다만 그 외계인은 하나가 아니다. 그들은 수조 이상 된다. 오늘날 의학은 우리가 살아가는 동안 몸에 들어와 다양한 방식으로 신체 건강에 영향을 미치는 세균과 바이러스처럼 모든 사람의 몸 안에 들어 있는 미생물에 관심을 기울이고 있다. 이들 미생물은 우리 몸에 저장되는 지방의 양에도 영향을 미친다.

지방을 좌우하는 주체는 우리뿐만이 아니라는 이 개념에 많은 사람이 불안을 느낄 수 있다.

안톤 판 레이우엔훅은 우리 몸에 있는 미생물을 최초로 관찰한 사람 중 한 명이다. 1683년, 그는 치석에서 긁어낸 물질을 현미경으로 들여다보다가 렌즈 위에서 이리저리 돌아다니는 작은 '극미동물animalcules' 수백 마리를 관찰했다. 레이우엔훅은 뜨거운 커피를 마시고 나서 긁어낸 물질을 가지고 관찰한 결과 이 극미동물들이 죽었다는 사실을 알고는 기묘함을 느꼈다.

최근 수십 년 사이 세균에 대한 지식은 엄청나게 늘어났다. 이제 우리는 이들 단세포 생물이 어디에나 존재한다는 사실을 안다. 우리가 태어나는 순간부터 세균은 콧속과 겨드랑이, 피부, 폐, 입, 소화관을 비롯해 외부 세계에 노출된 신체 부위 거의 모든 곳에 식민지를 건설하기 시작한다. 세균은 자신의 이익을 취하는 한편으로 우리에게 도움을 주기도 하는 공생 형태로 몸속에 머물며 우리와 함께 동거한다.

신생아는 미생물이 바글거리는 산도를 지나가는 과정만으로도 온몸이 세균으로 뒤덮인다. 제왕절개 수술로 태어나더라도, 산모의 피부에 있는 세균이 신생아에게 들러붙는다. 초기 영양 공급 방식—모유와 분유—도 우리 몸에 붙는 초기 세균의 종류에 영향을 미친다. 어느 쪽이건 아이에게 생기는 세균의 종류는 부모의 세균과 밀접한 상관관계가 있다. 창자에 서식하는 세균의 종류는 특히 그렇다. 태어나 처음 몇 년 동안 환경에 노출되는 빈도가 잦아지면서 우리 몸에 붙어사는 세균의 종류와 수도 증가한다. 우리가 자람에 따라 창자에 서식하는 미생물 수는 약 100조에 이른다. 결국 우리 몸에 붙어사는 미생물 수는 우리 몸의 세포 수보다 10배나 많아진다. 이렇게 수로 따진다면, 우리는 사람보다 미생물에 더 가까운 존재라고 할 수 있다.

우리 몸에서 가장 큰 세균 집단은 창자의 아래쪽 절반 지역에 살면서 에너지 대사와 비타민 합성, 소화를 돕는다. 그러니 세균이 우리 지방과 체중에 영향을 미친다는 것은 전혀 놀라운 이야기가 아니다. 우리 몸에 사는 세균의 종류와 양에 따라 음식에서 흡수하는 칼로리가 다른 사람들보다 더 많거나 적을 수 있는데, 이것은 체중에 영향을 미친다.

미주리주 세인트루이스에 있는 워싱턴 대학의 제프리 고든Jeffrey Gordon 박사는 장내 세균 연구자로 유명하다. 고든은 키가 크고 갈색 곱슬머리에 금속테 안경을 걸쳤는데, 문장을 끊으면서 말하는 법도 없이 자신의 연구 결과를 열심히 설명한다. 고든은 대사에서 세균이 어떤 역할을 하는지 연구하다가 기묘한 경향을 발견했다. 그의 팀은 프레드리크 벡헤드Fredrik Bäckhed와 함께 생쥐를 두 집단으로 나누어 길렀다. 한 집단은 무균 상태에서 길러 몸에 세균이 하나도 없었고, 또 한 집단은 평소처럼 공기에 노출시키며 길러 창자에 일반적인 세균이 서식했다. 두 집단이 먹은 먹이의 종류와 양은 동일했다. 그러고 나서 생후 8~10주쯤 됐을 때, X선 흡수 계측법(X선의 흡수 정도를 비교해 어떤 물질의 밀도나 질량을 측정하는 방법)을 사용해 지방의 양을 정확하게 측정했더니 아주 놀라운 결과가 나왔다. 통상적인 방법으로 길러 창자에 온갖 종류의 세균이 있는 생쥐는, 무균 생쥐보다 먹이를 약 3분의 1이나 덜 섭취했는데도 무균 생쥐에 비해 지방이 42%나 더 많았다. 세균에서 뭔가가 지방의 저장을 촉진하고 있었다.

고든 팀은 처음에는 무균 생쥐의 대사율이 더 높을 거라고 생각했다. 하지만 놀랍게도 무균 생쥐의 대사율은 정상 생쥐보다 27%나 '낮았다'. 창자에 온갖 종류의 미생물이 있는 생쥐는 먹이를 덜 먹고 대사율이 더 높은데도 무균 생쥐보다 살이 훨씬 많이 쪘다.

고든은 정상 생쥐의 세균을 무균 생쥐한테 옮기면 어떤 일이 일어날지 궁금했다. 그래서 통상적인 방법으로 기른 생쥐의 장내 미생물을 무균 생쥐의 창자로 옮겼다. 14일이 지나자, 생쥐는 체지방이 57%나 증가했다! 더 이상한 것은 세균에 새로 감염된 이 생쥐들은 무균 생쥐에 비해 먹이를 27%나 '적게' 먹었다. 장내 세균이 있는 생쥐가 무균 생쥐에 비해 약 4분의 1이나 덜 먹는데도 50% 이상 더 살이 찌는 결과가 또다시 나왔다!

이 효과는 생쥐에게서만 나타나는 것이 아니었다. 몇 년 뒤, 고든 팀에서 일하던 바네사 리도라Vanessa Ridaura는 세균이 사람에게도 체중 증가를 초래하는지 알아보는 실험 방법을 생각해냈다. 이 팀은 한 명은 비만이고 한 명은 마른 체격인 쌍둥이 네 쌍을 찾아냈다. 고든은 각 쌍둥이의 대변에 섞인 세균을 마른 무균 생쥐에게 이식했다. 세균을 이식받은 생쥐는 새로운 세균을 서로에게 옮기는 일이 일어나지 않도록 각자 별개의 우리에 가둬 관리했다. 실험을 진행하는 동안 모든 생쥐에게는 똑같은 종류의 먹이를 같은 양만큼 먹였다.

놀랍게도 각 생쥐는 대변을 제공한 사람이 지닌 것과 똑같은 특성을 갖게 되었다. 쌍둥이 형제 중 비만인 사람에게서 세균을 받은 생쥐는 마른 사람에게서 세균을 받은 생쥐보다 지방이 훨씬 많이 생겼다. 그리고 마른 사람에게서 세균을 받은 생쥐는 비만인 사람에게서 세균을 받은 생쥐보다 대변의 양이 더 많았다. 이것은 두 집단의 생쥐가 똑같은 양의 먹이를 먹더라도 마른 동물이 더 많은 먹이를 대변으로 배출한다는 것을 시사했다.

마른 피험자의 세균은 뚱뚱한 피험자의 세균보다 음식에서 에너지를 덜 흡수하는 대신에 더 많은 양의 음식을 노폐물로 배출하는 게 분명했다. 고든은 이렇게 말한다. "우리는 동물 연구로부터 여기에 인과 관계가 있을지도 모른다는 증거를 얻었습니다. 왜냐하면 비만인 사람으로부터 미생물 집단을 동물에게 이식했기 때문입니다. 그리고 미생물이 대사 장애, 특히 비만과 관련된 대사 장애뿐만 아니라 비만증 표현형을 더 많이 전달할 수 있음을 보여주었습니다."

세균이 어떻게 에너지를 추출하고 지방이 몸에 저장되게 할까? 장내 미생물은 사람에게 없는 효소들을 갖고 있다. 그래서 우리 소화계가 소화할 수 없는 식물 부위를 소화할 수 있다. 이 효소들 덕분에 세균은 다당류(우리 몸이 소화할 수 없는 복잡한 당류와 녹말)를 분해해 우리가 쉽게 흡수할 수 있는 단당류로 만든다. 이런 방식으로 세균은 우리가 혼자 힘만으로 할 수 있는 것보다 더 많은 칼로리를 음식물에서 추출하게 해준다. 게다가 세균은 작은창자의 모세혈관 수를 증가시키는데, 이 때문에 작은창자에서 흡수되는 음식물의 양이 증가한다. 따라서 사실상 세균은 우리의 소화 방식을 두 가지 측면에서 변화시킨다. 하나는 창자가 음식물을 흡수하는 능력을 향상시키는 것이고, 또 하나는 음식물에서 추출하는 당류의 양을 증가시키는 것이다.

세균의 영향은 소화에 그치지 않는다. 세균은 지방의 저장을 억제하는 단백질인 FIAF Fasting-Induced Adipose Factor(공복 유발 지방 인자)의 감소와도 연관이 있다. 세균은 FIAF를 감소시킴으로써 지방의 양을 증가시킨다. 이 모든 요인—창자의 영양분 흡수 증가, 음식물에서 추출하는 칼로리 증가, FIAF 감소—을 합쳐서 생각하면, 정상적인 세균을 가진 생쥐가 무균 생쥐보다 왜 살이 더 찌는지 설명할 수 있다.

세균이 모두 같은 것이 아니라는 사실을 지적할 필요가 있다. 비만과 관련 있는 세균도 있고 그렇지 않은 세균도 있다. 이 연구 부문에서는 변화가 빠르게 일어나고 있으며, 새로운 발견들은 인간 미생물총 microbiome(우리 몸에 사는 모든 미생물을 뭉뚱그려 이르는 말)의 복잡성을 밝히는 데 도움을 준다. 일부 연구에서 비만인 사람들은 장내 세균 중 후벽균 Firmicutes이 많고 의간균 Bacteroidetes이 적은 반면, 마른 사람들은 그 반대라는 사실이 밝혀졌다. 후벽균 중 특정 종들은 녹말을 분해하는 효율이 더 높아 음식물에서 에너지를 더 많이 추출하고 노폐물을 덜 만드는 것으로 보인다. 진화의 관점에서 볼 때 이것은 노폐물로 배출되는 칼로리가 적다는 잠재적 이점이 있다. 하지만 오늘날에는 노폐물로 배출되는 칼로리가 적은 것이 오히려 잠재적 단점이 될 수 있다! 다른 연구들에서는 장내 세균의 다양성이 비만과 관련이 있다는 결과가 나왔는데, 마른 사람은 비만인 사람보다 장내 세균의 다양성이 더 높다. 어느 쪽이건, 우리의 미생물총과 지방은 무관하지 않다는 증거가 쌓이고 있다.

제프리 고든은 시리얼을 이용해 소화 과정의 변동성을 설명한다. 시리얼은 다당류 함량이 높다. 우리가 시리얼 한 그릇에서 얻는 칼로리의 양은 장내 세균의 명단에 따라 달라진다. 어떤 세균은 다른 세균보다 음식물을 칼로리로 전환하는 효율이 더 높다. 그래서 포장지에 1회분 영양 정보가 110칼로리로 적혀 있더라도, 실제로는 자신의 몸에 사는 미생물에 따라 그보다 더 많거나 적은 칼로리를 얻을 수 있다. 고든은 "문제는 치리오스 한 그릇의 영양 가치가 모든 사람에게 똑같으냐 하는 것입니다. 우리는 그것이 사람에 따라 다르다고 생각하며, 사람을 대상으로 이를 신중하게 측정하는 조사가 아직도 필요한 과제로 남아 있습니다"라고 말한다.

좋은 소식은 우리 몸의 세균 분포가 고정돼 있지 않다는 점이다. 비만인 사람이 탄수화물이나 지방 섭취를 억제해서 체중을 줄이면, 몸속의 세균 분포에서 후벽균이 줄어들고 의간균이 늘어나는 쪽으로 변한다는 연구 결과가 나왔다. 또한 세균의 다양성도 높아지는 것으로 나타났다. 이런 식으로 지방은 지방을 낳는다. 에너지가 많은 음식물은 음식물에서 더 많은 에너지를 추출하는 세균의 증가와 연관이 있다. 반대로 지방 감소는 추가 지방 감소를 낳는다. 에너지가 적은 음식물은 체중 감소를 낳고, 세균의 분포를 변화시켜 음식물에서 추출되는 에너지양을 줄이고 노폐물을 더 많이 만듦으로써 체중 감소를 더욱 촉진한다. 사실, 우리가 먹는 것은 우리가 생각하는 것보다 훨씬 많은 이유로 우리의 체중을 위 또는 아래로 소용돌이치게 만든다.

자신의 미생물총과 협력하기

미생물총 연구는 막 발전하는 분야이므로, 대부분의 연구와 해석은 예비적인 것으로 간주해야 한다. 하지만 자신의 미생물총에 어떤 것들이 있는지 궁금하다면, 알아볼 방법이 있다. 미국인 창자 프로젝트American Gut Project는 참여자의 몸속에 사는 세균에 관한 지식 은행을 만들고 있다. 사용료를 내면 여러분에게 필요한 도구와 사용 방법을 보내준다. 거기에는 면봉으로 몸에서 세균을 채취하는 방법이 적혀 있는데, 채취한 세균 시료를 우송하면 여러분의 미생물총이 다른 사람들과 비교해 어떤 차이가 있는지 분석한 결과를 보내준다. 그 데이터는 여러분의 잘록창자(결장)에 후벽균이 많은지 적은지 뿐만 아니라 이롭거나 해로운 그 밖의 세균에 관한 정보도 알려준다. 만약 자신의 미생물총이 체중 증가를 쉽게 일으킬 잠재성이 있다고 밝혀질 경우, 그것을 체중 감소가 쉽게 일어나는 쪽으로 바꾸려면 어떻게 해야 할까?

첫째, 식단을 소화하기 어려운 섬유질을 더 많이 포함하는 음식들(즉, 채소와 과일), 포화 지방산을 덜 포함하는 음식들로 바꾼다. 그러면 섭취 칼로리를 줄일 수 있을 뿐 아니라, 음식이 개선될수록 장내 세균도 개선된다. 실험에서 8주일 동안 고칼로리 '서양식 음식'을 먹은 생쥐들은 후벽균의 비율이 더 높아졌다. 반면에 적정량의 과일과 채소를 포함해 포화 지방산 함량이 낮은 음식으로 식단을 구성하면, 적은 체중과 관련된 다양한 세균의 성장이 촉진된다.

벨기에 루뱅가톨릭 대학의 파트리스 카니Patrice Cani 박사는 프리바이오틱스prebiotics와 프로바이오틱스probiotics가 미생물총에 미치는 효과를 연구하고 있다(프리바이오틱스는 우리 몸에서 소화가 되지 않지만 장내 필수 세균에 영양분을 공급하는 식물 탄수화물을 말하고, 프로바이오틱스는 우리의 건강에 도움을 주는 실제 세균을 말한다). 카니는 "프리바이오틱스는 음식물 섭취를 줄이고, 건강한 피험자에게 포만감을 높입니다. 프리바이오틱스는 일부 미생물의 조성이나 활동을 변화시키고, 건강에 이로운 영향을 미칠 것입니다"라고 말한다.

카니는 연구를 통해 바나나, 아티초크, 콩 같은 식품에 들어 있는 프리바이오틱스를 하루에 최소한 16g씩 2주일 동안 섭취하면, 포만감이 높아지고 먹는 양이 줄어든다는 결과를 얻었다. 양파, 귀리, 리크 등에 들어 있는 올리고과당은 복부 지방을 약간 줄이고 배고픔을 감소시키는 효과가 있는 것으로 나타났다. 이들 프리바이오틱스 식품은 식욕을 줄일 뿐만 아니라 칼슘 흡수를 높이고, 체중 감소에 도움이 되는 장내 세균의 다양성 증가와도 연관이 있다. 프리바이오틱스는 의간균을 크게 늘릴 뿐만 아니라, 또 다른 유익한 세균인 아케르만시아 무키니필라*Akkermansia muciniphila*가 약 100배나 증가하도록 도움을 준다.

카니는 아케르만시아 무키니필라가 고지방 식사로 망가질 수 있는 점액질 창자 장벽을 복구하는 데 도움을 준다는 것을 보여주었다. 창자에서 건강한 점액질 내벽은 보호 장벽 역할을 하면서 건강에 좋은 세균의 성장을 촉진하고, 선천 면역을 높이며, 체내에 흡수되는 독소의 양을 줄인다. 결국 이 모든 것은 대사를 증진하고, 염증과 인슐린 내성을 낮추며, 지방 축적을 되돌리는 데 도움을 준다. 카니는 "고지방 식사는 미생물총의 조성을 변화시킵니다. 미생물총의 조성이 변하면, 결국 창자의 생체 기능도 변할 수 있습니다"라고 말한다.

사실, 미생물총은 흥미진진한 새 연구 분야인데, 우리가 '역겨움' 인자를 극복할 수 있다면, 유익한 세균을 도입하기 위한 대변 이식을 적극적으로 검토할 날이 올지도 모른다. 이것은 지나친 생각이 아니다. 클로스트리디움 디피실레*Clostridium difficile* 감염 같은 소화계 질환의 치료에 이미 그런 이식이 사용된 적이 있다. 이 실험들에서는 건강한 제공자의 대변을 관장이나 내시경을 사용해 환자에게 이식함으로써 잘록창자에 건강한 세균을 공급해 균형을 회복했다. 이식한 뒤 환자의 창자에 서식하는 세균 무리는 제공자의 그것과 비슷해졌고, 표준적인 항생제 치료를 한 것보다 훨씬 좋은 결과를 보이면서 환자의 증상이 해소되었다. 누가 알겠는가? 집에서 가까운 클리닉에서 체중 조절을 위한 대변 이식을 시술할 날이 곧 올지.

제7장

비만 유전자에 관한 한, 부모를 탓하라

우리는 눈 색깔에서부터 가지런한 치아와 키, 재능, 심지어 기분까지 모든 것을 유전자가 결정한다는 사실을 받아들인다. 하지만 이상하게도 지방에 대해서는 유전의 효과를 과소평가하는 경향이 있다. 축적된 지방은 개인의 탓으로 돌리는 게 일반적이다. 의지력 부족이나 과식, 너무 게을러서 운동을 하지 않아 칼로리를 태우지 않은 데 대한 벌이라는 것이다. 우리는 지방의 위치를 유전 탓으로 돌리는 경향이 있다. 그래서 "재 다리는 엄마 다리를 쏙 빼닮았네!"와 같은 말을 한다. 그리고 날씬한 몸매를 가진 사람의 경우에도 그것을 부모의 유전자 탓으로 돌리는 경향이 있다. 하지만 과체중인 경우에는 대부분 당사자의 잘못으로 돌린다.

다행히 과학이 유전자가 지방에 여러 가지 방식으로 영향을 미친다는 사실을 밝혀냄으로써 구원에 나섰다. 이 방향의 연구가 시작된 것은 얼마 되지 않았는데, 인간 유전체의 수수께끼를 해독하는 작업이 최근에 와서야 시작되었기 때문이다. 하지만 해가 갈수록 새로운 연구 결과들이 쏟아져나오고 있다.

유전자가 비만을 어떻게 결정하는지 보여주는 좋은 사례가 있다. 약 3만 년 전에 북아시아에서 베링 해협을 건너 아메리카 대륙에 정착한 피마족 인디언 이야기가 그것이다. 한 집단은 애리조나주 피닉스를 지나가는 힐라강 부근에 정착했고, 또 한 집단은 계속 남쪽으로 내려가 멕시코 메이코바 지역에 정착했다. 피마족은 마른 땅을 경작해 호박, 옥수수, 콩, 목화를 재배하고 작은 동물과 그 밖의 사냥감을 사냥하면서 살아갔다. 이러한 생활 방식 덕분에 피마족은 자연적이고 균형 잡힌 음식물을 먹으며 살아갔고 운동도 많이 했다.

하지만 가뭄이 피마족을 괴롭혔다. 100년에 몇 차례씩 가뭄이 들어 농작물이 죽고 동물 개체수가 감소했다. 기아가 뒤따랐고, 오랜 굶주림을 견뎌낼 수 있는 사람만 살아남았다. 피마족은 이런 조건을 수천 년 동안 견디며 살아왔다. 유전학자들은 시간이 지나면서 이들의 몸에서 '검소한 유전자형(대사 효율을 높이고 되도록 많은 에너지를 지방으로 저장함으로써 아주 적은 칼로리로도 살아갈 수 있게 하는 유전자 집단)'이 진화했을 것이라고 믿는다. 수천 년 동안 일어난 이러한 유전적 적응은 피마족이 살아남는 데 도움을 주었다. 그러다가 19세기 중반에 두 피마족 집단은 서로 다른 방식으로 살아가기 시작했는데, 이것이 아주 흥미로운 결과를 낳았다.

애리조나주 피마족은 1850년에 금을 찾아 캘리포니아주로 가던 백인 이

주민과 접촉하기 시작했다. 피마족은 지친 여행자들에게 음식과 보호를 제공하면서 도움을 주었다. 외지인들은 원주민이 자신들을 환영한다고 생각해 정착하기 시작하더니, 점차 피마족이 농토에 물을 대기 위해 의존하던 힐라강 주변 땅에 대해 권리를 주장하기 시작했다. 캘리포니아주에서 골드러시가 계속되자 더 많은 백인 정착민이 몰려왔고, 새 농부들과 목축업자들은 피마족의 물과 땅을 빼앗았다.

긴장이 고조되자 결국 미국 정부가 개입해 피마족 인디언을 보호 구역으로 이주시켰지만, 피마족이 이주한 새 땅에는 주변의 사냥 지역과 힐라강의 용수권이 포함되지 않았다. 농토에 공급할 물을 충분히 얻지 못하자 피마족은 기아에 직면했다.

정부는 1930년대 초부터 식량 지원을 제안했다. 식량 중에는 우유, 베이컨, 치즈, 고기 통조림, 시리얼 같은 서양 식품과 피마족이 빵을 만드는 재료로 쓴 밀가루와 라드도 포함돼 있었다. 피마족은 이제 농사를 짓거나 사냥을 하지 않게 되었고, 앉아서 지내는 시간이 늘어났다. 일부 사람들은 근처의 공장에서 일하기 시작했고 군에 입대하기도 했다. 시간이 지날수록 그들은 점점 더 미국식 생활 방식에 동화돼갔고, 애리조나주 피마족은 체중이 늘어나기 시작했다. 그것도 아주 많이.

미국당뇨병소화기신장병연구소National Institute of Diabetes and Digestive and Kidney Diseases, NIDDK는 1963년에 지역 조사를 하다가 피마족 사이에서 비만이 늘어나는 현상에 주목했다. 애리조나주 피마족은 비만율과 당뇨병 발병률이 너무 높았다. NIDDK는 그 이유를 알아내기 위해 이 부족에 초점을 맞춘 연구 계획을 세웠다.

NIDDK는 애리조나주 피마족의 건강 상태를 2년마다 검사했다. 1965년부터 부족민은 자발적으로 특별히 체중과 키, 체질량지수, 당뇨병 인자를 점검하는 신체검사를 받았다. 피마족 인디언의 과체중 비율은 미국 전국 평균치보다 3배 이상 높았다. 또 당뇨병 발생률도 현저히 높았다. 하지만 근처에서 비슷한 생활 방식으로 살아가는 백인들에게는 이와 동일한 부작용이 나타나지 않았다.

NIDDK 연구자들은 멕시코 메이코바에도 피마족이 살고 있다는 사실을 알게 되었다. 이들은 애리조나주 피마족과 유전적으로 비슷하기 때문에, 연구자들은 두 집단에 동일한 건강 문제가 나타나는지 알아보기로 했다.

에릭 라부신Eric Ravussin 박사는 루이지애나주 배턴루지에 본부가 있는 페닝턴생물의학연구센터에서 일하던 연구자로, 시에라마드레산맥 고지대에 위치한 메이코바를 직접 찾아간 최초의 과학자 중 한 명이다. 라부신은 그 일을 이렇게 기억한다. "포장도로라고는 전혀 없었어요. 거기에는 아무것도 없었어요. 전기도 수돗물도 아무것도요. 자동차도 한 대 없었지요." 연구자들이 4륜 구동 차량으로 산길을 지나 그 마을에 도착하기까지 8~10시간이 걸렸다. 메이코바 인디언은 아직도 농사를 지으며 살았고, 자동차가 아니라 자전거를 타고 다녔다. 이들은 대체로 피마족 조상의 뒤를 따라 농촌의 생활 방식을 그대로 유지하며 살아갔다.

메이코바 인디언은 애리조나주에 사는 동족보다 훨씬 더 건강했다. 애리조나주 피마족의 비만율은 메이코바 인디언에 비해 남성은 10배, 여성은 3배 더 높았고, 당뇨병 발병률은 5.5배 더 높았다. 새로 받아들인 현대식 생활 방식이 애리조나주 피마족의 건강을 해치고 있는 게 분명했다.

두 인디언 집단의 이야기는 지방의 유전학이 어떻게 작용하는지 잘 보여준다. 피마족에게서 검소한 유전자형이 진화하지 않았더라면, 피마족은 수천 년 동안 빈번하게 발생한 기아에서 살아남지 못했을 것이다. 하지만 풍족한 시대가 되자 이들의 유전자는 오히려 골칫거리가 되어 피마족의 비만과 당뇨병 발생률이 다른 종족에 비해 훨씬 높이 치솟는 결과를 초래했다.

에릭 라부신은 "이들 피마족 인디언 사례에서 환경 변화가 체중과 체지방, 포도당 대사에 아주 불리한 영향을 미친다는 것은 의심의 여지가 없다고 생각합니다. 이것은 이들의 유전자와 환경의 상호작용 문제입니다"라고 말한다.

피마족의 DNA를 분석한 결과에 따르면, 이들은 비만과 관련된 특정 염색체들에 변이가 있는 것으로 추정된다. 이러한 변이들이 유전되어 피마족의 신체는 지금도 이젠 다시 오지 않는 기아에 대비해 칼로리를 저장한다.

우리의 유전자를 바꿀 수는 없지만, 과학자들은 유전자가 우리 건강에 미치는 방식에 영향을 미칠 수는 있다는 사실을 알아냈다. 그리고 피마족이 증명한 것처럼 지방과 관련이 있는 우리의 유전적 특성을 수용하기 위해 취해야 할 추가 조치가 있을지도 모른다. 우리가 저장한 여분의 체중을 모두 뺄 수는 없더라도, 적어도 그로 인한 죄책감은 어느 정도 떨쳐낼 수 있을 것이다.

지방에 관한 한 모두가 평등하게 태어나지 않는다

페닝턴생물의학연구센터의 클로드 부샤르Claude Bouchard 박사는 유전자가 지방에 영향을 미친다는 것을 보여준 최초의 연구 중 몇 가지를 했다. 부샤르는 1977년에 오스틴의 텍사스 대학에서 집단유전학과 체질인류학 박사 학위를 받은 뒤, 고향인 퀘벡주로 돌아가 라발 대학에서 연구소를 열었다. 여기서 그의 연구 팀은 비만 연구에 관심을 갖게 되었다. 머리선이 점점 뒤로 후퇴하는 곱슬머리에 안경을 걸치고 상냥한 얼굴을 한 부샤르는 이렇게 말한다. "우리 주변에는 과체중인 사람과 비만인 사람이 있는데, 이들의 비율은 점점 증가하는 것으로 보입니다. 우리는 연구를 위해 가족들을 모집했는데, 지원한 가족들 중 일부는 매우 뚱뚱했습니다." 이 관찰을 계기로 부샤르는 흥미가 폭발했고, 이러한 비만 경향에 대해 자신과 같은 호기심을 느끼는 연구원들을 추가로 뽑으면서 연구실을 확대해갔다. 그는 "얼마 지나지 않아 우리 연구실에는 비만과 운동생물학 분야에서 일하는 사람이 최대 15명까지 늘어났습니다"라고 회상한다.

부샤르 팀은 인간 게놈 프로젝트가 끝나기 전인 1986년부터 1990년까지 유전학과 체중에 대한 이해를 뒤집어엎은 기본 연구를 두 가지 했다. 첫번째 연구는, 우리 몸이 지방을 만드는 경향과 그 지방이 몸에 저장되는 장소가 유전학에 영향을 받는다는 것을 보여주었다. 그는 캐나다 프랑스어 억양이 섞인 영어로 "나는 체중을 조작하면서 그 반응의 변동성에 유전적 요소가 있는지 없는지 확인할 수 있는 실험 모형을 찾았어요. 그리고 마침내 일란성 쌍둥이를 이용하는 실험을 고안해냈지요. 일란성 쌍둥이를 실험에 참여시킴으로써 식사나 운동에 대해 유전적으로 동일한 피험자와 유전적으로 아무 관계가 없는 피험자의 반응을 비교할 수 있었어요"라고 했다.

부샤르는 남성 일란성 쌍둥이 열두 쌍에게 정상적인 식사보다 1000칼로리 많은 식사를 84일 동안 하게 했다. 예상한 대로 젊은 남성들은 체중이 크게 늘었다(평균적으로 13%). 부샤르는 쌍둥이끼리는 서로 아무 관계가 없는 피험자들보다 체중과 지방 비율, 피하 지방이 동일한 양만큼 늘어날 가능성이 3배나 높다는 사실을 발견했다. 내장 지방은 특히 유전학과 상관관계가 높았는데, 일란성 쌍둥이들 사이에서는 그 정도가 아무 관계 없는 피험자들 사이에서보다 6배나 높았다. 다시 말해, 쌍둥이 중 한 명에게 내장 지방이 새로 생겼을 때 다른 쌍둥이 형제에게 같은 양의 내장 지방이 생길 확률은 아무 관계 없는 피험자들 사이에서보다 6배나 높았다.

체중 감량 실험을 위해 부샤르는 또다시 남성 일란성 쌍둥이들을 한 연구 단위로 묶어 4개월 동안 격리시켰다. 먼저 이들이 현재 체중을 안정적으로 유지하는 데 필요한 칼로리를 정확하게 측정했다. 그러고 나서 매일 두 시간씩 표준화된 운동을 시켜 결국에는 실험하는 동안 1인당 총 5만 3000칼로리에 해당하는 칼로리 적자를 유발했다.

쌍둥이들이 운동으로 살이 빠지는 동안 부샤르는 체중과 마른 체중, 지방 분포를 측정했는데, 운동하는 동안 연소되는 에너지양도 유전학에 영향을 받는다는 사실을 발견했다. 만약 한 번 운동하는 동안 비교 집단이 100칼로리를 연소할 때 쌍둥이 형제 중 한 명이 80칼로리를 연소한다면, 나머지 쌍둥이 형제도 동일한 대사 부족이 일어날 가능성이 높았다. 부샤르는 "이 결과는 또다시 유력한 근거를 제공합니다. 사람들이 칼로리를 동일한 기준선으로 유지할 때 운동으로 체중을 빼는 데 성공하는 능력에서 나타나는 변이 중 약 절반은 유전적 차이에 원인이 있는 것으로 보입니다"라고 말했다.

이 패턴은 다양한 측정 수치를 통해 계속 확인되었다. 부샤르는 우리의 기초 대사율과 지방량, 지방 비율, 복부 내장 지방, 혈장 트라이글리세라이드, 콜레스테롤 수치에 유전자가 영향을 미친다는 사실을 발견했다.

하지만 부샤르와 그의 동료 앙젤로 트랑블레Angelo Tremblay는 한 가지 예외를 발견했는데, 이것은 체중을 조절하고 싶어하는 사람들에게는 아주 소중한 정보이다. 이들은 피험자들이 격렬한 운동을 할 때에는 유전학이 별로 중요하지 않다는 사실을 발견했다. 여기서 부샤르가 정의하는 '격렬한' 운동은 어떤 운동이든 기초 대사율보다 6배 이상의 대사를 초래하는 운동(시속 6~10km로 달리기, 자전거로 시속 19~26km로 달리기, 또는 몇 분 안에 가쁜 숨과 땀을 유발하는 그 밖의 활동)이다. 이 발견이 주는 교훈은 분명하다. 일단 특정 범위의 격렬한 운동 단계에 접어들면, 유전자가 원하는 것이 무엇이건 몸은 지방을 잃기 시작한다.

1980년대와 1990년대에 지방의 유전적 측면을 탐구한 부샤르의 획기적인 연구는, 가족들 사이의 신체적 특징 관찰, 성별·나이·에너지 섭취량과 소비량 같은 변수를 설명하기 위한 통계적 모형, 일란성 쌍둥이 쌍들에 한정된 인간 실험에 의존해 진행되었다. 하지만 지금은 새로운 기술이 발전한 덕분에 우리 유전자를 더 구체적으로 조사할 수 있다. 예를 들면, FTO 유전자에 변이가 생긴 사람들은 고칼로리 음식을 더 많이 원하는 경향이 있어서 그 결과로 지방이 더 많이 생긴다. 이 유전자는 이 유전자 변이를 물려받지 않은 사람에 비해 비만 위험을 약 2배로 높인다.

스코틀랜드 던디 대학의 콜린 파머Colin Palmer는 FTO 유전자의 효과를 보여주는 연구를 했다. 파머는 초등학생 약 100명을 대상으로 정상 FTO 유전자를 갖고 있는지, 아니면 변이가 일어난 FTO 유전자를 갖고 있는지 조사했다.

그러고 나서 감자칩과 초콜릿 같은 고칼로리 음식을 포함해 다양한 과일과 채소도 있는 뷔페에서 마음대로 음식을 먹게 하면서 이들이 어떤 음식을 먹는지 조사했다. 먹은 음식을 분석하자, FTO 변이 유전자를 가진 어린이가 정상 유전자를 가진 어린이에 비해 칼로리가 높고 에너지 밀도가 높은 음식을 더 많이 먹은 것으로 나타났다. 파머는 "이들은 동일한 양과 동일한 무게의 음식을 먹었는데, 다만 칼로리가 더 높은 음식을 먹었을 뿐입니다"라고 말한다. 당연히 FTO 변이 유전자를 가진 어린이는 체지방이 약 1.8kg 더 많았다.

FTO 유전자는 뇌에서 발현되어 살을 많이 찌게 하는 음식에 대한 욕망을 증진시킬 뿐만 아니라, 지방 조직에서도 발현되는 것으로 보인다. 하버드 의학대학원의 연구원 멜리나 클로스니처Melina Claussnitzer가 이끄는 연구 팀은 FTO 유전자에 생긴 하나의 변이가, 정상적인 상태에서라면 베이지색 지방세포가 됐을 지방세포를 백색 지방세포로 변하게 한다는 사실을 발견했다. 제1장에서 설명했듯이 베이지색 지방세포는 운동을 통해 활성화되면 에너지를 연소하는 갈색 지방세포로 변할 잠재력이 있다. 하지만 돌연변이 FTO 유전자를 가진 사람들은 베이지색 지방세포로 변하는 세포가 적고, 에너지를 저장하는 백색 지방세포로 변하는 세포가 많다. 그래서 돌연변이 FTO 유전자가 있으면 고칼로리 음식을 먹고 싶은 충동이 일어나고 칼로리 연소는 감소하며 칼로리 저장은 증가한다. 이것은 다이어트를 하는 사람에게 감당하기 어려운 조합이다.

돌연변이 FTO 유전자를 가진 사람들은 그렇지 않은 사람에 비해 비만이 될 위험이 거의 2배나 높지만, 파머는 "돌연변이 FTO 유전자를 갖고 있다고 해서 반드시 비만이 되지는 않습니다. 우리는 여전히 입속으로 들어가는 것을 조절할 수 있습니다. 비록 어떤 사람은 다른 사람보다 더 많이 노력해야 하지만 말입니다"라고 설명한다.

하지만 유전학 때문에 생기는 지방이 모두 나쁜 것은 아니다. 유전자와 관련 있는 지방 중 일부는 사실 우리를 보호해주기도 한다.

룻 로스Ruth Loos는 뉴욕의 마운트시나이병원에서 비만 및 관련 대사 형질 유전학 부문을 책임지고 있다. 몹시 여윈 얼굴은 숱이 적고 짧은 금발로 둘러싸여 있으며 몸매는 호리호리하다. 로스는 항상 운동을 잘했다. 그래서 일찍부터 신체 단련에 관심을 갖게 되었다. 벨기에에서 대학에 갔을 때, 로스는 자연스럽게 신체운동학과 운동을 전공하기로 결정했다.

로스는 처음에는 체육 선생이 되려고 했지만, 벨기에의 무료 교육 제도 덕분에 다른 분야도 기웃거리게 되었다. 로스는 이렇게 설명한다. "벨기에는 기본적으로 무상 교육 제도를 실시하고 있어요. 그러니 빚을 지는 일 없이 학교를 얼마든지 다닐 수 있지요…… 저는 박사 학위를 따고 싶었지만, 어느 분야를 선택해야 할지 몰랐어요. 그때 한 지도 교수가 그러더군요. '유전학과를 가게. 우리는 쌍둥이 연구를 하고 있는데, 쌍둥이들을 측정할 사람이 필요해. 그들의 키와 체중과 운동 기술 같은 것 말이야.' 바로 거기서 전 인체계측학자가 되어 사람들을 측정하는 기술, 그러니까 신체 모든 곳을 측정하는 기술을 익혔죠."

로스는 벨기에의 루뱅 대학에서 1993년에 석사 학위를, 2001년에 박사 학위를 받았고, 그후 연구 보조금을 받아 자신의 연구를 계속했다. 연구 보조금 지급 조건 중에는 미국의 연구소로 가서 연구를 해야 한다는 조항이 있었다.

로스는 클로드 부샤르를 알고 있었다. 석사 과정 때 참고한 신체 활동과 성장에 관한 교과서의 저자가 부샤르였다. 그때 부샤르는 페닝턴생물의학연구센터에서 일하고 있었다. 로스는 부샤르에게 연락했고, 얼마 후 그의 연구실에서 박사 후 연구원으로 일하게 되었다. 부샤르와 함께 일하면서 로스는 지방과 대사의 유전학에 큰 관심을 갖게 되었다. 그리고 마침내 마운트시나이병원에서 자기 연구실을 마련했다.

연구를 설계하면서 로스는 확인되고 있던 많은 유전자가 높은 체질량지수와 연관이 있다는 사실을 알아챘다. 체질량지수는 단순히 체중을 키와 비교한 값이므로 비만 정도를 나타내는 최선의 척도가 아니라는 사실을 깨달았는데, 지방의 양을 근육 같은 마른 조직의 양과 구별하지 않기 때문이었다. 다시 말해, 지방 비율이 7%밖에 안 되는 근육질 보디빌더도 체질량지수가 근육량이 적고 비만인 사람과 비슷하게 높을 수 있다. 로스는 DNA에서 어느 부분이 체중뿐만 아니라 비만과 관련이 있는지 알아내길 원했다. 그래서 그녀의 연구 팀은 체지방과 관련이 있는 유전자를 알아내기 위해 3만 6626명의 유전자 데이터를 분석했다.

이 연구에서 로스는 비만이 FTO 유전자와 IRS1 유전자에 일어난 변이와 밀접한 관련이 있다는 사실을 발견했다. FTO 유전자에 일어난 변이가 예컨대 아이들에게 살이 잘 찌게 하는 음식을 선호하도록 해 과체중이 되는 성향과 관련이 있다는 사실은 이미 알려져 있었다. 하지만 IRS1 유전자가 지방과 관련이 있다는 사실은 새로 밝혀진 것이었다. 로스는 자기 팀의 투오마스 킬펠레이넨Tuomas Kilpeläinen을 비롯해 여러 사람과 함께 연구하면서 재빨리 IRS1 유전자로 관심을 돌렸다. 그들은 데이터를 분석하다가 한 가지 수수께끼를 발견했다. IRS1 유전자의 한 변이는 남성에게 지방 감소를 초래했다. 이것은 처음에는 행운의 유전자처럼 보였다. 하지만 데이터를 더 자세히 분석해보니 이 변이를 가진 남자들은 팔과 다리, 몸통에 실제로 지방이 적은 반면, 혈중 트라이글리세라이드는 더 많고 좋은 콜레스테롤은 더 적으며, 인슐린 내성은 증가한 것으로 드러났다. 이것들은 모두 건강이 나쁘다는 징표였다. 어떻게 이런 일이 일어날 수 있을까? 이들은 그 유전자 변이가 없는 남자들에 비해 더 말랐는데, 마른 체격이면 당연히 건강이 나쁜 게 아니라 좋아야 하는 것 아닌가? 더욱 큰 수수께끼는, 이 변이가 여성에게는 동일한 영향을 미치지 않는다는 사실이었다.

로스 연구 팀은 더 자세히 조사해보았다. 어쩌면 이 부정적인 대사 특성은 지방의 분포 방식과 관련이 있을지도 몰랐다. 연구 팀은 피하 지방과 내장 지방의 측정값을 검토했다. 한 IRS1 유전자 변이(이것을 변이 A라 부르자)가 있는 남자들은 변이가 없는 남자에 비해 피하 지방은 적은 반면 내장 지방 비율은 더 높았다. 다시 말해, 전체적인 체지방은 적은 반면, 지방이 건강에 나쁜 방식으로 분포돼 있었다.

다른 IRS1 유전자 변이(이것을 변이 B라 부르자)를 가진 남성은 피하 지방이 더 많았지만, 로스의 설명에 따르면 "지방을 증가시킨 이 변이는 제2형 당뇨병과 심장혈관 질환 감소, 낮은 트라이글리세라이드, 낮은 LDL, 높은 HDL 등과 관련이 있었다". 변이 B가 있는 남자는 더 비만했지만 더 건강했다.

지방을 더 많이 만드는 유전자가 어떻게 병으로부터 우리를 보호할 수 있을까? 로스는 이 점이 몹시 궁금했다.

로스 연구 팀은 서서히 단서들을 꿰어맞춰 답을 이끌어낼 수 있었다. IRS1

유전자에는 인슐린에 대한 세포의 민감도를 매개하는 단백질 암호가 포함돼 있다. 로스는 IRS1 유전자 변이 A가 피하 지방과 내장 지방에서 이 단백질의 발현을 낮추는 것과 연관이 있다는 사실을 발견했다. 그래서 이곳 세포들은 인슐린에 민감하지 않았고, 포도당과 지방을 내부에 축적하지 않았던 것이다. 이런 일은 여성보다는 남성에게서 훨씬 많이 일어났다.

게다가 IRS1 유전자 변이 A는 지방 조직의 팽창을 가능케 하는 아디포넥틴을 억제했다. 변이 A가 있는 남자는 아디포넥틴 수치가 정상보다 낮아 새로운 지방세포가 만들어지지 않고 피하 지방 조직이 팽창하지 않았다. 지방은 혈액 속에서 떠다니다가 간과 이자에 축적되어 이상지질혈증(트라이글리세라이드와 나쁜 콜레스테롤이 증가하고 좋은 콜레스테롤이 줄어드는 질환)과 인슐린 내성을 초래할 가능성이 있었다.

반면에 IRS1 유전자 변이 B가 있는 사람은 IRS1 단백질과 아디포넥틴이 더 많았다. 아디포넥틴이 더 많으면 피하 지방층에서 지방 조직이 팽창하기가 더 쉽다(즉, 이런 사람은 약간 통통했다). 이들 남성의 경우, 지방세포들이 당과 지방을 내부에 축적하면서 신체를 건강한 상태로 유지했다. 이들은 혈중 트라이글리세라이드와 콜레스테롤, 인슐린 수치가 낮았다.

로스의 발견이 중요한 이유는 새로운 종류의 지방 유전자를 기술했기 때문이다. 다른 유전자 변이들—FTO 유전자나 렙틴을 만드는 유전자에 일어난 돌연변이처럼—은 과식이나 지방세포의 종류와 연관이 있는 것으로 밝혀졌다. 하지만 IRS1 유전자는 특별히 지방세포의 생산과 연관이 있는 것으로 밝혀진 최초의 유전자였다. 순환하는 지방을 가둘 지방세포를 새로 만들지 못하면, 더 많은 질병에 취약해지기 쉽다. 지방이 적으면 건강해 보일지는 몰라도, 실제로는 당뇨병과 그 밖의 질병에 걸릴 위험이 커질 수 있다.

로스는 이렇게 말한다. "비만 위험을 증가시키는 유전자들이 우리를 제2형 당뇨병과 심장혈관 질환으로부터 보호해주고, 최적의 지질 프로필을 제공할 수 있어요. 그래서 이것들을 건강에 좋은 비만 유전자라고 부르지요. 비만을 증가시키는 변이를 가진 이 사람들은 실제로는 지방을 건강에 좋은 방식으로 저장합니다. 이들은 지방이 있어야 할 곳에 지방을 저장합니다. 그리고 이 지방은 간을 보호하고 근육을 보호하고 내장 지방이 생기지 않도록 보호하지요. 이 지방은 우리를 질병으로부터 보호해줍니다. 그래서 이 [좋은] 유전자들이 존재하죠."

유전자가 강력하긴 하지만, 최종 결정권을 지닌 것은 아니다

DNA 암호에 작은 변화가 몇 개만 일어나도 지방 대사와 분포에 변화가 일어나고, 음식에 대한 행동에 영향을 미칠 수 있다. 어떤 사람에게서는 더 많은 음식물이 지방으로 축적되는 반면, 다른 사람에게서는 일부 음식물이 혈액 속에 머물다가 다른 곳에 축적될 수 있다. 피마족처럼 체중이 쉽게 불어나는 사람들이 있는가 하면, 아무리 먹어도 살이 별로 붙지 않는 사람들도 있다.

비만과 연관성이 있다고 알려진 유전자 변이를 갖고 있는지 여부를 알아보기 위해 진단 테스트를 받아볼 수 있다. 만약 그런 변이를 갖고 있다면, 여러분은 군살이 축 늘어진 채로 평생을 보내야만 할까?

좋은 소식이 있는데, 비만을 확실하게 초래하는 아주 희귀한 유전자 변이

(제2장에서 소개한 레일라 말릭을 괴롭혔던 것과 같은)를 갖고 있지 않는 한, 유전자는 여러분의 체중 프로필에서 그저 하나의 인자에 불과하다는 점이다. 결국에는 일상적인 행동이 더 중요하다. 대부분의 경우에는 무엇을 얼마나 많이 먹고 운동을 얼마나 많이 하느냐가 유전자보다 훨씬 중요하다. 하지만 돌연변이 FTO 유전자 같은 비만 유전자는 현 상태를 유지하거나 체중을 줄이기 힘들게 만든다.

로스는 이렇게 설명한다. "당신은 유전적으로 비만이 될 소질이 있을 수 있지만, 그렇다고 해서 많은 사람이 생각하는 것처럼 반드시 비만이 될 운명은 아닙니다. 사람들은 흔히 '내 유전자가 그런 이상 내가 할 수 있는 일은 아무것도 없어'라고 생각해요. 우리가 한 연구들은 당신이 비만이 되기 쉬운 유전자를 가지고 있더라도, 신체 활동을 열심히 하거나 건강한 생활 방식을 따른다면, 그러한 유전적 소질을 30~40% 줄일 수 있음을 보여줍니다."

로스의 연구는 비만 유전자에 맞서는 수단이 운동임을 보여준다. 로스 연구 팀은 한 연구에서 돌연변이 FTO 유전자 보인자 약 21만 8000명의 정보를 수집해 계산한 끝에 이들은 그 유전자가 없는 사람보다 비만이 될 확률이 23% 더 높다는 결과를 얻었다. 하지만 이들 중 일부는 규칙적인 신체 활동을 했는데, 이들에게서는 비만율이 크게 줄어들었다. 이들은 활발한 신체 활동을 통해 돌연변이 FTO 유전자의 효과를 27%나 줄였다. 그래도 이 유전자가 지방을 만드는 효과 중 약 70%는 그대로 남아 있지만, 운동은 체중과 사투를 벌이며 살아가야 할 운명을 타고난 사람들이 최소한 비만을 완화하는 데 도움을 준다.

로스는 일주일에 최소한 5일 이상 하루에 30분씩 운동을 하는 것만으로도 돌연변이 FTO 유전자의 효과를 충분히 약화시킬 수 있다고 말한다. 로스는 "일단 땀을 흘리기 시작했다면 지나치게 격렬하게 운동을 할 필요까진 없어요"라고 말한다. 그러니까 정원 일을 하거나 개와 함께 산책을 하거나 자전거를 타는 정도로도 충분하다.

만약 비만이 될 유전적 소질을 타고났다면, 자연은 여러분에게 불리하게 작용하므로 날씬한 몸매를 유지하기가 어려울 것이다. 선천적으로 갖고 태어난 유전자는 여러분의 잘못이 아닌데도 그 운명에 굴복하게 만들지만, 꼭 그래야만 하는 것은 아니다. 불굴의 자제력으로 지금까지 좋아했던 에너지 밀도가 높은 음식을 저칼로리 음식으로 대체하고 매일 운동을 한다면, 자신의 운명을 바꿀 수 있다. 다만, 체중을 줄이려면 비만 유전자가 없는 동료보다 훨씬 많은 노력이 필요하다는 것은 두말할 필요가 없다. 로스는 "만약 유전적으로 비만이 되기 쉬운 소질을 타고났다면 그렇게 하기가 훨씬 힘들겠지만, 그렇다고 해서 성공할 수 없는 것은 아닙니다"라고 말한다.

제8장

나는 여성이고, 지방이 많다

마사 그레이Martha Gray는 화학자로 일하다가 28세 때 같은 연구실에서 일하던 톰Tom을 만났다. 마사는 약간 괴팍한 데다가 거침없이 말하는 성격이어서 과거에 많은 남자를 떨어져나가게 한 전력이 있었다. 하지만 아주 내향적인 톰은 마사의 성격을 좋게 받아들였다. 마치 자신의 빈 곳을 채워준다고 여기는 것 같았다. 함께 일한 지 불과 6개월 만에 두 사람은 자신들이 내향적 성격과 외향적 성격이 완벽한 조화를 이룬 짝이라는 사실을 인정했다. 둘은 약혼을 하고 같은 아파트에서 동거하면서 결혼 준비를 했다.

마사는 몸매가 날씬하지 않았다. 165cm의 키에 검은 머리를 짧게 자르고 검은 테 안경을 썼다. 마사는 십대 후반부터 11kg 정도 과체중이었다. 그래서 자신의 외모에 신경이 쓰여 결혼식을 1년 미루고 그동안 살을 좀 빼기로 했다. 잡지에 나오는 여느 신부와 같은 모습을 보여주고 싶었다.

마사는 외동딸로 자랐고, 부모는 여자아이에게 어울리는 것(프릴 장식이 달린 침구, 인형의 집, 예쁜 옷 등)이라면 뭐든 갖게 해주었다. 마사는 모든 것을 체계적으로 정리했고, 자신의 아름다운 물건들을 깔끔하게 유지하는 데에 자부심을 느꼈다. 톰과 함께 새 아파트에서 살게 된 마사는 이 남자가 사는 공간에서는 모든 것이 얼마나 다른지 알게 되었다. 톰은 옷을 벗어서 침대 위에 아무렇게나 던지는가 하면, 양말을 집 안 곳곳에 벗어놓았고, 세면용품을 세면대 주변에 어지럽게 늘어놓았다. 톰에게는 나름대로 정해진 생활 리듬이 있었다. 아침에 이메일 답장을 보내고, 오전 8시부터는 일을 하고, 밤에는 TV를 보고, 침대에서 독서를 했다. 식사도 선호하는 방식이 있었다. 바로 아주 많이 먹는 것이었다.

톰은 늘 먹었다. 30세인 톰은 키가 180cm이고, 호리호리한 체격이었다. 톰은 시리얼 두 그릇을 먹는 것으로 하루를 시작했다. 오전 10시에 간식을 먹고, 그다음에 연구실 동료들과 함께 점심을 먹었는데, 보통 30cm짜리 샌드위치를 주문했다. 오후 3시쯤 커피 마시는 시간을 가졌고, 저녁에는 큰 접시에 담긴 파스타를 먹거나 고기와 감자를 먹었다. 그리고 자기 직전에는 아이스크림을 큰 그릇에 담아 먹었다. 톰은 가끔 달리긴 했지만, 큰 열의를 보이진 않았다. 마사가 보기에 가끔 하는 운동으로는 톰이 그렇게 많이 먹고도 살이 전혀 찌지 않는 이유를 도저히 설명할 수 없었다.

반면에 마사는 입에 들어가는 모든 것을 일일이 칼로리를 계산하면서 면밀히 감시하고, 결혼식에 드레스를 입는 꿈을 실현하기 위해 악전고투하고 있었다. 그러는 한편으로 마사는 약혼자와 더 가까워지고 싶었고, 그래서 정기적으로 함께 푸짐한 저녁 식사를 했다. 밤늦게 아이스크림을 함께 먹으면서 그날 겪은 일들을 이야기하는 것도 즐거웠다.

그러나 그 즐거움은 오래가지 않았다. 톰과 몇 달 동안 그렇게 행복한 생활을 함께하고서, 마사는 바지가 더 이상 몸에 맞지 않는다는 사실을 깨달았다. 그사이 체중이 6kg이나 늘어난 것이다. 마사는 머릿속이 복잡해졌다. "난 그저 아이스크림만 더 먹었을 뿐인데…… 톰은 나보다 3배나 더 많이 먹잖아…… 톰은 체중계를 보지도 않는데 고등학생 때처럼 날씬해…… 이건 불공평해." 마사는 톰보다 훨씬 적게 먹는데도, 엉덩이와 다리에는 톰이라면 도저히 참을 수 없을 정도로 많은 지방이 붙어 있었다. 이제 결혼식까지 10개월이 남아 있었다. 처음 시작할 때보다 빼야 할 체중은 더 늘어났고, 시간은 더 줄어들었다.

왜 여성은 남성보다 살이 더 찔까

이건 사실이다. 인생은 공평하지 않다. 지방 역시 마찬가지다. 여자들은 오래전부터 남자들은 자기들보다 훨씬 많이 먹고도 살이 찌지 않는다고 불평해왔다. 이 때문에 분노해본 적이 없는 여자는 그리 많지 않을 것이다. 그리고 이제 과학은 여자들의 불평에 근거가 있음을 입증했다. 늘 그랬듯이 말이다. 전 세계 모든 대륙에서, 그리고 모든 인종과 문화에서 여성은 남성보다 몸에 지방이 더 많이 쌓인다. 음식물 섭취만으로는 지방 축적의 이 차이를 설명할 수 없다. 남녀 모두 대체로 음식물에서 비슷한 비율의 지방(전체 칼로리의 약 3분의 1)을 섭취하며, 남성은 체질량지수가 같은 여성보다 전반적으로 더 많은 칼로리를 섭취한다. 하지만 남성과 여성은 음식물을 처리하는 데 차이가 있다. 그 주된 이유는 유전학과 호르몬, 음식물을 지방으로 전환시키는(혹은 전환시키지 않는) 생화학적 경로에 있다.

남녀의 차이는 태어날 때부터 관찰된다. 에스파냐 사라고사 대학 연구자들은 신생아 4500명 이상을 대상으로 실시한 지방 측정 결과를 검토했다. 이들은 아기들의 키와 체중 그리고 피지층을 측정한 결과도 비교했는데, 모든 경우에서 여성이 남성보다 피지층이 더 두껍다는(지방이 더 많다는) 사실을 발견했다. 키가 크든 작든, 며칠 더 일찍 태어났든 늦게 태어났든, 체중이 많든 적든, 지방과 관련해 가장 중요한 요소는 바로 아기의 성별이었다. 아일랜드와 프랑스, 벨기에, 미국에서도 수천 명의 아기를 대상으로 비슷한 연구를 했는데, 모두 동일한 결론이 나왔다. 태어나는 순간부터, 어쩌면 그보다 더 전부터 여성은 남성보다 지방이 더 많다.

열 살쯤부터는 상황이 더 심각해진다. 사춘기가 시작되면서 여성은 남성보다 피하 지방이 훨씬 많이 증가한다. 17세가 되면 여성은 남성보다 지방이 44~93% 더 많다. 사춘기 동안 여성은 1년에 1kg씩 지방이 늘어나는 반면, 남성은 그 5분의 1밖에 늘어나지 않는다. 다만, 남성은 마른 체중(근육과 뼈)이 더 많이 나가기 때문에 전체 체중이 더 많이 나간다.

미네소타주 로체스터에 있는 메이오클리닉에서 의사로 일하는 마이클 젠슨Michael Jensen은 수십 년 동안 지방 저장 능력에서 나타나는 남녀 차이를 연구해왔다. 젠슨은 "청소년 남녀가 사춘기를 지날 때 여성은 실제로 지방이 늘어나는데, 전형적인 여성 지방 분포 장소들로 지방을 재분배합니다. 반면에 남성은 피하 지방이 많이 줄어듭니다"라고 말한다. 성별 차이로 인한 이러한 체중 변화 때문에 우리는 더 '남성적'으로 보이거나 더 '여성적'으로 보인다.

미국질병통제예방센터가 실시한 미국보건영양조사는 1만 5912명에 대한 데이터를 수집해 모든 인종(백인, 멕시코계 미국인, 아프리카계 미국인)에서 여성이 남성보다 지방을 더 효율적으로 저장한다는 것을 보여주었다. 이 조사에 따르면, 전체적으로 남성은 여성보다 칼로리를 51% 더 많이 섭취한다. 남성은 여성보다 마른 체중(근육, 뼈 등)이 더 많아 칼로리가 더 많이 필요하다는 설명이 그럴듯하게 들리긴 하지만, 남성의 평균 마른 체중은 여성에 비해 불과 33% 더 높은 것으로 드러났다. 따라서 단위 체중으로 따질 때, 남성은 여성보다 더 많이 먹어도 체중이 덜 늘어난다.

왜 여성은 살이 더 잘 찌는 운명을 타고났을까? 이번에도 그 답은 호르몬과 생물학에 있다. 지방이 더 많으면 진화에서 명백한 이점이 있다. 지방은 우리 몸에 세상의 모든 것이 잘 굴러가고 있다고 알려준다. 즉, 사춘기를 시작하고 아기를 임신하기에 충분할 만큼 먹을 것이 풍부하다고 알려준다. 제3장에서 본 것처럼 체지방이 충분하지 않으면 월경과 임신이 아예 일어나지 않는다.

일단 월경이 시작되면, 한 차례의 월경 주기 동안에도 지방 수준이 요동치는데, 에스트로겐 수치가 곤두박질치고 황체 호르몬 수치가 치솟으면서 식욕과 지방 저장에 변화가 일어난다. 월경 주기 후반부에 에스트로겐 수치가 감소할 때 여성은 지방과 탄수화물이 몹시 당긴다. 그와 동시에 황체 호르몬 수치가 정점에 이르면서 혈액에 있던 트라이글리세라이드를 지방 조직에 저장함으로써 지방의 저장을 촉진한다. 혈액에서 이렇게 영양분이 줄어들기 때문에 지방질 음식을 먹고 싶은 갈망이 생기는 것으로 보인다. 이렇게 매달 처음에는 음식에 대한 갈망이, 그다음에는 그것이 지방으로 저장되는 일이 반복적으로 일어난다. 그러니 여간해선 살이 빠지지 않는 것은 전혀 이상한 일이 아니다.

그리고 임신을 하면, 몸에 지방이 추가로 쌓인다. 칼로리 섭취량에 아무런 변화가 없어도, 때로는 섭취량이 줄더라도 체중 증가가 일어난다. 임신 기간에는 영양 결핍 상태에서도 체중이 2.3~5.9kg 늘어난다. 이 체중 증가는 대사가 느려져서 일어나는 것이 아니다. 아이를 임신하면 전체 에너지 지출이 늘어난다. 일부 원인은 창자에 서식하는 우리의 작은 친구 세균에 있을지도 모른다.

코넬 대학의 루스 레이Ruth Ley가 이끄는 팀은 임신한 여성의 미생물총을 무균 생쥐(제6장 참고)에게 이식하는 연구를 했다. 그 결과, 임신 7~9개월의 여성에게서 세균을 이식받은 생쥐가 임신 1~3개월의 여성에게서 세균을 이식받은 생쥐보다 살이 훨씬 더 많이 찐다는 사실을 발견했다. 이들은 임신 기간에는 미생물총의 조성이 크게 변한다는 사실도 발견했는데, 체중 증가의 일부 원인은 여기에 있을지도 모른다. 임신 동안 여성의 세균은 음식물 흡수를 증가시키기 때문이다.

임신 동안 지방이 축적되더라도, 그중 일부는 아기에게 먹이는 젖으로 전환된다. 사실, 모유 수유는 많은 여성에게 임신 후에 빠른 체중 감소를 가져다준다. 여성이 자신의 체지방을 소중한 모유를 만드는 데 사용한다는 사실에서 여성 지방의 생물학적 필요성을 확인할 수 있다. 인류의 생존은 바로 여기에 달려 있다.

여성이 남성보다 지방을 더 많이 저장하는 또 한 가지 이유는 '영양 배분'

과정 때문이다. 이 과정을 통해 몸은 섭취한 칼로리 중 일부를 지방으로 저장하고, 나머지를 당장 필요한 에너지로 공급하거나 글리코겐 저장(제1장 참고) 같은 다른 목적에 사용한다. 몸의 상태에 따라 우리는 섭취한 음식물 중 일정 비율(이것은 좀더 많을 수도 있고 좀더 적을 수도 있다)을 일관되게 떼내어 지방으로 저장한다.

제1장에서 소개한 은행 비유를 다시 사용한다면, 영양 배분은 매주 급료를 100달러 받아 자동으로 그중 20달러를 국민연금 같은 강제성 저축으로 떼어 놓는 것과 같다. 나머지 80달러로 필요한 비용을 감당하기에 충분하지 않다면 다른 수입원을 찾아야 하는데, 20달러는 무슨 일이 있더라도 최우선적으로 국민연금으로 징수되기 때문이다. 신체로 바꾸어 생각하면, 일부 칼로리를 지방으로 배분하고 나서 몸에 필요한 연료를 다 공급할 만큼 칼로리를 충분히 섭취하지 않을 경우, 음식을 더 먹고 싶은 충동이 생긴다. 영양 배분을 크게 바꿀 수 있는 방법은 아직 발견되지 않았다. 이것은 우리가 설사 음식을 덜 먹는 데 성공한다 하더라도, 생물학적 이유 때문에 우리 몸이 식욕을 부추길 수 있다는 뜻이다.

마이클 젠슨은 이렇게 설명한다. "과잉 에너지 섭취에 대해 여성과 남성은 아주 다른 반응을 보입니다. 여성은 남성보다 순환하는 지방산을 피하 지방으로 배분하는 능력이 더 뛰어난 것 같습니다."

남성도 칼로리를 지방으로 배분하지만, 이것은 여성보다 훨씬 낮은 수준으로 일어난다. 이 차이만으로도 여성은 1년에 지방이 몇 킬로그램 더 생길 수 있다. 오스트레일리아 뉴사우스웨일스 대학 세인트조지서덜랜드 임상대학원 내분비학과 학과장인 앤서니 오설리번Anthony O'Sullivan은 지방 저장 능력에서 나타나는 남녀 차이를 연구했다. 그는 "지방 대사 효율을 단지 1~2%만 바꾸면 됩니다. 우리 몸은 아주 많은 지방을 섭취하고 대사하며, 우리는 일반적으로 그중 대다수를 연소합니다. 그러니 지방을 저장하려면 그 효율을 아주 약간만 높이면 됩니다"라고 말한다. 그 밖에도 많은 것에서 그렇지만, 여기서 여성은 남성보다 효율이 뛰어난 것으로 보이며, 이 때문에 많은 여성이 영원한 고통에 시달린다!

그런데 여성들 사이에서도 불평등이 존재한다. 예를 들면, 체질량 지수가 얼마든지 간에, 체질량지수가 동일할 경우 아시아 여성은 백인 여성보다 지방이 더 많다. 아프리카계 미국인 여성은 백인 여성보다 내장 지방은 더 적지만 피하 지방은 더 많다. 연구자들이 알아낸 바에 따르면, 이것은 고지방 식사를 한 후, 백인 여성이 아프리카계 미국인 여성보다 대사를 지방 연소로 더 쉽게 전환할 수 있기 때문일지 모른다. 따라서 성뿐만 아니라 인종도 지방에 영향을 미친다.

단식과 운동: 단기적 이득

여성은 남성보다 지방을 더 쉽게 저장하지만, 에너지가 필요할 때에는 지방을 남성보다 더 많이 사용한다. 마이클 젠슨은 하룻밤 동안 굶은 피험자들의 혈중 유리 지방산을 살펴본 결과, 여성은 필요한 에너지를 공급하기 위해 남성보다 지방산을 40% 더 많이 혈액 속으로 내보낸다는 사실을 발견했다. 하지만 그와 동시에 여성은 아침에 일어난 후 이 지방산을 훨씬 더 빨리 지방 조직으로 저장했다. 사실, 여성은 단위 조직당 남자보다 2~3배 많은 지방을 저장했다. 따라서 비록 여성은 에너지가 필요할 때에는 지방을 훨씬 더 쉽게 태우지만, 여성의 몸은 순환하는 지방산을 저장함으로써 지방을 만드는 속도도 아주 빠르다.

여성은 또한 오랫동안 운동할 때 남성보다 더 많은 지방을 태운다. 여성의 몸은 운동하는 동안 지방에 더 쉽게 접근하도록 설계돼 있는 것으로 보인다. 반면에 남성은 탄수화물과 단백질을 더 많이 태운다. 실험에서 남성에게 에스트로겐을 투여하자 정반대 현상이 나타났다. 운동하는 동안 탄수화물과 단백질 대사가 감소하고 지방 사용이 증가했다.

좋은 소식 같지 않은가? 하지만 꼭 그렇지만은 않다. 여성은 러닝머신으로 달려가기 전에 여성을 살찌게 만들려고 자연이 또 다른 술수를 준비해놓았다는 사실을 알 필요가 있다. 여성은 운동을 하고 나서 남성보다 더 많이 먹는 경향이 있다. 젠슨은 "남성과 여성은 신체 활동에 서로 다르게 반응합니다. 남성은 신체 활동으로 태운 여분의 칼로리를 보충하는 능력이 불충분한 반면, 여성은 평균적으로 신체 활동을 보충하는 능력이 탁월합니다. 영양 물질을 마음껏 먹게 했을 때, 여성은 남성보다 훨씬 잘 보충합니다(더 많이 먹습니다)"라고 말한다. 젠슨은 이것을 '내장된 기본' 반응이라고 부른다.

칼로리 과잉 보충에 대해서는 물론 생물학적 설명이 있다. 애머스트에 있는 매사추세츠 대학 연구자들은 과체중 피험자 집단을 연구했다. 남녀 피험자들은 주로 앉아서 지내는 생활을 했다. 이들에게 4일 동안 운동 프로그램을 따르게 한 뒤 혈액 검사를 통해 어떤 변화가 일어났는지, 특히 배고픔을 유발하는 호르몬인 그렐린에 어떤 변화가 있는지 조사했다. 남성은 운동 후에도 그렐린 수치에 큰 변화가 없었지만, 여성은 그렐린 수치가 3분의 1이나 증가했다. 그리고 운동에 쓴 에너지를 보충하도록 여성이 먹는 식사에 음식을 더 추가했을 때에도 여성의 그렐린 수치는 여전히 운동 전보다 25%나 더 높은 수준을 유지했다.

캔자스 대학에서 비만과 운동의 효과를 연구하는 조지프 도넬리Joseph Donnelly는 "운동으로 인한 에너지 소비 수준이 높아지면, 여성은 더 많이 먹는 반면 남성은 그러지 않는 것으로 보입니다"라고 말한다. "우리가 한 실험에서 남성과 여성 모두 400칼로리를 소비했을 때에는 어느 쪽도 더 많이 먹지 않았습니다. 하지만 600칼로리를 소비했을 때 여성은 더 많이 먹었지만 남성은 더 많이 먹지 않았어요. 에너지 소비 수준이 높을 때 여성은 소비한 칼로리를 보충합니다." 도넬리의 연구에서는 직관에 반하는 결론이 나왔다. 운동을 하면서 400칼로리 이상 소비한 여성은 음식을 먹고 싶은 충동이 커지기 때문에 그 노력에 대한 보상을 예상보다 덜 받을 수 있다.

여성은 운동의 효율 면에서 또 한 가지 불평등에 맞닥뜨린다. 앤서니 오설리번은 "운동하는 동안 여성이 남성보다 지방을 더 많이 태운다는 사실은 연구를 통해 입증되었습니다. 그렇다면 운동을 한 뒤에 여성이 남성보다 체지방을 더 효율적으로 잃을 것이라고 예상하겠지만, 실제로는 그렇지 않습니다. 오히려 그 반대예요. 여성과 남성이 하루에 1시간 운동한다면, 그 1시간 동안 여성은 남성보다 지방을 더 많이 태웁니다. 하지만 그날 나머지 23시간 동안은 비율로 따지면 여성이 남성보다 더 적은 지방을 태워요." 젠슨은 남성의 마른 체중이 칼로리 연소 능력이 크다는 점을 인정한다. "정상 체중인 여성은 평균적으로 체지방 비율이 약 30%예요. 그리고 키와 체중, 나이가 같은 남성은 체지방 비율이 약 15%이지요. 이것은 남성은 아무것도 하지 않으면서 더 많은 칼로리를 태운다는 뜻입니다."

따라서 여성은 두 가지 인자의 굴레에 속박돼 있다. 여성은 식욕을 더 크게 자극받으며, 지방을 저장하는 효율이 더 높다. 오설리번은 "운동하는 그 1시간만 생각해서는 안 됩니다"라고 말한다. 여성은 체지방이 더 많고, 실제로 이용 가능한 그 지방을 사용하지만, "운동이 끝나고 나면, 지방을 더 효율적으로 저장하는 방식으로 아주 빨리 되돌아간다"는 것이다. 다시 말해서, 여성은 운동을 하고 나서 자연히 더 많이 먹는 경향이 있고, 음식물은 더 빨리 지방으로 변한다. 그래서 결국 여성은 운동을 하더라도 기대한 것보다 지방이 덜 빠지는 상황을 맞이한다.

미치고 환장할 노릇 아닌가!

여성의 효율적인 지방 저장에는 좋은 점이 한 가지 있다. 젠슨은 이렇게 설명한다. "여성에게 영양 배분의 좋은 점은 혈중 지질을 낮은 수준으로 유지한다는 것입니다. 그래서 높은 혈중 지질로 인한 심장혈관 질환 위험 요인이 더 낮아요. 남성에게 해주고 싶은 말이 있는데, 남성은 젊었을 때 말랐더라도 나이가 들어 체중이 불어나기 시작하면 비슷한 체중의 아내보다 건강이 더 나쁠 수 있어요. 왜냐하면 여성의 지방 조직은 남성의 그것보다 몸을 보호하는 능력이 훨씬 좋거든요."

어쩌면 여성의 지방은 사실 여성을 더 오래 살게 하는지도 모른다. 결국에는 축복인 것이다!

성과 지방 분포

성은 지방의 양뿐만 아니라 분포 장소에도 영향을 미친다. 테스토스테론과 에스트로겐은 혈액을 타고 순환하면서 지방 조직에 들러붙는다. 나이와 임신, 운동, 살아가면서 겪는 그 밖의 사건에 따라 호르몬 수치가 변하면, 지방은 변한 호르몬 환경에 맞춰 다른 장소들에 자리를 잡는다.

여성이라면 으레 짐작할 수 있듯이, 에스트로겐은 지방을 넓적다리와 엉덩이에 중점적으로 분포하게 해 아래쪽이 무거운 서양배 모양의 체형을 만드는 반면, 테스토스테론은 지방을 배 쪽으로 보내 둥근 사과처럼 불룩한 남성의 배를 만든다. 유전학도 우리 몸이 호르몬과 상호작용하는 방식에 영향을 미치며, 결국에는 지방이 저장되는 장소에까지 영향을 미친다.

성호르몬이 지방에 미치는 효과는 아주 강력해 성 전환자의 경우처럼 남성에게 에스트로겐을 투여하면, 칼로리 섭취량이 전과 동일하더라도 전신에 체지방이 많이 생겨난다. 이들은 단지 지방이 많이 생겨나는 데 그치지 않고, 여성과 동일한 장소들(넓적다리와 엉덩이)에 불균형적으로 지방이 많이 분포된다. 그 반대의 경우에도 같은 일이 일어난다. 여성에서 남성으로 변한 성전환자가 안드로겐(남성 호르몬)을 투여받으면, 엉덩이와 궁둥이, 넓적다리의 지방이 줄어들고 배 쪽에 지방이 쌓인다. 심지어 호르몬 분포에 아주 약간의 차이만 생기더라도 지방에 극적으로 다른 효과가 나타날 수 있다.

하지만 이번에도 여성은 호르몬의 효과에 관한 이 사실에서 약간 위안을 얻을 수 있다. 남성에게 많이 생기는 내장 지방은 여성의 엉덩이와 넓적다리에 생기는 피하 지방보다 건강에 더 위험하다. 위벽 아래에 있는 지방은 간과 소화관 및 다른 내부 기관들을 둘러싸 그 기능을 방해할 수 있기 때문이다. 내장 지방은 염증에도 더 취약하다. 피부 바로 밑에 쌓이는 여성의 지방은 그저 우리를…… 살찌게 할 뿐이다.

여성은 나이가 들면 에스트로겐 수치가 감소하는데, 그러면 호르몬 때문에 일어나는 비만이 멈출 거라고 생각하기 쉽다. 하지만 그렇지 않다. 폐경기가 되면 여성에게는 전체적으로 지방이 더 많이 생길 뿐만 아니라 '남성형' 지방도 생긴다. 배가 불룩해지고 건강에 좋지 않은 내장 지방이 더 많이 생긴다. 그래서 서양배와 사과를 합쳐놓은 듯한 체형으로 변한다. 그런 게 가능할까 싶지만 실제로 가능하다. 한 연구에 따르면, 폐경 후 여성은 아직 폐경이 찾아오지 않은 여성에 비해 복강 내 지방(내장 지방)이 평균적으로 49% 더 많다. 여성의 지방 저장 기구는 실제로 폐경 이후에 더 열심히 일한다. 그래서 지방을 덜 사용하면서 더 많이 저장한다. 한 가지 이유는 지방 조직이 에스트로겐을 만들기 때문인데, 폐경 후에도 몸이 지방을 계속 붙드는 이유를 이것으로 설명할 수 있을지 모른다. 남성도 나이가 들면서 지방 분포가 달라지는데, 잉여 지방이 배뿐만 아니라 등 아래쪽과 목으로도 간다.

목 지방이라니! 자연이 적어도 약간의 공평함은 보여준 셈이다.

이 모든 것을 고려할 때, 여성이 남성보다 살을 빼기가 더 어렵다는 사실은 이제 놀랍지 않을 것이다. 여성은 덜 먹어도 남성보다 불균형하게 지방이 더 많이 생긴다. 또 같은 양의 체중을 줄이려고 해도 여성은 남성보다 칼로리 섭취를 더 많이 줄여야 한다. 주변의 남성들은 마음껏 음식을 먹으면서 즐기는 가운데, 자기만 오랜 세월 체중을 줄이려고 애쓴 적이 있는 여성들에게 이것은 새로운 이야기가 아닐 것이다.

남성처럼 마른 체형을 갖기 위해 필요한 것

물론 모든 여성이 지방에 관한 자신의 운명을 순순히 받아들이는 것은 아니다. 일부 여성은 극단적인 조치를 취하기도 하는데, 셰리 윈슬로Sherry Winslow가 바로 그런 경우이다. 셰리는 여윈 몸매에 금발이 어깨까지 내려오는, 건강하고 매력적인 여성이다. 30세부터 40세까지 보디빌딩 대회에 나가기도 했다. 평균적인 여성의 체지방 비율은 25~31%이지만, 셰리는 훈련 체중 비율인 15%를 유지했다. 어떻게 그럴 수 있었을까?

전성기 시절에 셰리는 매일 약 3시간씩 일주일에 6일 동안 훈련했고, 힘든 운동 과정을 관리하는 트레이너에게 주당 200달러를 지불했다. 낮 동안에는 일을 해야 했기 때문에, 훈련은 월요일, 수요일, 금요일 오전 5시 30분에 시작했고, 화요일, 목요일, 토요일 저녁에도 계속했다. 하루치 운동은 격렬한 심장 강화 운동 1시간과 강도 높은 웨이트 리프팅weight lifting(복근 운동, 컬, 스쿼트, 벤치 프레스, 숄더 프레스, 레그 프레스 등) 90분으로 진행됐다. 트레이너는 훈련을 심하게 시켰고, 셰리는 근육이 축 늘어질 때까지 격렬한 운동을 계속했다. 매번 운동이 끝날 때마다 셰리는 온통 땀범벅에 탈진 상태가 되었다. 하지만 근육이 자라나 피부 밑에서 도드라지는 모습을 보는 건 무척 즐거웠다.

심판들이 주목할 정도로 근육을 키우려면 체지방을 대폭 낮추는 동시에 근육량을 크게 늘려야 했다. 그러려면 근육 성장에 필요한 영양을 충분히 공급해야 했지만, 태워서 없앨 수 있는 만큼의 지방만 생기도록 칼로리를 제한해야 했다. 셰리의 삶에서 상당 부분은 식사와 식사 시간을 계획하는 것에

할애되었다.

몇 시간 동안 힘들게 운동하고 하루 일과를 마치고 나면, 밤 시간은 쇼핑과 요리를 하면서 보냈다. 대개는 생선살이나 살코기 약간, 현미 밥, 찐 채소를 준비해 다섯 그릇으로 나눠 담아서 다음날 균등한 시간 간격으로 나눠 먹었다. 배고픔을 충족시키기에 딱 알맞을 만큼만 식사함으로써 여분의 칼로리가 지방으로 변하는 것을 막을 수 있었다. 스스로 요리하면 '깨끗하게' 먹는 데 도움이 되었다. 즉, 조리 식품에 흔히 딸려오는 여분의 기름이나 부담스러운 소스 또는 건강에 좋지 않은 성분을 제거할 수 있었다. 건강을 유지하는 데 몸에 필요한 모든 것을 공급하기 위해 이렇게 검소한 식단에 영양 보충제와 단백질 셰이크, 비타민을 추가로 섭취했다. 이 특별한 식이 요법을 실천하려면 많은 노력이 필요했다. 하지만 밤에 집으로 돌아와 거울 앞에서 새로 생긴 근육을 보면서 그런 노고를 감수할 가치가 충분히 있다고 만족해했다.

1년 동안 강도 높은 훈련을 한 뒤 셰리는 체지방 비율을 14%로 낮췄고 대회에 나갈 준비도 끝마쳤다. 최대한 멋지게 보이려고 피부가 구릿빛을 띠게 해주는 스프레이와 반짝거리는 비키니, 굽이 11cm나 되는 힐, 보디 오일도 샀다. 하지만 막상 무대에 서자, 불안감에 사로잡혀 몸이 덜덜 떨리기 시작했다. 많은 사람이 지켜보는 앞에서 몸을 다 드러낸 옷을 입은 것도 도움이 되지 않았다. 하지만 포즈를 취하는 동작을 절반쯤 진행하자, 슬슬 흥분되기 시작했다. 셰리는 말한다. "바로 그때 나는 무대에 서는 게 정말 즐겁다는 사실을 깨달았어요. 왜냐하면 나는 그 힘든 과정을 다 해냈으니까요. 나는 이제 포즈를 취하고 미소를 지으면서 내 개성을 마음껏 보여주고, 나머지는 심판들에게 맡기면 된다고 생각했지요." 셰리는 예선을 통과해 마침내 전체 대회에서 우승했다. 셰리는 "내가 성공했다는 생각을 했습니다. 대단한 임무를 완수한 느낌이었지요"라고 말한다.

현재 셰리는 대회에 참가하는 일을 그만두고, 샌디에이고에서 개인 트레이너이자 영양 코치로 일한다. 셰리는 일반적으로 자신의 훈련 방식을 회원에게 권하지 않으며, 회원의 생활과 몸에 맞는 체중 조절 전략을 함께 찾으려고 노력한다. "현실적인 목표를 세우는 것이 아주 중요해요. 어떤 체형의 사람은 다른 사람보다 지방을 빼는 게 더 쉬울 수 있어요. 자신의 체형이 어떤지 파악하고 나서 이를 바탕으로 목표와 운동 계획을 세워야 합니다." 셰리는 여성이 체지방 비율을 14%까지 줄이는 것은 모든 것을 쏟아부어야 하는 일임을 인정한다. 다행히도 셰리는 자신의 여성 회원들이 그 목표에 도전하길 기대하지 않는다!

남성과 여성의 생각 차이

자연은 여성이 남성보다 지방을 더 많이 갖도록 설계했지만, 그렇다고 여성이 꼭 과체중이 될 수밖에 없다는 뜻은 아니다. 이것은 칼로리 섭취에서 여성은 남성과 1대 1로 대적해서는, 어쩌면 0.5대 1로 대적해도 상대가 되지 않는다는 걸 의미한다. 비록 다이어트와 운동이 남성만큼 빠른 결과를 가져다주지 않을지는 몰라도, 그 차이의 원인을 이해하면 여성은 다이어트를 계속하면서 낙담하지 않을 힘을 얻을 수 있다.

남녀의 생리적 차이뿐만 아니라 심리적 차이도 고려해야 할 중요한 요소이다. 많은 체중 감량 코치가 자신들이 관찰한 남녀의 태도 차이를 언급한다. 셰리 윈슬로는 이렇게 말한다. "남성 회원들은 체중 감량 목표를 달성하는 데 더 강한 열의를 보여요. 이들은 친구와 내기를 하거나 체중 감량을 자기 나름의 시합으로 만들 때가 많아요. 이들은 스포츠를 더 잘하기 위해서 또는 어떤 것이 되었건 경쟁에서 이기려고 저를 찾아옵니다. 하지만 여성은 매일 해결해야 할 과제가 더 많죠. 많은 여성 회원은 가정을 돌보는 일을 맡고 가족을 자기보다 더 우선시하지요. 이들은 온종일 음식을 만집니다. 아이들이 먹고 싶어하는 음식을 만들고, 함께 자리에 앉아 음식을 먹고, 가족이 먹고 싶어하는 걸 구입하느라 장을 보지요. 여성은 자신에게 집중할 수 있도록 자기만의 공간을 따로 마련할 필요가 있어요." 날씬한 몸매를 유지하려면 이기적인 노력이 필요하다.

기본적인 차이가 한 가지 더 있다. 윈슬로는 여성은 자신을 용서하지 못하는 경향이 아주 강하다는 사실을 발견했다. 윈슬로는 이렇게 말한다. "만약 여성이 실수를 저질러 다이어트에 실패하면, 그것은 다른 결정에서도 해이한 태도를 낳고, 그런 태도가 또 다른 결정으로 이어집니다. 여성은 하나를 위반하면 그만 자포자기 상태에 빠져 다이어트를 완전히 망치는 경향이 강해요. 제 남성 회원들은 어젯밤에 맥주를 마셨으면 '맥주 한잔 마신 게 뭐 어때서'라면서 다이어트 프로그램으로 복귀합니다." 셰리는 여성들이 계속 전진하도록 독려하기 위해 상담과 격려도 해준다.

실제로 여성 54명을 대상으로 한 연구에서 여성이 장기 체중 감량에 실패하는 가장 큰 이유 중 하나가 이분법적 사고(정도의 차이를 인식하는 대신 모든 것을 흑백 논리로 생각하는 경향)인 것으로 드러났다. 예컨대 'A를 받지 못한다면 난 실패한 거야'라는 식의 사고가 그렇다. 이분법적 사고를 하는 사람은 '아이스크림을 하나 먹긴 했지만 뭐 어때? 그래도 더 열심히 다이어트하면 되지 뭐'라고 생각하는 대신, '나는 규칙을 어기고 아이스크림을 먹고 말았어. 이렇게 한 번 실패했으니, 다이어트를 계속하는 것은 아무 의미가 없어'라고 생각한다.

이분법적 사고를 하는 사람은 처음부터 자신에게 덜 만족하는 경향이 강하고, 자신의 체중 감량이 불충분하다고 믿는다. 이런 부정적인 생각은 다이어트를 하면서 맞닥뜨리는 난관을 더 극복하기 어렵게 만들어 다이어트를 일찍 포기하는 결과를 낳기 쉽다. 연구에 참여한 사람들 가운데 처음에 체중이 줄어들었다가 체중이 회복된 여성에게서 이런 태도가 현저히 높게 나타났다. 이런 태도는 체중 관리에만 나쁜 게 아니라, 우울증, 섭식 장애, 스트레스 대처 능력 상실로 이어질 수 있다.

마이클 젠슨은 이렇게 말한다. "클리닉에서 환자들을 다루며 관찰한 바에 따르면, 음식 문제를 가지고 여성과 상담하거나 여성을 대상으로 연구할 때, 그것은 남성에 비해 훨씬 더 개인적이고 감정적인 문제가 됩니다. 남성의 경우엔 음식을 너무 많이 먹더라도 그것은 그저 음식을 많이 먹는 문제일 뿐입니다. 그들은 '그 음식은 너무 맛이 좋아 더 먹게 됩니다'라고 말하죠. 하지만 여성의 경우엔 그것은 위안과 스트레스 해소 그리고 음식에서 뭔가를 찾는 온갖 종류의 일들과 관계가 있어요. 남성들은 대개 그런 것에 연연하지 않는데 말입니다." 이 문제를 해결하기 위해, 젠슨은 여성이 음식 외에 다른 것에서 위안을 찾을 수 있도록 인지 재구축을 제공하는 행동 전문가들의 협조를 받았다. 젠슨은 "행동 요법은 여성의 치료에는 아주 중요한 반면, 남성에게는 대개 필요하지 않습니다. 나는 여성들에게 정말로 훌륭한 행동학자를 소개해줄 텐데, 그는 특별한 메시지를 통해 당신이 음식을 위안을 얻는 수단으로 사용하지 않게 도와줄 거라고 이야기하죠. 이 방법은 효과가 금방 나타납니다"라고 말한다.

의미 있는 목표도 여성의 다이어트 성공을 좌우할 수 있다. 고등학교 때 입었던 비키니에 맞는 몸매를 만들겠다는 것은 현실적이지도 않고 필요하지도 않다. 우리 몸은 나이가 들면 변하게 마련이고, 라이벨과 로젠봄의 연구가 보여주었듯이(제5장 참고), 일단 체중이 불어나면 지방 대사가 영구적으로 변할 수 있다. 달성하기 쉽게 목표를 작게 잡는 것이 점진적 성공을 거둘 수 있는 한 가지 방법이며, 이 작은 목표를 달성하면 여성은 자신감을 얻어 체중 감량 노력을 지속적으로 기울일 수 있다.

진정한 의미가 있는 목표를 선택하는 것도 중요하다. 셰리 윈슬로는 "많은 여성은 제게 '남편을 위해서'라거나 '친구들을 만났을 때 멋지게 보이고 싶어서'라고 말해요. 하지만 자신을 위해서 그렇게 해야 합니다. '죽지 않고 건강하게 살려면 이렇게 해야 해' 같은 목표가 있으면, 프로그램을 꼭 따라야겠다는 신념이 더 커지지요"라고 말한다. 제11장에 나오지만, 실제로 건강을 개선하기 위해 체중 감량을 추구하는 것은 다이어트를 계속하게 하는 아주 강한 동기 중 하나이다.

하지만 여성은 스스로에게 좀더 너그러워야 한다. 젠슨은 이렇게 말한다. "나는 여성 환자들로부터 '남편과 똑같은 다이어트를 시작했는데, 남편은 10kg이 빠졌고, 나는 5kg밖에 빠지지 않았어요. 도대체 어떻게 된 영문인가요?'라는 말을 많이 듣습니다." 젠슨은 현실적인 목표를 세우라고 권한다. "여성은 품행이 바른 지방이 더 많아요. 즉, 여성의 몸은 혈액에서 지방을 걸러내는 일을 더 잘해요. 지나치게 과체중만 아니라면, 사회적 통념은 내 체질량지수가 22여야 한다고 말하지만 실제로는 26.5라고 해서 체중을 줄이려고 이 난리를 피울 필요는 없다고 당당하게 말하세요. 건강하기만 하다면, 그것보다 중요한 건 없죠."

결혼식과 그후

결혼식까지 남은 1년 동안 마사는 적게 먹고 운동을 많이 하려고 노력했다. 하지만 그래도 허리 군살은 그대로였다. 아무리 다이어트를 열심히 해도, 자기 전에 아이스크림을 먹기만 해도, 그것도 아주 가끔씩만 먹는데도, 살이 도로 돌아오는 것 같았다. 1년 동안 사력을 다했는데도 겨우 2kg를 빼는 데 그쳤다. 마사는 낙담해서 꿈꾸던 것보다 두 치수 큰 웨딩드레스를 주문하고 예식장 통로를 걸어갈 준비를 했다. 톰은 그곳에 서서 신부를 맞아주었다. 톰은 마사를 그 모습 그대로 만났고, 그 모습 그대로의 마사를 사랑했다. 톰에게 마사의 살은 문제가 되지 않았다. 결혼하고 나서 15년 뒤, 마사는 웃을 수 있었다. 한때 말랐던 톰은 이제 배가 불룩 나왔다. 아마 목 뒤에도 지방이 약간 붙었을 것이다.

제9장

지방은 말을 들을 수 있다

45세의 아리애나 그린Ariana Green은 샌프란시스코에서 야심만만한 부동산 업자로 일하고 있었다. 그녀는 부동산 사업을 시작한 지 얼마 안 돼 자신의 이름을 알리고 고객 명단을 늘리기 위해 일주일에 7일 동안 계속 일했다. 아리애나는 이 도전에 당당히 맞섰고, 사업은 점점 번창했다. 177cm의 키, 금발과 파란 눈에 광대뼈가 튀어나온 아리애나는 아름다운 여성이었다. 아리애나는 패션 모델이었던 어머니의 외모를 물려받았는데, 아름다운 외모는 분명히 유리한 점이 있었다.

그런데 40대 후반에 접어들면서 체중이 불어나기 시작했다. 처음에는 새로운 일을 시작하면서 겪는 스트레스와 불규칙한 식습관 때문이라고 생각했다. 그러다가 무릎을 다쳐 한동안 활동을 제대로 하지 못했다. 과거에는 언제나 쉽게 체중을 줄일 수 있었는데, 이번에는 상황이 달랐다. 난데없이 지방이 아무 데나 불쑥 나타나 그곳에 계속 머무르려고 했다. 옷이 몸에 꽉 끼어 치수가 더 큰 옷을 입어야 했는데, 6개월이 지나자 같은 일이 또 반복되었다. 이전에는 한 번도 경험한 적이 없는 방식으로 체중이 계속 늘었고, 이 때문에 기분이 우울해지고 혼란을 느꼈다. 그리고 마침내 50세 때 충격적인 일이 일어났다. 아리애나는 캉쿤 바다에서 찍은 자신의 사진을 보았다.

아리애나는 "사진 속의 나는 분명히 비만이었어요. 이처럼 심각한 줄은 미처 몰랐어요"라고 말한다.

대륙은 다르지만 시드니에서 소프트웨어 엔지니어로 일하는 48세의 마이크 핸슨Mike Hanson도 동일한 신체적 문제에 맞닥뜨렸다. 그는 직업상 고된 업무가 많았는데, 오스트레일리아에서 캘리포니아 북부와 중국으로 출장 가는 일도 잦았다. 마이크는 고된 일이라면 이력이 나 있었다. 그는 실리콘밸리의 기술자들과 경쟁하면서도 전혀 밀리지 않았다. 하지만 중년이 된 지금은 상황이 이전과 달라진 것 같았다. 허리에 두툼하게 군살이 붙었고 동작이 느려진 걸 느꼈다. 살인적인 작업 일정만 해도 무척 힘들었는데, 50세가 되던 해에 아내마저 그를 떠났다. 스트레스가 극에 달했다. 갑자기 그는 우울증에 빠졌고, 허리 군살 말고도 곳곳에 지방이 붙기 시작했다.

마이크와 아리애나는 도대체 무슨 잘못을 저지른 것일까? 그들이 저지른 잘못은 바로 노화였다. 나이가 들면 호르몬 분비가 감소하고 스트레스가 높아지며, 몸에 여러 가지 변화가 일어난다. 가장 좌절감을 안겨주는 변화 중 하나는 지방이 더 쉽게 축적되고, 그것을 빼기가 아주 어렵다는 것이다. 무엇보다 당황스러운 것은 이전에는 전혀 염려할 필요가 없던 장소들에 지방이 나타나기 시작한다는 점이다.

나이에 따라 달라지는 지방

지방은 나이에 따라 각각 다른 임무를 수행한다. 나이가 어릴수록 지방은 더 좋은 행동을 보인다. 아기일 때에는 전체 지방 중 상당 부분은 칼로리를 태워 열을 만드는 갈색 지방이다. 이 단계에서 지방의 주요 기능은 자궁을 떠나 불확실한 세계로 나온 아기를 따뜻하고 안전하게 보호하는 것이다. 아기는 비율로 따질 때 갈색 지방이 어느 연령대보다 많다. 아기의 지방은 넘어지거나 부상당할 때 충격을 완화하는 쿠션 역할도 한다. 유아기를 벗어나 성장하면 갈색 지방 비율이 감소하고 백색 지방 비율이 증가한다.

십대 시절에 지방은 또 한 번 기능이 변하면서 성적 성숙에서 핵심 역할을 담당한다. 뇌에 우리가 충분히 잘 먹어서 후손을 세상에 남길 수 있다고 알림으로써 사춘기를 촉발하는 데에도 도움을 준다. 체지방이 적절한 수준에 이르지 못하면 성 발달이 지체된다. 제3장에서 이야기했듯이, 지방은 여성이 월경을 시작하도록 돕는 렙틴 분비에 관여함으로써 성적 성숙을 조절한다. 지방이 사춘기를 조절하는 또 한 가지 방법은 발달에 중요한 에스트로겐을 만드는 것이다. 몸이 아기를 가질 준비가 되면, 여성은 남성에 비해 더 많은 지방을 축적하기 시작한다.

일단 가임기가 되면, 아기를 위한 지방이 쌓인다. 지방과 지방이 만들어내는 에스트로겐은 여성이 임신을 하는 데 필요하다. 여성은 몸에 너무 많지도 적지도 않은 적절한 양의 지방이 있어야 한다. 임신 기간에는 지방이 계속 늘어나는데, 그중 일부는 젖을 만드는 데 쓰인다. 모유 수유를 하는 어머니의 지방은 후손을 양육하는 데 쓰인다.

지방에 관한 한, 이 단계에서는 모든 것이 정상적으로 흘러가는 것처럼 보인다. 그러다가 중년에 접어들면 모든 것이 변한다. 40대에 가까워지면 지금까지 우리 몸에서 풍부하게 넘쳤던 세 가지 성호르몬(에스트로겐, 테스토스테론, 황체 호르몬)의 생산량이 줄어들기 시작한다. 그리고 체지방이 갑자기 골칫거리로 변한다. 전에는 매력적으로 보이는 장소들에 있던 지방이 이제는 전혀 그렇지 않은 장소들로 옮겨가기 시작한다. 남성은 복부와 등 아래쪽, 목덜미에 지방이 쌓이고, 여성은 복부, 넓적다리, 엉덩이, 가슴에 지방이 축적된다.

나이가 많아질수록 지방은 더 늘어난다. 사람들은 대개 50세부터 60세 사이에 체중이 가장 많이 나가고 지방을 억제하기 가장 어려운 시기를 맞이한다. 어린 시절부터 날씬했던 사람들도 갑자기 불어난 체중 때문에 당황하는 경우가 많다. 이들은 "도대체 무슨 일이 일어난 걸까?" 하고 묻는다.

지방도 귀가 있다

우리는 지방도 말을 할 수 있다는 사실을 알고 있다(제2장 참고). 지방은 렙틴 같은 화학적 신호의 형태로 전령을 뇌와 뼈, 생식계로 보낸다. 그런데 지방은 말을 할 수 있을 뿐만 아니라 들을 수도 있다. 지방의 이 기묘한 속성은 연구자들이 지방이 말을 할 수 있다는 사실을 알기 수십 년 전에 이미 발견되었다.

1969년, 미국 국립보건원에서 일하던 페드로 쿠아트레카사스Pedro Cuatrecasas는 지방세포와 인슐린을 결합하는 실험을 통해 인슐린이 지방세포의 행동을 바꾼다는 사실을 발견했다. 인슐린이 있으면, 지방세포가 포도당을 지방으로 전환시키는 양이 늘어났다.

쿠아트레카사스는 인슐린이 어떻게 그런 효과를 나타내는지 알기 위해 실험을 해보았다. 연구 끝에 쿠아트레카사스는 지방세포 표면에 인슐린과 결합하도록 특별히 설계된 수용체가 있다는 사실을 알아냈다. 일단 인슐린이 수용체에 들러붙으면, 지방세포의 행동은 지방을 더 많이 만드는 쪽으로 변한다. 수용체는 세포 표면의 '귀' 역할을 해 몸에서 오는 메시지를 포착한다. 수용체는 양방향 커뮤니케이션 통로의 일부로, 이를 통해 지방은 몸을 향해 말하고(제2장과 제4장에서 이야기한 것처럼 렙틴과 아디포넥틴 같은 호르몬을 분비함으로써), 몸은 지방에게 말한다(호르몬을 지방으로 보냄으로써). 지방세포의 인슐린 수용체의 경우, 이 '귀'는 세포 표면에 들러붙은 인슐린(이자에서 온)의 말을 '듣고' 지방세포에 포도당을 더 흡수하고 지방을 더 만들라는 신호를 보낸다.

곧이어 다른 수용체들의 위치도 밝혀졌다. 미주리 대학 의학대학원의 토머스 번스Thomas Burns가 이끄는 연구 팀은 지방세포에 아드레날린이 들러붙는 수용체도 있다는 사실을 발견했는데, 아드레날린은 지방세포에게 몸이 에너지를 이용할 수 있도록 지방을 방출하라고 지시한다. 만약 여러분이 곰을 본다면, 아드레날린은 여러분의 지방에게 "훗날을 위해 에너지를 저장하려고 하지 마. 지금 당장 그걸 써! 그리고 얼른 달아나!"라고 말한다. 지방은 그 신호를 듣고 에너지로 쓸 유리 지방산을 내보내기 시작한다.

그후 수십 년이 지나는 동안 지방에는 가장 강력한 호르몬인 갑상샘 호르몬, 성장 호르몬, 에스트로겐, 테스토스테론, 황체 호르몬 등에 대한 수용체가 있다는 사실이 발견되었다. 이 호르몬들은 지방에게 지방을 에너지로 바꾸어 방출해야 할 때를 알려준다.

젊을 때에는 이 호르몬들이 풍부하다. 조직을 성장시키고, 생식계를 활성화시키고, 에너지와 대사 수준을 높게 유지해 젊은 사람들이 체중을 더 빨리 줄이고 그 상태를 더 쉽게 유지할 수 있게 한다. 하지만 중년이 되면 우리는 더 이상 생식계를 활성화시킬 필요가 없다. 생물학적으로 말한다면, 우리는 사용 연한을 넘어 쓸데없이 오래 살고 있는 것이다. 이 시점에서 이 호르몬들은 대부분 생산량이 감소하는데, 이것은 지방에게 스스로 분해하라고 보내는 메시지가 약해진다는 뜻이다. 그 결과로 몸은 지방 조직을 덜 태우고, 우리는 불가피하게 살이 더 찐다.

그와 동시에 스트레스와 나이 때문에 또 다른 호르몬인 코르티솔의 분비가 증가한다. 코르티솔은 스트레스에 반응해 부신에서 분비되는데, 복부 지방 증가와 상관관계가 있다. 이 모든 호르몬의 변화는 지방의 성장을 촉진한다. 우리는 눈으로 이를 확인한다. 젊을 때보다 더 많이 먹지 않는데도 지방이 이곳저곳에 훨씬 쉽게 붙는다.

특히 여성은 폐경기가 가까워지면서 이러한 체중 증가를 경험한다. 난소가 은퇴 시기에 접어들어 에스트로겐, 황체 호르몬, 테스토스테론을 덜 생산함에 따라 호르몬 수치가 곤두박질친다. 에스트로겐 수치가 낮아지면 얼굴에 홍조가 발생하고 활력이 떨어지는 것은 물론이고, 식욕 증가, 지방 연소 감소, 지방의 복부 부위 재배분 등이 일어난다. 게다가 난소가 에스트로겐을 덜 생산하면, 몸은 이 호르몬을 만드는 지방의 능력에 더 많이 의존하기 시작한다. 폐경 후 여성에게 지방은 에스트로겐의 주요 원천이다. 여성이 남성보다 지방을 줄이기 더 힘든 한 가지 이유는 이러한 의존성 때문이라는 가설이 있다.

황체 호르몬도 크게 줄어들면서 황체 호르몬 대 에스트로겐 비율이 변해 '에스트로겐 우세' 상태가 된다. 이 상태가 되면 과민성, 우울증, 수면 문제, 수분 저류, 식욕 증가, 단것을 찾는 증상 등이 나타날 수 있다. 이것은 다년간 지속된다는 점만 빼면 월경 전 증후군과 비슷하다.

남녀 모두에게 중요한 테스토스테론 역시 감소하면서 마른 체중과 에너지를 감소시키고 결국 대사율을 늦춘다. 우리는 테스토스테론을 남성 호르몬으로 생각하는 경향이 있지만, 한 달 중 대부분의 기간에 여성의 몸에는 에스트로겐보다 테스토스테론이 더 많으며, 폐경 전후기나 폐경 후에는 더욱 그렇다.

신호 증폭

아리애나 그린에게 닥친 일이 바로 중년의 호르몬 변화였다. 이 시기에 접어들면서 그녀의 몸에는 지방이 폭주하기 시작했다. 아리애나는 이렇게 회상한다. "나는 살아오는 동안 대부분 날씬했어요. 다이어트를 하면서 요요 현상으로 5~7kg 정도 왔다갔다한 적은 있지만, 크게 염려할 만한 일은 없었어요. 그런데 갑자기 정말 급속하게 체중이 불어나기 시작했지요."

증가한 체중 중 일부는 장시간 일하면서 운동을 하지 않은 탓일 것이다. 그러한 생활 습관 문제를 더욱 악화시킨 것은 바로 호르몬 변화였다. 이 두

가지 요소가 합쳐져 엄청난 효과를 빚어낸 것이다. 아리애나는 "50세가 되는 순간, 체중이 확 늘었고, 정서적 외상도 크게 받았어요. 내게 무슨 일이 일어나는지 이해하지 못했죠"라고 말한다.

아리애나는 어떻게 해야 할지 몰라 그냥 살아온 방식대로 살아갔다. 즉, 기묘한 신체 변화를 묵묵히 견디면서 계속 경력을 쌓아나갔다. 자신은 최대한 잘 헤쳐나간다고 생각했다. 그러다가 마침내 수영복을 입은 자기 사진을 바라본 운명적인 순간이 찾아왔다.

불과 몇 년 동안 체중이 45kg 이상 불어나 지금은 143kg이나 나갔다. 여러 가지 다이어트로 7~9kg 정도 빼기도 했지만, 뺀 살은 항상 다시 슬그머니 돌아왔다. 하지만 그 사진을 보고 나서 아리애나는 뭔가 특단의 조치를 취하지 않으면 안 되겠다고 생각했다. 늘 아름답다고 칭송받으며 살아왔는데, 이토록 마음에 들지 않는 느낌은 평생 처음이었다.

하지만 이번에도 실패할 게 뻔한 다이어트를 시작하는 것 말고는 방법이 없었다. 그때 한 친구가 바이오아이덴티컬 호르몬bioidentical hormone 복용을 생각해본 적 없느냐고 물었다. 바이오아이덴티컬 호르몬은 우리 몸에서 만들어지는 것과 동일하게 만든 합성 호르몬을 말한다. 너무 극단적인 방법처럼 들렸지만, 절박한 상황에 몰린 아리애나는 이것저것 가릴 처지가 아니었다.

결국 한 의사에게 검사를 받았다. 아리애나는 이렇게 기억한다. "내 몸에 호르몬이 거의 하나도 없으며, 그것들은 내 몸에서 완전히 떠났다고 하더군요. 그러니 체중 증가, 정서적 고통, 울음, 혼란, 탈진 등의 증상이 나타나는 건 당연하다고 했어요." 아리애나는 "내 정신에 병이 들었다는 생각이 들 정도로" 열심히 노력했다고 말한다.

아리애나는 비만과 싸우는 것이 엄청난 도전이 되리란 사실을 깨달았다. 체중 관리는 한 번에 고칠 수 있는 일이 아니라, 매일 관심을 기울여야 하는 만성 질환을 다루는 것과 같았다. 아리애나는 "그 의사는 이것은 내가 평생 노력해야 하는 일이라는 걸 처음 말해준 사람 중 한 명이었어요. 정말 눈이 번쩍 뜨이는 일이었죠"라고 했다.

아리애나는 호르몬 대체 요법을 시도해보기로 결정했다. 처음에는 사람의 융모 생식샘 자극 호르몬을 사용했다. 이것은 태반에서 발견되는 호르몬으로, 식욕을 억제하고 지방을 몸에서 더 바람직한 장소로 옮긴다고 알려져 있다. 아리애나는 금방 체중이 줄기 시작해 한 달에 5~7kg 정도 감량했다. 곧 갑상샘 호르몬, 황체 호르몬, 테스토스테론, 성장 호르몬 자극 물질, 에스트로겐을 포함해 다른 호르몬들도 대체 요법을 받기 시작했다. 담당 의사는 더 젊은 시절의 호르몬 수준으로 회복하는 혼합 처방을 설계했다.

이 치료는 배고픔을 억제하고 대사율을 높이고 심리 상태를 안정시키고 다이어트와 운동 프로그램 효과를 극대화하는 데 도움을 주었다. 아리애나는 마침내 약 45kg이 빠졌다. 이로써 호르몬의 효과가 얼마나 강력한지 잘 알 수 있다. 한 인터뷰에서 아리애나는 "이제 목표까지 14kg만 남았어요. 호르몬 대체 요법을 영원히 할 건 아니지만, 지금은 효과가 있어요"라고 말했다.

일부 폐경기 여성은 자신을 고통에서 벗어나게 해줄 화학적 해결책이 될 수도 있다는 생각에 호르몬 감소로 인한 증상을 완화하기 위해 피임약을 먹으려 한다. 세인트조지서덜랜드 임상대학원에서 대사를 연구하는 앤서니 오설리번은 피부 통과 에스트로겐(부착포를 사용해 피부를 통과시키는 방식으로 투여된다)과 에스트로겐 알약의 효과를 비교하는 연구를 했다. 이 실험에서 오설리번은 알약을 복용한 여성이 부착포를 사용한 여성보다 지방을 더 많이 저장한다는 결과를 얻었다. 알약을 복용한 여성은 식사 후에 지방을 덜 산화시켰고, 연구 기간에 체지방이 1.8kg 정도 늘어났다. 먹는 약으로 복용한 에스트로겐은 장에서 흡수되고 간에서 처리된 다음 혈액으로 재방출되는 것으로 보인다. 우리 몸은 성호르몬 결합 글로불린sex hormone binding globulin, SHBG이라는 단백질에 반응하는데, 이 단백질은 혈액 속에서 여분의 에스트로겐뿐만 아니라 테스토스테론도 흡수함으로써 두 호르몬의 수치를 낮춘다. 그래서 결국 더 많은 지방이 만들어지는 결과를 낳는다.

호르몬의 효과는 여성에게만 나타나는 것이 아니다. 앞에서 언급했듯이, 테스토스테론과 에스트로겐은 남녀 모두 만들지만, 남성이 여성보다 테스토스테론을 더 많이 만드는 차이가 있을 뿐이다. 테스토스테론은 누구에게나 체중을 관리하는 데 중요한데, 근육을 만들고 유지하는 데 도움을 주기 때문이다. 나이가 들어 테스토스테론이 줄어들면, 마른 체중과 근육 긴장도가 떨어지고, 정신력이 약해지며, 내장 지방이 늘어난다. 마른 체중과 근육 긴장도가 줄어들면 대사 속도가 더욱 느려지는데, 근육이 지방보다 더 많은 칼로리를 태우기 때문이다.

남성의 경우, 지방과 테스토스테론의 관계는 순환적이다. 테스토스테론 수치가 낮으면 지방이 늘어나는데, 특히 복부 지방이 늘어난다. 그리고 지방이 늘어나면 테스토스테론이 줄어든다. 이것은 지방이 지방을 낳는 악순환 고리가 된다. 일단 이 악순환에 휘말려들면, 거기서 빠져나오는 데 엄청난 노력이 필요하다.

마이크 핸슨은 이 테스토스테론 악순환을 직접 경험했다. 아리애나 그린과 마찬가지로 마이크도 나이와 스트레스가 결합해 체중 증가가 쉽게 일어나는 결과를 맞이했다. 그와 동시에 나이가 들면서 테스토스테론 수치가 자연스럽게 줄어들어 마이크는 더 뚱뚱해졌다. 마이크는 비참한 처지에 빠졌다는 것을 알아챘다. 그는 이렇게 회상한다. "나는 그 당시 일반적으로 처방하던 항우울제를 복용했고 기분이 늘 가라앉아 있었어요. 그 때문에 체중을 늘었고, 나는 게을러지고 불행했죠." 그는 매일 건강에 좋은 음식을 요리하는 것보다 햄버거와 감자튀김을 사 먹는 게 훨씬 편했고, 운동을 외면했다. 뭔가 해야 한다는 것은 알았지만, 구덩이에서 기어나올 힘이 없었다.

친구가 호르몬 검사를 받아보라고 권했다. 그래서 한 전문가를 찾아갔더니 호르몬 균형을 다시 잡으면 도움이 될 거라고 했다. 마이크는 테스토스테론 자극 물질과 에스트로겐 차단제를 복용하기 시작했다. 마이크는 이렇게 말한다. "내가 50세이고 아주 어린 자식들이 있다는 게 큰 동기가 됐습니다. 자식들을 위해 70대까지 살아야겠다고 생각했거든요." 호르몬 요법을 시작한 지 8주일쯤 지나자 효과가 나타나기 시작했다. "생각하는 방식에 변화가 일어났고, 집중력이 향상되고 주의력이 개선되었으며, 전반적으로 살아 있고 깨어 있다는 느낌이 더 강해졌어요." 테스토스테론 증가는 마이크에게 활력을 주었다. 그는 이제 퇴근해서 집으로 오면, TV를 보면서 패스트푸드를 먹는 대신 운동을 하고 건강에 좋은 음식을 요리해야겠다는 동기를 강하게 느낀다. 마이크는 "이것은 선순환이에요. 일주일에 4~5회 참가하는 요가 강습반에 등록했어요. 매일 간단한 미용체조도 시작했고요. 그리고 잘 먹는 일에 관심을 많이 기울입니다"라고 말했다. 마이크의 체중은 최고 93kg에 이르렀다가 이 요법을 시작한 지 18개월 만에 72kg으로 줄어들었다. 항우울제 복용을 중단했고 컨디션도 훨씬 좋아졌다.

호르몬 요법이 마이크에게 가져다준 놀라운 결과 한 가지는 마이크가 여성의 삶을 이해하게 됐다는 점이다. 마이크는 이렇게 말한다. "테스토스테론 촉진제를 복용하면서 이런 생각이 들었어요. '오, 이럴 수가! 예뻐진 것 같아. 기분도 아주 좋고 일도 잘하고 있어. 섹시해진 느낌이 들어.' 그리고 어느 날 아침에는 일어나 거울을 보면서 이런 생각이 들어요. '오, 맙소사! 살쪄 보이잖아!' 나는 그 경험을 에스트로겐 차단제를 복용할 때와 연결지을 수 있었어요. 에스트로겐 수치가 너무 높으면 살쪘다는 생각이 자꾸 들었거든요. 나는 마침내 전 아내와 여자친구가 '오늘은 뚱뚱해진 느낌이 들어'라고 말할 때 어떤 기분이었는지 이해가 되었어요. 그러니까 이런 거죠. 와우! 문자 그대로 에스트로겐이 넘쳐!" 마이크는 호르몬이 우리의 태도(자신을 바라보는 방식과 남을 바라보는 방식)에 영향을 미친다는 사실을 발견했다. 틀림없이 마이크의 여자친구는 마이크가 새로 얻은 공감 능력을 환영할 것이다!

테스토스테론은 아마도 우리가 가진 것 중 가장 강력한 지방 연소 물질일 것이다. 『뉴잉글랜드 의학 저널』에 발표된 한 연구에 따르면, 운동을 전혀 하지 않더라도 매주 테스토스테론을 600g씩 10주일 동안 투여받은 남성은 추가로 호르몬을 전혀 투여받지 않은 남성에 비해 근육량이 상당히 많이 늘어났다. 피험자들은 10주일 동안 근력 강화 운동을 일주일에 세 번씩 하면서 테스토스테론을 전혀 투여받지 않은 남성들보다 마른 체중이 더 증가했다. 이 연구는 운동을 전혀 하지 않고 쉬고 있을 때에도 남성은 풍부한 테스토스테론 때문에 지방을 잃고 근육이 생길 수 있음을 시사한다. 이 호르몬이 많은 남성은 여성보다 체중 관리 면에서 훨씬 유리하다. 하지만 불행하게도 나이가 들면 누구나 테스토스테론 생산이 줄어든다.

체중에 큰 영향을 미치는 동시에 나이가 들면 줄어드는 또 하나의 호르몬은 뇌하수체에서 분비되는 성장 호르몬이다. 성장 호르몬은 어린이의 키 성장에 영향을 미치는 것으로 가장 잘 알려져 있다. 그런데 성장 호르몬은 어른의 마른 조직을 만들고 지방을 태우는 데에도 관여한다. 그래서 성장 호르몬이 감소하면 몸에 지방이 쌓이는 경향이 있다.

그 정도는 덜하지만 갑상샘 호르몬도 나이가 들면 줄어든다. 갑상샘에서 만들어지는 이 호르몬은 대사와 체온에 영향을 미친다. 갑상샘 호르몬 생산이 감소하는 과정은 성장 호르몬이나 성호르몬보다 더 느리게 일어나지만, 무증상 갑상샘기능저하증 진단을 받은 사람은 체중을 조절하기가 훨씬 어렵다.

넓은 관점에서 본 호르몬 대체 요법

그렇다면 나이가 들면 지방에 굴복해야 하는가? 반드시 그렇진 않다. 지방 축적을 누그러뜨릴 수 있는 방법들이 있다. 하나는 아리애나와 마이크처럼 호르몬 대체 요법을 시작하는 것이다.

건강하고 정력적인 캐런 파워Karron Power 박사는 샌프란시스코에서 호르몬 대체 요법을 시술하는 의사이다. 그녀는 이렇게 말한다. "처음 일을 시작했을 때 나는 너무 많은 사람이 같은 불만을 갖고 있다는 걸 알게 됐어요. 그들은 체중이 불어났고, 늘 피곤하고 컨디션이 좋지 않았으며, 일을 마치고 나면 기력이 달렸고, 잠자는 데 어려움을 겪었어요. 우울증에 걸린 건 아니었지만, 기분이 착 가라앉아 있었죠. 내게는 그들을 도울 방법이 없었어요. 일부 증상을 완화할 수는 있었죠. 항우울제나 수면제를 처방할 수는 있었지만, 문제의 근원은 알 수 없었어요."

파워는 노화방지의학이라는 새 분야로 뛰어들었는데, 이것은 사람들을 더 오래 살게 하고 더 젊어 보이게 하고 사람들이 더 젊어졌다고 느끼게끔 도와주는 분야이다. 호르몬 대체 요법은 노화방지의학에서 사용하는 방법 중 하나이다. 파워는 이렇게 설명한다. "이것은 닭이 먼저냐 달걀이 먼저냐 하는 문제와 같아요. 나이가 들면 테스토스테론과 성장 호르몬 수치가 떨어져요. 그러면 체중이 늘기 시작하고, 체중이 늘면 이들 호르몬 수치가 더 떨어지지요. 이렇게 해서 체중이 증가하는 악순환이 계속 이어지는 거예요. 어떤 의사는 환자에게 음식 섭취를 제대로 하고 운동을 해서 체중을 줄이면, 테스토스테론과 성장 호르몬 수치가 올라갈 거라고 이야기해요. 어느 정도 맞는 말이긴 하지만, 사람들을 악순환에서 벗어나게 하기는 어려울 수 있어요. 그래서 우리가 개입하는 겁니다. 인위적으로 호르몬 수치를 높여주는 거죠." 파워는 호르몬을 보충해주면 사람들은 컨디션이 좋아지고 에너지도 넘쳐 운동 프로그램을 잘 소화하고 건강에 좋은 음식을 만드는 데 더 많은 시간을 투자한다고 설명한다. 이들 호르몬은 운동 후에 아픔과 통증을 완화하고 회복 시간을 줄이는 데에도 도움을 주어 규칙적인 운동을 방해하는 장애물을 제거한다. 파워는 "활동이 늘어나면 천연 호르몬 수치가 증가하기 시작합니다. 운동을 계속하고 제대로 된 음식을 먹어 일단 목표 체중에 이르면, 더 이상 의학적 개입이 없어도 성공적으로 그 상태를 유지할 수 있는 경우가 많아요"라고 말한다.

하지만 호르몬 대체 요법에 아무 위험이 없는 건 아니다. 에스트로겐은 천연 형태의 것이라 하더라도 여성 생식기계 암과 연관이 있으며, 혈병(혈액이 엉기면서 섬유소가 혈구를 싸고 만들어지는 검붉은 덩이)이 생길 위험을 높일 수 있다. 2014년, FDA의 한 전문가는 복용한 남성들 사이에서 심장마비 같은 심장혈관 질환이 증가했다는 데이터가 나온 후, 테스토스테론 대체 물질을 제한적으로 사용하라고 권고했다. 성장 호르몬 주사 역시 당뇨병 위험을 높인다는 연구 결과가 나왔다. 그러니 호르몬 대체 요법은 각 개인에게 닥칠 위험과 이익을 잘 가늠할 수 있는 전문 의사의 지침을 철저히 따르면서 사용해야 한다.

마이크 핸슨은 또한 호르몬 대체 요법을 쓸 때 "한 가지 문제는 마치 세상을 정복할 것 같은 기분이 든다는 것입니다. 그런데 몸은 꼭 그런 기분을 따를 준비가 되어 있지 않을 수 있다는 데 문제가 있습니다. 그래서 마치 30대가 된 듯한 기분에 휩싸여 무리를 하기 쉽죠. 하지만 사실은 30대 때처럼 활동할 수가 없어요. 실제로 나는 무리하다가 근육이 찢어지기도 했는데, 호르몬 자극 프로그램을 시작하기 전이었다면 절대로 무리하지 않았을 거예요. 두 살짜리 아이를 어깨에 태우고 정글짐을 기어올라가겠다는 생각을 할 만큼 에너지가 넘쳐나지 않았을 테니까요. 반드시 스트레칭을 해야 합니다. 천천히 근력을 증가시켜야 해요"라고 말했다.

노화 징후를 늦추기 위한 호르몬 대체 요법은 현재 의료계에서 널리 받아들여지지 않고 있다. 비록 여성들은 수십 년 동안 폐경의 징후를 상쇄하기 위해 에스트로겐을 복용해왔지만, 체중 감량을 촉진할 목적으로 호르몬 대체 요법을 사용할 때 맞닥뜨릴 위험과 이익을 완전히 파악하려면 앞으로도 다년간의 연구와 설득력 있는 데이터가 필요하다. 요약하면 호르몬 대체 요법은 살 빼는 약이나 수술과 비슷한 의학적 체중 감량 수단의 하나로, 여러 가지 위험과 문제를 수반한다. 호르몬 대체 요법은 파워가 권한 것처럼 정상 궤도로 돌아가기 쉽게 도울 목적으로 한시적으로만 사용하고, 그런 다음 건강한 신체를 유지하는 자연적인 수단으로 돌아가는 게 가장 좋다.

신호를 자연적으로 증폭하기

다행히 우리는 의사의 도움 없이도 호르몬 수치를 어느 정도 높일 수 있다. 자연적으로 호르몬을 활성화하는 방법 중 하나는 운동이다. 체중 증가가 초래하는 굼뜬 느낌을 극복하고 한 번에 45분씩 일주일에 적어도 세 차례 운동을 한다면, 일부 호르몬 분비를 증가시킬 수 있다. 그리스 트라키아 데모크리토스 대학에서 연구원으로 일하는 사바스 토크마키디스Savvas Tokmakidis는 남성 피험자 집단에 스쿼트와 레그 프레스 네 세트를 포함한 저항 운동을 하게 했더니, 그후 테스토스테론과 성장 호르몬 수치가 상당히 높아졌다는 결과를 얻었다. 매사추세츠주 군사수행능력연구사단에서 연구원으로 일하는 브래들리 닌들Bradley Nindle이 이끄는 연구 팀은 2시간 동안 유산소 운동을 하고 나면 24시간 동안 성장 호르몬 수치가 상당히 높아진다는 결과를 얻었다.

운동을 하면 아디포넥틴도 증가했다. 아디포넥틴은 지방 조직에서 방출돼 내장에서 팔다리와 엉덩이로 지방을 옮기는 일을 하는 호르몬이다. 이것은 인슐린 민감도도 높여 혈당과 트라이글리세라이드 수치를 낮추는 결과를 가져왔다. 또 이들 호르몬 중 대부분은 단지 지방을 태우는 데 그치지 않고 마른 조직을 증가시켜 대사율을 높이는 결과를 낳는다. 그래서 쉬고 있을 때에도 더 많은 칼로리를 소비한다.

운동의 부정적 측면은 운동이 배고픔을 촉발해 식탁에서 칼로리를 과잉 보충하게 하는 결과를 낳을 수 있다는 점이다. 캐런 파워는 환자들에게 천천히 시작하라고 조언한다. "사람들은 아주 열심히 운동하려고 하는데, 내가 페이스를 좀 늦추라고 하면 놀랄 때가 많아요. 달리기나 스피닝 수업처럼 격렬한 유산소 운동을 하면, 칼로리를 많이 태우긴 하지만 식욕이 크게 높아져 어렵게 소비한 칼로리를 모두 보충하고 오히려 그 이상의 칼로리를 섭취하는 사람이 많습니다. 그리고 웨이트 트레이닝은 근육량과 기초 대사량(체중을 유지하는 데 아주 중요한)을 높이지만, 그렇다고 해서 체중이 줄어들지는 않아요. 나는 식욕 증가 없이 여분의 칼로리를 태우려면 매일 1시간씩 걷고, 마른 근육량을 늘릴 수 있게 일주일에 두세 번 가벼운 웨이트 트레이닝을 하라고 권합니다. 일단 몸이 좀더 좋아지고 나면, 거기서 다시 목표를 높여 더 나아갈 수 있어요."

우리가 먹는 음식의 종류와 양도 호르몬 수치에 영향을 미친다. 우리의 성장 호르몬 수치는 당과 지방 때문에 자연적으로 낮아진다. 이것은 치즈케이크나 그 밖의 기름진 디저트를 많이 먹으면, 우리 몸에 지방이 많이 들어갈 뿐만 아니라, 지방을 연소시키는 능력까지 줄어든다는 뜻이다. 지방이 지방을 낳는 설상가상의 상황에 놓이는 셈이다. 단 음식을 피하면 인슐린이 혈액에서 영양분을 없애는 데에서 비롯되는 기력 감소와 배고픔을 막는 데에도 도움이 된다. 가벼운 운동을 하고 나서 단백질을 10g 섭취하거나 더 힘든 운동을 하고 나서 20g 섭취하면 배고픔을 억제하는 데 도움이 되는데, 음식에 섬유질을 많이 첨가해도 같은 효과를 볼 수 있다.

단식도 지방을 태우는 호르몬을 증가시킨다. 많은 보디빌더와 운동 마니아는 간헐적 단식의 효과를 확신한다. 혈당이 낮아지면 아드레날린과 성장 호르몬을 포함해 지방을 태우는 호르몬들의 분비가 촉진된다. 성장 호르몬 분비는 밤중과 잠잘 때 최고조에 이른다. 간헐적 단식이 강력한 효과를 발휘하는 이유 중 일부는 밤중의 절식을 연장시킴으로써 지방을 태우는 성장 호르몬의 분비 시간을 늘리기 때문이다.

트레이너들은 여성에게는 매일 16시간 단식(잠자는 시간을 포함해)을, 남성에게는 14시간 단식을 흔히 권한다. 그리고 매일 나머지 8~10시간 동안은 균형 잡힌 영양 섭취를 하면서 저녁과 밤중에는 음식 섭취를 중단함으로써 성장 호르몬 분비를 연장시킨다. 단식을 하면 그렐린(장에서 만들어져 배고픔을 자극하는 호르몬)도 분비되는데, 그렐린은 성장 호르몬 분비를 추가로 자극한다고 밝혀졌다. 따라서 연장된 배고픔은 지방 감소를 보장하지만, 단식을 어렵게 만들기도 한다.

잠을 많이 자는 것도 도움이 될 수 있다. 잠이 부족하면 그렐린 분비가 증가하고, 포만감을 주는 호르몬인 렙틴 분비가 감소한다는 연구 결과가 나왔다. 수면 시간이 6시간 미만이면 비만 위험이 증가하고, 당뇨병의 전조인 인슐린 민감도 감소와도 연관이 있는 것으로 드러났다. 따라서 잠을 충분히 자지 않으면, 하루 종일 배가 고프고 포만감이 들지 않으며, 당뇨병에 걸릴 위험도 높아진다.

플라스틱을 먹은 남자

호르몬을 교란시키는 요인은 나이, 나쁜 식습관, 수면 부족뿐만이 아니다. 환경 인자들도 있다. 제노에스트로겐xenoestrogen은 환경 속에서 에스트로겐과 같은 효과를 나타내는 화학 물질이다. 파워에 따르면, 제노에스트로겐을 입으로 삼키면 피임약을 복용한 것과 같은 효과가 나타난다. 이 물질은 장에서 흡수된 뒤 간으로 가서 성호르몬 결합 글로불린을 증가시키는 결과를 초래한다. 이 결합 호르몬은 제노에스트로겐을 흡수할 뿐만 아니라 몸 안의 테스토스테론도 흡수할 수 있다. 체내 테스토스테론 수치가 낮으면 체중이 늘기 쉽다.

파워는 이렇게 말한다. "우리는 환경에 내분비 교란 물질이 많다는 사실을 알고 있습니다. 어떤 사람의 체내에서 에스트로겐 과다로 테스토스테론이 감소하는 징후가 발견되면, 나는 그 사람에게 4P를 이야기해줍니다. 4P는 플라스틱Plastics, 보존제Preservatives, 농산물Produce, 살충제Pesticides를 말하죠. 플라스틱에는 BPA와 프탈레이트가 포함돼 있는 경우가 많고, 화장품은 보존제인 파라벤을 자주 사용해요. 일부 식물, 특히 콩과 아마인에는 천연 식물 에스트로겐이 많이 들어 있고, 유기농으로 재배하지 않은 농산물에는 인공 에스트로겐과 비슷한 살충제 성분이 남아 있을 수 있어요. 나는 플라스틱을 유리로 바꾸고, 파라벤이 들어가지 않은 제품을 구입하고, 유기농 식품을 먹고, 콩과 아마인 섭취를 줄이라고 권합니다."

파워의 한 환자는 제노에스트로겐의 효과를 직접 경험했다. 제리Jerry는 매우 활동적인 40세 남자로, 수상스키와 축구를 포함해 다양한 스포츠 활동을 즐겼다. 세리는 아드레날린이 넘쳐 번지점프와 스카이다이빙 같은 익스트림 스포츠를 좋아했다. 어느 날, 제리는 배에 지방이 쌓인 것을 알아채고는 이상하다고 생각했다. 식습관이나 운동 활동에서 변한 것이 아무것도 없었기 때문이다. 제리는 운동을 더 열심히 했지만, 불룩해진 배는 그대로였다. 그와 동시에 제리는 기분에도 변화가 일어난 것을 알아챘다. 일에 의욕이 없어졌고, 무엇보다 헬리콥터에서 번지점프를 하려는 의욕이 사라졌다.

파워는 제리의 신체검사를 하고 호르몬 수치를 살펴보았다. 테스토스테론, 에스트로겐, 갑상샘 호르몬 생산량은 정상으로 보였지만, 한 가지가 마음에 걸렸다. "테스토스테론 생산량은 높았지만, 성호르몬 결합 글로불린 수치가 아주 높아 테스토스테론에 간섭을 일으켰어요. 그 결과로 테스토스테론 수치가 낮은 초기 증상이 나타났죠. 뭔지 몰라도 성호르몬 결합 글로불린을 많이 만드는 일이 일어나고 있었어요."

파워는 제노에스트로겐 명단을 일일이 대조하며 제리에게 어떤 것이 있는지 확인해나갔다. 설문지와 대화를 통해 마침내 단서를 찾아낼 수 있었다. 제리는 얼마 전에 결혼했다. 그런데 아내는 매일 밤 요리를 해서 그것을 뜨거운 상태에서 플라스틱 용기에 담아 밤 동안 냉장고에 넣어 식혔다. 다음날 아침에 제리는 플라스틱 용기를 냉장고에서 꺼내 전자레인지에 넣고 데웠다. 파워는 "열은 플라스틱에서 BPA와 프탈레이트 같은 제노에스트로겐을 방출하게 해 이것이 음식으로 옮겨갈 수 있어요. 이 새로운 제노에스트로겐 방출원이 제리의 성호르몬 결합 글로불린 수치를 높이는 원인이 되었죠."라고 말한다. 이 여분의 성호르몬 결합 글로불린은 혈액 속에서 에스트로겐뿐만 아니라 테스토스테론도 흡수해 제리는 기력이 떨어지고 체중이 증가했던 것이다.

파워는 이렇게 말한다. "나는 제리에게 플라스틱 용기를 유리 용기로 바꾸라고 했어요. 두 달 뒤, 제리의 성호르몬 결합 글로불린 수치는 내려가고 이용 가능한 테스토스테론양은 많아졌죠. 그 밖에는 변한 것이 아무것도 없었어요. 제리의 테스토스테론 생산량은 전혀 변하지 않았어요. 하지만 플라스틱 제품을 제거하자 낮은 테스토스테론 때문에 생기는 증상들도 사라졌습니다." 플라스틱 제품을 사용하지 않음으로써 제리는 체중을 줄이고 활력을 되찾을 수 있었다. 그는 스포츠 활동을 재개했고, 이전처럼 칼로리를 태우기 시작했으며, 다시 헬리콥터에서 점프를 하고 있다.

지방은 자연의 한 가지 힘이다

아리애나와 마이크가 증언하듯이 노화는 허리둘레에 대참사를 가져올 수 있다. 이들이 가장 힘겨운 사투를 벌인 상대는 호르몬이었다. 나이가 들면 지방을 태우는 호르몬들이 감소하고 코르티솔이 증가해 대사가 느려지고, 마른 조직이 감소하고, 무기력해지고, 지방 축적이 쉬워지는데, 특히 건강에 나쁜 복부 지방이 많이 축적된다. 그 밖에도 여러 가지 문제가 생긴다.

예를 들어 나이가 들수록 운동 효과가 떨어진다. 로렌스버클리국립연구소의 과학자 폴 윌리엄스Paul Williams는 18세부터 49세 사이의 남성 달리기 선수 5000여 명을 조사해, 달린 거리와 상관없이 나이가 많은 사람일수록 체중이 많이 나간다는 사실을 발견했다. 연구를 끝내면서 그는 심지어 매우 활동적인 피험자들에게서도 "허리둘레 팽창은 거의 자연의 힘에 가깝다"라고 결론 내렸다. 윌리엄스는 운동을 하는 남성은 "앉아서 지내는 사람들보다 더 날씬하지만, 열성적인 달리기 선수들도 날씬한 몸매를 유지하기가 점점 더 어려워지는 현실에 직면한다"는 사실을 발견했다. 하지만 윌리엄스는 한 줄기 희망을 던진다. "우리가 얻은 데이터는 활동을 늘림으로써 중년의 체중 증가를 상쇄할 수 있다고 시사한다. 매년 일주일 동안 달리는 거리를 약 1.4마일씩 늘리면, 이 운동의 효과로 중년에 맞이할 것으로 예상되는 체중 증가를 상쇄할 수 있다고 우리는 평가한다. 이것은 30세 때 일주일에 10마일을 달리는 사람이 40세가 되었을 때 10년 전에 산 턱시도를 그대로 입고 싶다면, 그 거리를 24마일로 늘려야 한다는 뜻이다." 이것은 나이와 함께 지방도 따라온다는 말을 뒷받침하는 증거이다.

지방은 우리 몸의 소리에 귀를 기울이고 동일한 방식으로 응답한다. 어떤 메시지는 지방에게 성장하라고 말하고, 어떤 메시지는 차지하는 영토를 축소하라고 제안한다. 호르몬은 지방에게 아주 큰 신호를 보내며, 우리 몸에 지방이 얼마나 많이 있어야 할지 그리고 어떤 장소들에 있어야 할지에 큰 영향을 미친다. 중년이 되면 우리 몸은 호르몬을 잃고 지방이 많이 붙도록 프로그래밍돼 있어 지방 분포에 변화가 일어난다.

하지만 나이가 들어 지방이 많이 생기면 좋은 점도 있다. 지방은 우리를 질병으로 인한 죽음에서 보호해주는지도 모른다. 제3장에서 소개한 비만의 역설은 나이와 연관이 있는 일부 질환의 경우, 실제로 과잉 지방이 사망률을 낮춘다는 것을 보여준다. 당뇨병, 심장마비, 뇌졸중 환자는 과체중일 때 사망률이 더 낮다. 왜 그런지 정확한 원인은 아직 불분명하지만, 나이가 들면 살이 더 찌는 것은 우리의 죽음을 유예하도록 자연이 마련해둔 일종의 완충 장

치일지도 모른다.

게다가 중년이 되어 우리 몸에 붙는 지방은 영구적인 것이 아니다. 놀랍게도 70대가 되면, 지방의 행동이 역전되어 몸에서 지방이 빠지기 시작한다. 이제 나이를 먹을수록 지방세포가 쪼그라들며, 이전처럼 많은 지방을 담아둘 수 없다. 이러한 지방 감소로 마침내 체중과의 싸움이 끝날 것 같지만, 그렇지 않다. 지방 조직이 지방을 저장하는 능력이 떨어지기 때문에 지방세포에서 방출된 분자들은 혈액 속에서 배회한다. 지방은 골수, 간, 복부, 근육 조직처럼 낯선 장소들에 저장되기 시작한다. 이렇게 '딴 곳'들에 지방이 분포하면, 뼈가 약화되고 근력이 감소하여 당뇨병 위험이 증가하는 것과 같은 건강 문제가 생긴다.

그렇다면 나이가 들면 비만과 대사 질환을 피할 수 없는 운명일까? 꼭 그렇지만은 않다. 지방을 관리하는 방법이 있다. 체중을 어느 정도 조절하고 싶다면, 운동을 하고 현명하게 음식을 섭취하고 잠을 충분히 자야 한다. 하지만 그렇게 한다 해도, 중년이 되어 지방을 관리하려면 이전보다 더 많은 노력과 규율이 필요하다. 다행히도 대부분의 사람은 나이가 들면 지혜와 혜안이 생겨, 여기저기에 여분의 지방이 약간 더 생기는 것은 큰 문제가 아니라는 깨달음도 얻는다. 중요한 것은 건강하게 살아가는 것이고, 나이와 함께 닥치는 도전에 맞설 자세만 되어 있다면 지방을 충분히 통제할 수 있다.

제3부

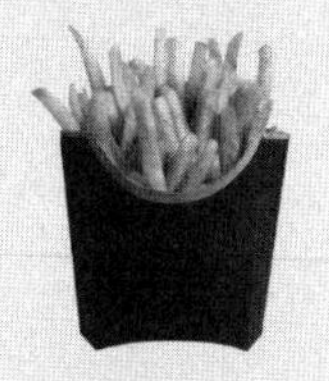

그렇다면 해결책은 무엇인가?

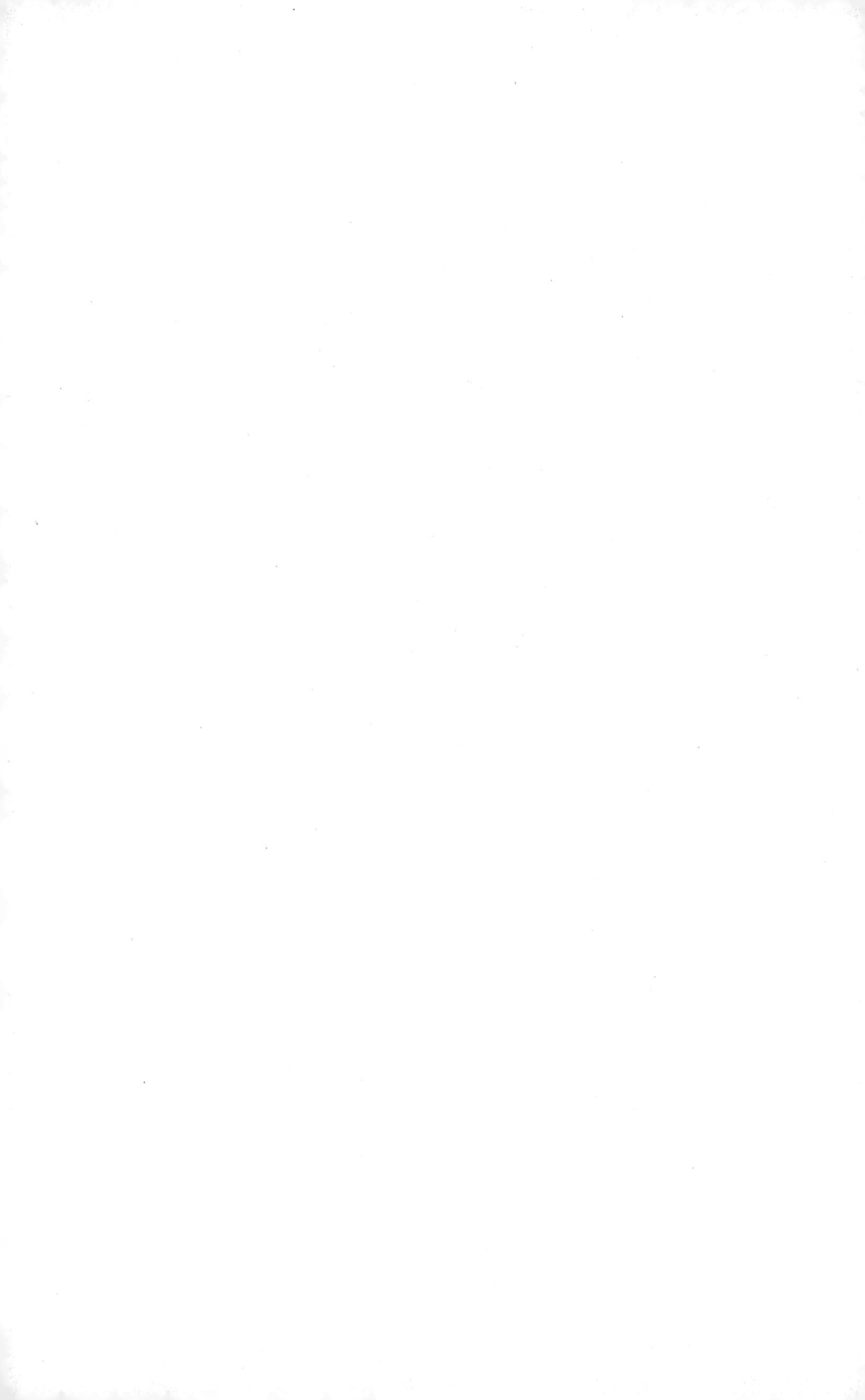

제10장

성공을 위한 비결

지금까지 우리는 지방에 관한 정보를 엄청나게 많이 다루었다. 그중에는 지방은 무엇이고, 왜 중요하며, 지방이 자신의 죽음과 맞서 싸우기 위해 사용하는 도구는 무엇이고, 지방이 우리 몸에 생기는 기묘한 방법에는 어떤 것이 있으며, 지방이 몸에 생기는 방식은 왜 사람마다 제각각 다른가 하는 것도 있었다. 지방은 복잡하다. 우리는 지방을 미워하지만, 지방은 중요한 기관이어서 생각보다 우리 몸에 아주 큰 영향을 미친다. 지방은 우리의 필요에 부응하기 위해 최선을 다한다. 따라서 우리도 다른 기관과 마찬가지로 지방을 잘 돌봐야 한다. 지방에 대해 많은 것을 알았으니 이제 어떻게 해야 할까? 위험한 내장 지방을 최소화하고 이로운 지방을 건강한 수준으로 유지하려면 어떻게 해야 할까?

앞에서 이 질문들에 대한 답은 이 책을 읽는 사람들만큼이나 다양하다는 것을 보여주었다. 나이와 성, 유전학, 미생물총, 식습관 이력에 따라 지방을 관리하기 쉬울 수도 있고 어려울 수도 있다. 지방을 줄이려는 노력의 효율성은 개인의 생물학적 특성에 따라 큰 차이가 날 수 있다. 예를 들면, 어떤 유전자 돌연변이는 에너지가 많은 식품을 크게 갈망하게 하고, 베이지색 지방세포 대신 백색 지방세포를 더 많이 만들 수 있다(제7장 참고). 만약 체중이 늘어났다가 빠진 전력이 있다면, 설사 그것이 5년 전의 일이라 하더라도, 여러분은 다이어트를 한 번도 한 적 없는 날씬하고 건강한 동료보다 대사율이 낮고 식욕이 더 클 것이다(제5장 참고). 나이와 호르몬 변화도 날씬한 몸매를 유지하는 데 필요한 음식의 양과 운동량에 영향을 미친다(제9장 참고). 살아가면서 만나는 전염성 미생물도 생각지 못한 방식으로 여러분의 체중에 영향을 미칠지 모른다(제6장 참고). 그리고 만약 여러분이 여성이라면…… 음, 말하지 않아도 알 것이다(제8장 참고)!

심지어 머핀을 하나 먹는 것 같은 아주 단순한 행동도 개별 생물학적 특성에 따라 아주 다른 결과를 빚어낼 수 있다. 이스라엘의 바이츠만과학연구소에서 일하는 에란 세갈Eran Segal 박사는 자원자 800명에게 다양한 음식을 먹게 한 뒤 혈당 수치를 측정했다. 세갈은 똑같은 음식을 먹어도 어떤 사람은 혈당 수치가 크게 오르는 반면, 다른 사람은 그렇지 않다는 사실을 발견했다. 높은 혈당 수치는 인슐린 분비를 자극하고, 결국 지방이 더 많이 저장되게 하는 결과를 낳는다. 세갈은 각 피험자의 유전자와 세균, 최근에 먹은 음식을 감안해 어떤 음식이 혈당을 상승시키는지 예측하는 알고리듬을 개발했다. 때로는 다이어트 식단에 포함된 음식이 놀라운 결과를 낳았다. 어떤 사람들은 초콜릿이나 아이스크림 같은 음식을 적당히 먹어도 혈당이 상승하지 않았지만, 다른 사람들에게서는 상반된 결과가 나타났다. 이 연구는 다이어트 식단을 개인에 맞춰 세심하게 짜야 할 필요성을 보여주었다.

중요하게 고려해야 할 것은 입속으로 들어가는 음식뿐만이 아니다. 심리와 생활 습관도 중요하다. 어떤 사람에게는 할 만한 일이 다른 사람에게는 아예 불가능할 수 있다. 예를 들면, 특정 성분은 절대로 섭취해서는 안 되고, 어떤 음식을 정해진 양과 스케줄에 따라 먹어야 하는 등 수십 가지 규칙을 따라야 하는 다이어트가 있다. 장을 보고 요리를 하고 정교한 식사 계획을 세울 수 있다면, 이렇게 복잡한 다이어트 계획이 잘 굴러갈 수 있다. 하지만 회사 일을 하거나 자녀를 돌보느라 바쁘다면, 그런 다이어트는 포기하는 게 낫다. 대부분의 사람은 어디서나 쉽게 구할 수 있는 식품으로 할 수 있는 간단하면서도 효과적인 다이어트 계획이 필요하다. 나는 매일 2시간씩 운동하고, 5~7번에 나눠 조금씩 음식을 먹고, 단것은 절대로 먹지 못하게 하는(단것을 절대로 못 먹는다고?!) 개인 트레이너들을 안다. 이 식이 요법은 보디빌더나 혼자서 일하는 사람에게는 좋을지 몰라도, 나처럼 상근직 일자리와 돌볼 자녀가 있는 사람은 도저히 따를 수 없다. 나는 하루 종일 사무실에서 식사를 하면서 음식 냄새로 사무실을 가득 채우고 싶지 않으며, 매일 2시간씩 운동할 짬을 낼 수 없다. 대신에 하루에 45분씩이나마 운동을 하려고 노력한다.

좋은 의도로 만들어진 다이어트 방법은 아주 많지만, 지키지 못한다면 아무 소용 없다. 여러분의 다이어트 계획은 생물학적으로, 심리적으로, 사회적으로 자신에게 맞게 설계된 것이어야 한다. 다른 사람의 다이어트 계획을 맹목적으로 따르다간 날씬해지는 대신 뚱뚱해지는 결과를 낳아 더 비참한 처지에 빠질 수 있다. 1, 2, 3단계만 따라 하면 쉽게 살을 뺄 수 있다는 말에 절대로 넘어가지 마라. 그런 말은 다이어트 책이나 잡지, TV 프로그램을 홍보하는 데에는 좋을지 몰라도, 여러분에게는 재앙이 될 수 있다. 자신의 몸이 음식과 운동에 어떻게 반응하는지 주의를 기울이고, 그에 맞춰 다이어트 계획을 조절해야 한다. 나보다 내 몸을 잘 아는 사람은 없다.

그렇긴 하지만, 체계적인 연구를 거쳐 많은 사람에게 좋은 효과를 가져다줄 것으로 예상되는 성공적인 체중 조절 전술들이 있다. 지방이 스스로를 다시 만드는 그 모든 창의적인 방법들에 맞서 그것을 상쇄할 수 있는 방법들이 있다. 만약 지방을 제대로 이해하기만 한다면, 여러분은 지방을 통제할 수 있다. 제3부에서는 각 장 후반부에 다이어트의 함정을 피할 수 있는 해결책과 여러 도전 과제를 극복할 수 있는 전략들을 소개한다. 일단 그 방법들을 요약해서 소개한다.

유전학, 호르몬, 노화에 대처하는 운동

제2부의 거의 모든 장에서 운동이 지방을 줄이고 신체를 더 젊게 유지하는 수단이라고 했다. 클로드 부샤르가 보여주었듯이(제7장 참고), 유전학 때문에 사람에 따라 운동의 효과가 다르게 나타날 수 있지만, 우리 모두에게 운동은 여전히 대사와 체중을 통제할 수 있는 강력한 수단이다. 그리고 어느 정도 강도가 높은 운동을 통해서는 심지어 지방이 쉽게 생기는 유전적 소질마저 극복할 수 있다.

근육에 무리를 가할 때, 우리는 몸에 더 많은 힘이 필요하다는 신호를 보낸다. 그러면 우리 몸은 지방 같은 다른 조직들에서 에너지를 끌어와 뼈와 근육으로 보내는 반응으로 응답한다. 격렬한 활동은 마른 체중을 증가시키는데, 마른 체중은 더 많은 칼로리를 태우면서 지방으로 하여금 성장하는 다른 조직들과 자원을 놓고 경쟁하게 만든다.

제4장에서 소개한 스모 선수들에게 바로 이런 일이 일어났다. 스모 선수는 체중을 늘리기 위해 아주 많이 먹지만, 운동을 열심히 하는 한 건강한 상태를 유지할 수 있다. 제5장에서 이야기한 지방 흡인 수술을 받은 사람들을 기억하는가? 그들은 엉덩이에서 지방을 빼낸 후 배에 지방이 다시 생겼다. 규칙적으로 운동한 사람들은 이 복부 지방이 생기지 않았다. 주로 앉아서 생활하는 사람은 내부 기관 가까운 곳에 지방이 쌓여 건강에 해롭다. 운동은 지방을 피하층으로 보내는 데 도움을 준다.

운동은 또한 아디포넥틴과 성장 호르몬, 아드레날린, 테스토스테론의 분비를 촉진한다(제9장 참고). 이들은 모두 지방을 에너지로 사용하게 하는 동시에 지방을 내장 지역에서 주변부로 옮기는 데 도움을 주는 호르몬이다. 그리고 운동은 인슐린에 대한 몸의 민감도를 높인다. 이것은 우리 근육과 지방세포가 혈액 속의 지방과 포도당을 흡수함으로써 이것들이 혈액에서 돌아다니다 다른 기관에 해를 끼치는 것을 막아준다는 의미다. 육체 활동이 왕성하면 렙틴에 대한 민감도도 올라가 대사를 증진시킨다.

운동을 꾸준히 하면 몸에 영구적인 변화가 일어난다. 그 결과로 근육을 만들고 지방을 태우는 유전자들의 전사轉寫(DNA의 유전 정보가 전령 RNA로 옮겨지는 과정. 이렇게 복제된 유전 정보에서 단백질이 만들어진다)가 증가한다. 이런 변화가 일어나면 기초 대사율이 증가하는데, 그 이유는 근육이 지방보다 더 많은 칼로리를 소비하기 때문이다. 운동은 핵심 호르몬과 건강한 지방 형성을 촉진하는데, 이 사실은 나이가 들어 호르몬 분비가 감소할 때 특히 중요하다. 운동은 치매와 뼈 약화 같은 그 밖의 노화 관련 질환을 줄이는 데에도 도움이 된다고 밝혀졌다. 운동이 가져다주는 예상치 못한 또 한 가지 혜택은 갈색 지방의 생성이다. 제1장에서 설명했듯이 갈색 지방은 칼로리를 저장하는 대신 태우는 일을 한다.

미국체중조절등록National Weight Control Registry(나중에 더 자세한 내용이 나온다)은 다이어트 경험이 많은 4000명 이상의 사람에게서 정보를 수집했는데, 그 분석 결과는 운동의 필요성을 확인해준다. 이 연구 자료에 따르면, 칼로리 섭취를 줄이는 것만으로 성공한 사람은 10%밖에 되지 않았다. 나머지는 감량한 체중을 유지하기 위해 다이어트와 운동을 병행했다.

터프츠 대학에서 체중 감량 클리닉을 운영하는 마이클 댄싱어(제4장 참고)는 "체중 감량의 주요 동력은 먹는 음식을 바꾸어 칼로리를 감소시키는 데 있습니다. 그것이 80%를 차지합니다. 나머지 20%는 운동에서 오죠. 운동을 하지 않으면, 필드골은 많이 넣어도 터치다운은 많이 하지 못하는 것과 같습니다. 내가 어떤 사람의 당뇨병을 3분의 2쯤 치료할 수 있다고 하더라도, 운동을 하지 않는다면 그 사람은 결코 완치되지 못할 겁니다."

운동을 할 때 맞닥뜨리는 문제는 운동이 엄청난 배고픔을 야기해 과식을 낳을 수 있다는 점이다. 댄싱어는 사람들에게 운동을 시작하기 전에 음식 섭취에 잘 대처하라고 조언한다. "이론적으로 운동을 하고 나서 너무 많이 먹으면 운동에서 얻은 혜택이 모두 사라질 수 있어요…… 일단 당사자가 음식 섭취에 잘 대처한 다음에 점차 운동량을 늘려갑니다. 그렇게 해서 결국 일주일에 7시간 운동하는 것이 목표입니다. 그중 3분의 2는 달리기 같은 심장 강화 운동이죠." 이와 비슷하게 캐런 파워는 환자들에게 걷기 운동부터 시작하라고 권한다. 걷기는 운동을 쉽게 시작하게 해주며, 점차 운동량을 늘려갈 수 있는 활동이다. 만약 허기를 심하게 느낀다면, 더 많은 운동을 할 준비가 될 때까지 운동량을 약간 줄이라고 조언한다.

HIIT: 짧은 시간에 하는 고강도 운동

핑계 없는 무덤이 없듯, 운동을 하지 않는 이유는 누구나 댈 수 있다. 참기 힘든 허기뿐 아니라 시간 부족도 공통적인 불평 사항이다. 하지만 이제 더 이상은 시간 부족을 핑계로 내세울 수 없게 됐다. 짧은 시간에 격렬한 운동을 하기 좋은 방법으로 고강도 인터벌 트레이닝High Intensity Interval Training, HIIT이 있다. 예를 들면 20분 동안의 달리기에 30초 동안 전력 질주한 뒤 30초 동안 저강도 조깅을 네 차례 반복하는 과정을 집어넣는 것이다. 또 한 가지 방법은 20초짜리 고강도 운동을 한 뒤 10초짜리 저강도 운동을 하는 과정을 4분 동안 여덟 차례 반복하도록 구성해 이를 운동 루틴에 포함시키는 것이다. HIIT 운동을 하면, 조깅 같은 전통적인 운동에서 얻는 것과 동일한 혜택을 더 짧은 시간에 얻을 수 있다. 게다가 HIIT는 일정한 속도로 하는 운동보다 훨씬 효율적으로 지방을 태운다는 연구 결과가 나왔다. 그렇다면 단점은 없는가? HIIT는 상당히 힘든 운동이므로 심장이 팔딱팔딱 뛰고 땀이 뻘뻘 날 각오를 해야 한다는 점이 유일한 단점이다.

만약 HIIT가 자신에게 맞지 않더라도 걱정할 필요 없다. 걷기나 뒤뜰에서 여유롭게 하는 스포츠처럼 훨씬 쉬운 레크리에이션 활동을 하더라도 아무것도 하지 않는 사람에 비해서는 살을 더 많이 뺄 수 있으니까.

하루에 45분

다이어트를 시작할 때부터 운동을 프로그램에 포함시키든, 아니면 나중에 시작하든, 운동은 건강한 지방을 갖기 위해 꼭 필요하다. 심장 강화 운동 30분과 근력 강화 운동 15분 이상을 포함해 하루에 최소한 45분간 운동하면, 건강에 경이로운 일이 일어날 수 있다. 운동은 위험한 지방을 줄이는 데 도움을 주고, 나머지 지방을 건강에 좋은 것으로 만든다. 탄탄한 복근이 생기지 않더라도, 충분한 활동을 통해 건강에 좋은 지방을 가질 수 있다.

호르몬을 위한 효율적인 영양 섭취

각자의 유전자와 성, 인종, 나이, 호르몬, 미생물총에 따라 우리가 삼킨 음식은 제각각 다르게 처리된다. 벌목꾼처럼 많은 음식을 배불리 먹는 사람도 있고, 수도사처럼 불충분한 음식으로 만족하는 사람도 있다.

나이나 성, 인종은 어쩔 도리가 없지만, 과학은 음식이 호르몬에 영향을 미치고, 호르몬이 지방에 영향을 미친다는 사실을 밝혀냈다. 이 책을 통해 여러분은 인슐린과 렙틴, 그렐린, 아디포넥틴, 에스트로겐, 테스토스테론, 갑상샘 호르몬을 비롯해 여러 호르몬이 체중에 어떤 영향을 미치는지 보았다. 우리 몸은 정교한 커뮤니케이션 시스템이고, 호르몬은 거기서 핵심적인 요소이다.

인슐린은 중요하게 관리해야 하는 호르몬이다. 탄수화물 과다 섭취뿐만 아니라 과식도 인슐린 분비를 자극한다. 인슐린은 혈액 속 잉여 영양 물질을 지방으로 변하도록 유도한다. 어떤 사람들은 탄수화물 함량이 높은 음식을 많이 먹어도 아무 탈이 없지만, 많은 사람에게 탄수화물은 다이어트의 적이다. 인슐린을 억제하는 최선의 방법은 정제 탄수화물 섭취를 제한하고, 복합 탄수화물을 단백질과 지방과 섬유질과 균형을 맞춰 섭취하는 것이다. 일부 탄수화물을 단백질로 대체하면 배고픔을 가라앉히는 데 도움이 된다. 생야채를 먹으면 더 많이 먹으면서 배부른 상태를 유지할 수 있는데, 이것은 장내 신장 수용기를 자극한다. 신장 수용기가 활성화되면, 결국 배고픔을 느끼게 하는 호르몬인 그렐린 분비가 줄어든다. 식사에 맑은 국물을 첨가하거나 식간에 맑은 국물을 먹어도 음식의 부피를 늘리고 신장 수용기를 활성화시킨다.

렙틴도 관리할 필요가 있다. 그렐린은 배고픔을 촉발하고, 렙틴은 배고픔을 진정시킨다. 지방이 감소하면 렙틴 수치도 감소해 전체적으로 배고픔이 더 강해진다(제5장 참고). 게다가 과당 함량이 높은 식단은 렙틴에 대한 내성을 촉진한다는 증거가 있다. 고과당 식품, 그중에서도 특히 고과당 옥수수 시럽을 피하면 렙틴에 대한 민감도를 유지하는 데 도움이 된다. 적절한 수면도 렙틴 수치를 높이고 그렐린 수치를 낮추는 데 도움이 된다(제9장 참고).

간헐적 단식

배고픔은 불편하지만, 간헐적 단식은 경이로운 효과가 있다고 알려졌다.

특히 쉽게 빠지지 않는 지방에 효과가 있다. 단식은 음식 섭취를 줄일 뿐만 아니라, 아드레날린과 성장 호르몬처럼 지방을 연소하는 호르몬의 분비를 촉진한다. 성장 호르몬은 대부분 밤중과 잠자는 시간에 분비된다. 간헐적 단식이 강력한 효과를 발휘하는 한 가지 이유는 밤중의 절식 상태를 지속시킴으로써 성장 호르몬 분비를 연장하고 그에 따라 지방 연소도 연장하기 때문이다. 게다가 배고픔을 느끼게 하는 그렐린도 성장 호르몬 분비를 촉진한다. 따라서 만약 배고픔을 참을 수만 있다면, 단식 기간을 늘릴수록 더 많은 지방을 태울 수 있다.

제9장에서 언급했듯이, 보편적으로 권장하는 방법은 여성은 매일 16시간, 남성은 14시간 단식이다. 그러면 음식을 섭취하는 시간이 하루에 8~10시간으로 제한되고, 저녁과 밤중에 계속 단식 상태가 이어진다.

장거리달리기 선수를 지낸 뒤 유명 피트니스 강사로 일하고 있는 마크 시슨Mark Sisson은 이렇게 말한다. "나는 매일 18시간씩 단식합니다. 하지만 나는 그것을 단식이라고 부르지 않고, 내 식사의 창이라고 부르지요. 나는 대략 오후 1시부터 7시까지 6~7시간의 창 동안 음식을 먹어요." 마크는 식사를 하기 전인 오전에 역도와 HIIT를 포함한 루틴으로 운동을 한다. 그러고 나서 정말 배고픈 느낌이 찾아오면 그날의 첫번째 식사인 점심을 먹는다. 오후 1시에 먹는 점심은 대개 채소를 곁들인 연어 한 조각과 약간의 밥이다. 오후 늦게 간식으로 치즈 한 조각을 먹는다. 저녁에는 스테이크를 구워 채소를 곁들여 먹는데, 나중에 초콜릿을 약간 먹을 수도 있다고 한다. 조촐한 두 끼의 식사와 한 번의 간식, 이것이 그가 하루 종일 먹는 전부이다. 단식은 저녁 이른 시간부터 시작해 다음날 오후 1시까지 이어진다.

시슨은 간헐적 단식의 베테랑이지만, 이 방법이 모든 사람에게 효과가 있는 것은 아님을 인정한다. "탄수화물을 많이 먹는 사람이라면, 그 사람의 몸은 탄수화물에 크게 의존하기 때문에 단식이 힘들 수 있습니다. 이미 지방을 연소하는 모드에 들어가 있어야 하는데, 그것은 탄수화물 섭취를 줄이고 더 많은 지방을 연소하는 일에 몸이 익숙해져야만 가능하지요. 일단 그 모드에 진입하면, 단식 기간을 늘릴 수 있어요. 하지만 단식 때문에 불행해진다면, 하지 마세요. 인생을 불행하게 살고 싶은 사람이 누가 있겠습니까? 자신에게 효과 있는 것을 선택하세요."

시슨은 자신의 단식 프로그램에서 큰 효과를 보았다. 그는 62세인데 몸이 근육질이고 탄탄하며, 어느 모로 보나 마치 말리부의 서퍼 같다. 시슨은 저탄수화물 다이어트를 권한다. 그리고 먼저 한 끼 식사를 거르는 것부터 시도하면서 몸을 영양분 감소에 익숙해지게 한 뒤 식사 사이의 간격을 늘려가라고 한다. 물과 국물을 많이 마시면 전해질을 적절히 공급하는 데 도움이 된다. 시슨은 "정말로 배가 고픈지, 그리고 음식을 더 먹어야겠는지 스스로 물어보세요. 더 이상 배가 고프지 않다면 더 먹지 마세요. 그러면 몸이 덜 먹는 데 익숙해질 겁니다"라고 덧붙인다. 그는 다시 음식을 먹을 때 과잉 보충하지 않도록 하고, 단백질과 섬유질, 물을 많이 먹어 배를 채우는 것이 비결이라고 말한다.

미생물총을 위한 식사

제6장에서 설명했듯이, 미생물총의 세균 분포에 따라 우리는 다른 사람들

보다 음식에서 칼로리를 더 많이 또는 더 적게 얻을 수 있다. 한편, 우리가 먹는 것은 미생물총의 조성에 영향을 미치고, 그것은 다시 우리의 체중에 영향을 미친다. 과일과 채소를 많이 섭취하면, 에너지를 추출하는 세균의 비율이 줄어들고 전체 세균의 다양성이 증가하는 것으로 밝혀졌는데, 이 두 가지 모두 마른 몸매와 관련이 있다.

요지는 섬유질이 많은 샐러드를 먹을수록 몸에 더 좋다는 것이다. 잎채소와 생야채를 많이 먹으면 칼로리를 적게 섭취하면서도 포만감을 느낄 수 있고, 장내 세균 종류를 다양화하는 데 도움이 되며, 에너지를 추출하는 세균 집단의 상대적 크기를 줄이고, 더 많은 음식을 노폐물로 배출하게 하는 세균의 성장을 촉진할 수 있다.

양파와 리크, 아티초크처럼 올리고과당 함량이 높은 채소와 콩은 건강에 좋은 미생물총에 영양을 공급해준다. 이런 재료를 샐러드에 포함시키면 더 적은 칼로리로 포만감을 느끼는 동시에 칼로리 추출이 더 적게 일어나도록 할 수 있다(제6장 참고). 따라서 저칼로리, 고섬유질 식품은 체중 감량에 도움이 되며, 건강에 더 좋으면서 칼로리를 덜 추출하는 미생물총을 얻게 해준다. 몸이 날씬해지기 시작하면 우리 몸은 더 날씬해질 준비가 되며, 그래서 날씬함은 날씬함을 낳는다.

음식과 여성

제8장에서 설명했듯이, 여성은 지방을 사용하고 저장하는 방식이 남성과 다르다. 여성은 운동하는 동안 남성보다 지방을 더 많이 태우지만, 지방

을 저장하는 효율은 남성보다 더 높다. 그리고 조지프 도넬리의 연구가 보여주듯이, 여성은 운동에서 600칼로리 이상 소비한 후 더 많은 칼로리를 섭취하는 경향이 남성보다 강하다. 따라서 여성은 분명히 운동을 해야 하지만(지방을 많이 태우므로), 운동을 하고 난 후 관리를 잘해야 한다. 도넬리는 운동으로 400칼로리를 소비했을 때에는 운동 후에 음식을 먹고 싶은 충동이 그리 강하지 않다는 사실을 알아냈다. 한 가지 해결책은 가벼운 운동을 하면서 칼로리 소비량을 제한선인 600칼로리 미만으로 유지하는 것이다. 또 하나는 여성이 운동을 하고 싶은 만큼 실컷 하면서 운동 후 주의 분산 방법을 사용해 음식을 많이 먹지 않도록 하는 것이다. TV를 보거나 대화에 몰두하거나 심부름을 가거나 그 밖의 흥미로운 일을 하면서 최소한 1시간 동안은 주의를 음식 아닌 딴 데로 돌리는 방법이 있다. 그러면 방금 운동을 했으니 에너지를 보충해야 한다는 생각으로 음식을 먹으려는 충동을 효율적으로 억제할 수 있다.

주의를 딴 데로 돌리는 방법을 쓰면 감정에 휘둘려서 식사하는 일도 피할 수 있다. 마이클 젠슨은 남성보다 여성의 과식에 감정이 어떻게 더 큰 역할을 하는지 이야기했다(제8장 참고). 상담, 정신력 훈련(제11장 참고), 그리고 조깅이나 신선한 공기를 마시면서 하는 산책 또는 샌드백 때리기처럼 그 밖의 스트레스 해소 방법도 도움이 될 수 있다. 감정과 음식은 복잡한 방식으로 상호작용하는데, 이러한 조언이 누구에게나 효과가 있는 것이 아닐 수도 있다. 하지만 창의력을 발휘하라. 좌절감으로 음식에 손을 뻗는 대신 손을 뻗을 만한 다른 것을 생각해보라.

과식을 억제하는 것도 중요한데, 여성은 남성보다 더 많은 영양을 지방으로 배분하기 때문이다. 우리 몸은 당면한 에너지 필요량과는 상관없이 영양 배분을 통해 음식물 중 일부를 지방으로 저장한다. 따라서 적은 양의 음식도 남성에 비해 여성의 몸에서 더 많은 지방으로 저장되며, 과잉 음식은 더 많은 지방으로 저장된다(제8장 참고). 조금 먹더라도 천천히 먹어서 더 오랫동안 지속적인 포만감을 느끼도록 하라. 규율을 지키고 주의를 분산함으로써 과식을 피하라, 항상! 샐러드와 섬유질이 많은 음식은 포만감을 주는 동시에 지방으로 축적되지 않고 노폐물로 배출되는 경향이 있어 큰 도움이 된다.

앞에서 보았듯이 여성의 월경 주기도 지방에 특별한 영향을 미친다(제8장 참고). 월경 주기 중 황체기(여성의 월경 주기에서 황체가 형성되어 황체 호르몬을 분비하는 기간. 월경 주기 중 후반부 14일간에 해당한다)가 식욕과 지방 저장을 촉진한다는 사실은 잘 알려져 있다. 이 때문에 다이어트를 시작하려면 이 단계가 지날 때까지 기다리는 게 좋다. 어떤 다이어트라도 시작하려면 상당한 의지와 집요함이 필요하다. 평소보다 더 음식을 갈망하게 되고 체중 증가 경향이 높은 시기에 어려운 과제에 도전할 이유가 있겠는가? 월경 동안이나 월경이 끝나 음식에 대한 갈망이 줄어들 때까지 기다리는 게 좋다. 월경 주기 전반에 좋은 습관을 들인다면, 후반에 탄수화물과 지방이 많은 음식을 먹고 싶은 충동이 돌아올 때에도 다이어트를 계속 유지할 수 있다.

갈망에 대해 좀더 이야기하자면, 여성은 초콜릿을 특별히 강하게 갈망한다는 과학적 증거(이런 것도 증명이 필요한지 모르겠지만!)가 있다. 코펜하겐 대학의 연구자들은 여성은 남성보다 초콜릿을 더 갈망하는데, 황체기에는 특히 그 갈망이 강해지며, 다른 종류의 음식보다 초콜릿을 더 선호한다는 것을 보여주었다. 이 갈망은 초콜릿 외에는 어떤 것으로도 만족시킬 수 없는 것처럼 보였다. 초콜릿 같은 특정 음식을 먹고 싶은 욕망을 아예 억눌러버리면, 대다수 여성은 간식을 계속 먹으면서 더 많은 칼로리를 섭취할 가능성이 높다. 따라서 그 충동을 채우느라 다른 음식을 과식하는 상황을 막으려면, 통제된 방식으로 갈망에 굴복하는 편이 낫다. 초콜릿을 꼭 먹고 싶다면, 건강에 좋은 단일불포화 올레산을 함유한 다크초콜릿을 약간 준비해두고 제한적으로 먹는 것이 좋다.

다이어트는 "전부 아니면 전무all or nothing"라는 식으로 하지 않아도 되며, 사실 절대로 그래서는 안 된다. 그러한 이분법적 사고는 여성의 약점이기도 하다. 다이어트를 중단하는 여성은 한 번 실패했으니 거기서 중단해야 한다고 생각하는 경향이 남성보다 더 강하다. 용서하려는 마음과 다시 제 궤도로 돌아가려는 의지만 있으면, 몇 주일이나 공들여 노력한 다이어트를 구할 수 있다(제8장 참고).

다이어트에 성공하는 사람들의 습관

다이어트에 도전하는 사람은 체중을 효과적으로 조절하는 데 성공한 사람들에게서 배울 점이 많다. 다행히 훌륭한 정보 데이터베이스가 여러 개 있다. 리나 윙Rena Wing과 제임스 힐James Hill은 왜 어떤 사람들은 장기 체중 감량에 성공하는 반면 어떤 사람들은 실패하는지 연구하기 위해 1994년에 미국체중조절등록NWCR을 시작했다. 그들은 다이어트로 체중을 15kg 이상 뺀 뒤 그 상태를 적어도 1년 이상 유지한 사람을 4000명 이상 추적 조사했다. 당뇨병예방프로그램Diabetes Prevention Program, DPP과 룩어헤드Look AHEAD(Action for Health in Diabetes, 당뇨병 건강을 위한 행동)도 행동 치료 프로그램을 추적해 그 자료를 등록하는 곳이다. 이들이 수집한 정보는 다이어트에 성공하는 사람들은 여러 가지 공통점이 있음을 알려준다.

1. 이들은 다이어트를 시작하고 이를 지속하도록 자극을 준 감정적 계기나 사건을 겪은 경우가 많다.
2. 대부분은 휴일이나 주말에도 다이어트를 중단하지 않으며, 인지적 섭식 억제 테스트 결과처럼 높은 수준의 자제력을 보여준다.
3. 이들은 자기 감시 도구를 사용해 체중과 칼로리, 활동을 자세히 기록한다.
4. 체중 감량을 2년 이상 유지할 수 있는 사람들은 그 상태를 계속 유지할 가능성이 높다.
5. 이들은 빨리 걷기처럼 중간 수준의 운동을 하루 1시간 정도 계속해 일주일에 2500~3000칼로리를 운동으로 소비한다(대신에 격렬한 운동을 하루 35분씩 해도 체중 감량 상태를 유지할 수 있다).

윙의 연구는 미국체중조절등록에 등록한 사람 중 83%가 어떤 특별한 사건을 계기로 마침내 체중 감량을 진지하게 검토했는지 자세히 기술했다. 의사에게서 체중을 줄이지 않으면 안 된다는 이야기를 듣거나 가족 중 누군가에게 심각한 심장 질환이 생긴 것처럼 의학적 사건이 가장 많았다. 두번째로 흔한 계기는 체중이 생애 최대치에 이른 사건이었다. 이로 인한 충격 때문에 사람들은 행동에 나섰다. 이와 비슷하게 뚱뚱한 자신의 사진이나 거울에 비친 모습을 본 것도 많은 사람에게 강한 동기가 되었다.

다이어트에 성공하는 사람들은 일단 다이어트를 시작하면 궤도를 이탈하는 일이 적다. 휴일이나 주말, 심지어 모두가 축하 분위기에 젖어 있을 때에도 느슨해지지 않는다. 이렇게 성실한 태도 덕분에 이들은 크리스마스에 흥분해 과일 케이크를 통째로 먹은 사람들에 비해 감량한 체중을 2.3kg 이상 벗어나지 않는 범위에서 유지할 가능성이 1.5배나 높았다.

아무런 우여곡절 없이 항상 다이어트를 유지하기는 어렵다. 하지만 다이어트에 성공하는 사람들은 한 번 실수하더라도 금방 회복하며 며칠 이내에 다이어트 프로그램으로 복귀하는데, 체중 감량 코치의 도움을 받을 때도 많다. 마이클 댄싱어는 세밀한 규칙 준수 척도를 사용해 환자들이 제 궤도로 복귀하게끔 돕는데, 이 척도는 프로그램에서 어느 정도 벗어나는 걸 허용한다. 댄싱어는 이렇게 말한다. “나는 항상 사람들에게 가능하면 다이어트 계획을 90%는 준수하라고 합니다. 만약 70%의 노력을 기울여 70%의 결과를 얻는 걸 확인한다면 대부분은 그렇게 하려고 할 겁니다. 하지만 불행하게도 70%의 노력은 50%의 결과를 낳는 데 그치는 경우가 많죠. 보통 만족스러운 결과를 얻으려면 80% 이상의 노력을 기울여야 합니다. 충분한 대가를 받지 못한다면, 75%의 노력을 기울일 필요가 있겠어요? 그건 흘린 땀을 도둑맞는 거나 마찬가지죠.” 규칙 준수율을 80% 혹은 그 이상 수준으로 유지하게 하려고 댄싱어는 매주 환자들을 만나 체중을 재고 얼마나 진전이 있었는지 확인한다. 다이어트에서 이탈했다면, 격려의 말을 건네며 다시 원래 궤도로 돌아갈 수 있게 지도한다.

댄싱어의 환자인 테리Terry는 이렇게 말한다. “크리스마스 휴가 기간에 나는 체중이 조금 늘었어요. 댄싱어 박사님은 내가 그동안 그토록 먼 길을 왔는데, 체중이 조금 는 것은 내가 그동안 기울인 모든 노력을 수포로 돌릴 만큼 대단한 일이 아니라고 하더군요." 벌도 없었고 죄책감을 느끼게 하지도 않았으며, 오히려 댄싱어는 격려의 말을 통해 테리에게 용기와 안도감을 주었다. 테리는 "그래서 나는 생각했어요. '그래, 아이스크림 하나 먹었으면 어때. 여기까지 오기 위해 지금까지 기울인 그 모든 노력을 물거품으로 돌릴 수는 없어.' 그 덕분에 더 이상 그 일로 수선 피우지 않게 됐어요"라고 덧붙인다. 일탈 후에는 자신의 실수를 받아들이고 원래 계획으로 복귀하는 태도가 반드시 필요하다. 코치나 다이어트 지원 그룹의 도움을 받으면 큰 차이를 만들 수 있다.

다이어트에 성공한 사람들을 연구한 결과에 따르면, 체중 감량 이후 살이 몇 킬로그램 더 찌는 일은 흔하게 일어난다. 하지만 약간 불어난 체중을 금방 다시 빼고 제 궤도로 돌아갈 수 있는 사람은 장기적으로 성공을 거둘 가능성이 훨씬 높다.

음식 기록 방법

자기 감시는 다시 체중이 증가할 가능성을 최소화해주는 훌륭한 도구이다. 펜실베이니아 대학의 토머스 와든Thomas Wadden은 당뇨병과 비만 개입 프로그램의 결과를 연구했다. 체중을 가장 많이 감량한 사람들은 섭취 칼로리를 꼼꼼하게 기록하고 체중을 자주 잰다는 사실을 발견했다. 댄싱어도 이에 동의한다. "나는 먹은 음식을 기록하는 것이 진전에 아주 중요하다는 걸 발견했기 때문에 환자들에게 그렇게 하라고 강하게 권합니다. 그래서 어려움을 겪는 사람들에게 먹은 음식을 기록하는 법을 가르칩니다. 사실 이런 일을 안 해도 되면 좋겠어요. 상당히 귀찮은 일이니까요. 하지만 나와 함께 좋은 결과를 얻은 사람들은 모두 먹은 음식을 기꺼이 기록하려고 했습니다. 반면에 거부한 사람들은 모두 좋은 결과를 얻지 못했습니다." 댄싱어는 스마트폰으로 사용할 수 있는 온라인 앱을 권한다. 예컨대 'Lose It!'이나 'MyFitnessPal' 같은 것이 있다. 펜과 종이를 사용하는 낡은 방식도 좋다고 했다.

음식 기록은 섭취한 음식을 스스로 감시할 수 있다는 점에서 중요할 뿐만 아니라, 다른 사람들이 그 기록을 볼 수 있다는 점에서도 중요하다. 댄싱어는 이렇게 말한다. "음식 기록은 필요하지만, 다른 사람이 보지 않으면 사람들이 음식 기록을 하지 않으려 한다는 사실이 중요합니다. 자신의 음식 기록을 몇 달 동안은 스스로 감시할 수 있지만, 얼마 지나지 않아 기록을 중단합니다. 하지만 다른 사람이 그걸 당신과 함께 본다면, 큰 차이가 있습니다." 사실, 다이어트에 성공한 사람들 중 내가 인터뷰한 사람들은 모두 처음부터 음식 기록과 체중 감량 프로그램을 도와준 팀이 있었다. 의사나 간호사, 체중 감량 코치, 혹은 자신의 진전 과정을 감시하고 격려할 책임을 맡길 만하다고 여긴 사람 등이 그런 팀의 일원이었다.

체중 감량을 전문으로 하는 의사들은 환자와 긴밀한 접촉을 유지하는 것이 중요하다는 데 모두 동의한다. 성공률이 높은 감량 프로그램에는 거의 다 환자와 만나는 과정이 포함돼 있는데, 처음에는 대개 일주일에 한 번 정도로 자주 만나다가 나중에는 한 달에 한 번쯤 만나는 식으로 횟수를 차차 줄여나간다. 그러면서 환자와 함께 음식 기록을 점검한다. 이들은 교육과 상담, 신체 변화 감시, 그리고 필요한 의학적 개입을 제공한다. 일단 환자가 체중 감량을 잘 관리하는 단계에 이르면, 방문 횟수를 2주일에 한 번, 한 달에 한 번, 몇 달에 한 번, 때로는 몇 년에 한 번으로 차츰 줄여나간다.

웨일코넬 의학대학원에서 체중관리대사임상연구센터를 책임지고 있는 루이스 아론Louis Aronne은 비만 치료 분야에서 유명한 선도자이다. 아론은 이렇게 말한다. "다이어트를 처방하는 건 별로 어렵지 않습니다. 정작 어려운 것은 그걸 따르도록 하는 겁니다. 비만이 왜 생기는지 궁금하죠? 비만이 일어나는 이유는 다이어트를 하기가 매우 힘들고 배가 아주 고프기 때문입니다. 살을 빼는 것은 물속에서 숨을 참으려고 하는 것과 같아요. 어떤 사람에게 물속에서 숨을 10분만 참아보라고 해보세요. 그것은 '와우! 저것 좀 봐! 대단해!'라고 말하는 것과 같아요. 그런데 나는 그걸 할 수 있을까요? 아뇨, 못하죠."

단순히 설탕을 덜 먹으라고 말하는 것만으로 당뇨병 환자를 치료할 수 없는 것과 마찬가지로, 음식을 덜 먹으라고 말하는 것만으로는 비만을 치료할 수 없다. 그것은 그렇게 간단한 일이 아니다. 지방은 자신의 영토를 지키기 위해 치열하게 싸운다. 사람들은 지배력을 되찾기 위해 생애 최대의 전투를 치르는 셈이다. 이들이 체중 감량을 유지하는 데 따르는 불리한 조건을 극복하려면 도움이 필요하다.

랜디는 인상적이고 영구적인 체중 감량에 성공한 공을 리처드 앳킨슨과 니킬 두란다르가 운영하는 프로그램(제6장 참고)에 돌린다. 랜디는 2년 동안 이 프로그램 과정과 강좌, 면담에 참석했다. 처음 석 달 동안은 일주일에 며칠 참석했고, 그다음에는 1~2주에 한 번, 또 그다음에는 1~2개월에 한 번으로 참석 횟수를 줄였다. 체중이 다시 늘기 시작한 사람들에게는 더 자주 참석하게 했다. 랜디는 이 프로그램의 시작 단계에 대해 이렇게 말한다. "매주 1시간 15분 동안 비만에 관한 연구를 소개하는 대학 강의를 듣습니다. 우리는 쌍둥이 연구 결과와 사람들은 왜 제각각 대사 방식이 다른지, 왜 다양한 연구가 이 프로그램에 응용되었는지 등을 배우죠. 이 모든 것을 이해하고 나니 '와우! 난 할 수 있어!'라는 생각이 들더군요. 나는 매디슨에서 120km 떨어진 곳에 살고 있었는데, 얼른 그곳으로 가고 싶어서 좀이 쑤실 지경이었어요! 모든 사람이 매주 거기서 열심히 배우려고 했어요. 이 프로그램은 2년 동안 계속됐어요. 마침내 프로그램이 끝났을 때 사람들은 울음을 터뜨렸죠."

우리 몸에 일단 과잉 지방이 쌓이면, 그것을 없애는 데에는 엄청난 노력이 필요하다. 지방은 체중 감량 노력에 끈질기게 저항한다. 과거에 과체중이었던 적이 없는 사람은 평생 동안 더 많이 먹더라도 몇 킬로그램 정도는 쉽게 뺄 수 있다. 하지만 다이어트를 하는 사람들이 대부분 그렇듯 현재 과체중이거나 과거에 과체중이었던 적이 있는 사람은, 지방을 제거하기가 훨씬 더 어렵다. 비결은 인내심과 현실적인 목표에 있다. 당신은 슈퍼모델과 비슷하지 않을 수도 있고, 심지어 20대의 몸매로 보이지 않을 수도 있지만, 장기적인 노력을 통해 더 건강하고 만족스러운 몸에 가까워질 수 있다. 자신의 지방을 이해하고 맞서 싸우는 상대가 누구인지 이해하기만 한다면 말이다.

<u>제11장</u>

정신력으로 지방을 지배하다

체중 감량 성공을 위해 한 가지 중요한 요소는 단호한 의지를 지속적으로 유지하는 능력이다. 배고픔과 먹고 싶은 욕구, 불만감이 끊임없이 발목을 붙잡고 늘어지면서 우리의 의지를 시험한다. 많은 사람이 체중을 줄이는 데 성공하고 나서 음식을 먹고 싶은 욕구에 끝없이 시달리다 굴복하는 바람에 애써 뺀 살이 되돌아오고 만다.

미네소타 대학의 앤셀 키스Ancel Keys는 연구를 통해 배고픔이 얼마나 압도적인 효과를 발휘하는지 보여주었다. 키스가 이 연구를 한 것은 제2차 세계대전이 끝나가던 1944년이었다. 그 당시 연합군은 유럽으로 진격하다가 포로수용소에서 굶주림과 혹사로 쇠약해져 죽음 직전에 이른 전쟁 피해자들을 발견했다. 의료진은 이들에게 영양을 공급해 건강을 되찾게 하려고 애썼지만, 그 당시에는 기아에 시달린 사람을 어떻게 치료해야 하는지 알려진 것이 별로 없었다.

생리학 교수였던 키스는 이 문제를 연구해보기로 결심했다. 그래서 양심적 병역 거부자 집단을 모집했다. 이들은 징집 대상자이면서도 평화주의라는 신념 때문에 군 복무를 거부한 미국인 청년들이었다. 이들은 전투에 참여하는 대신 토양 보전이나 숲 관리, 의학 실험 자원처럼 민간 부문에서 봉사하는 일을 선택해야 했다. 키스의 연구에 400명이 자원했는데, 키스는 신체적 건강과 정신적 건강을 기준으로 36명만 선택했다.

키스는 이들에게 주로 감자, 빵, 순무, 양배추, 극소량의 단백질과 지방으로 구성된 하루 평균 1570칼로리의 식사를 제공했다. 이것은 전란에 시달리던 유럽 사람들의 전형적인 식사와 비슷하게 구성한 탄수화물 위주의 식사였다. 게다가 일주일에 35km를 걷는 것을 포함한 육체적 활동을 하게 해 전체적으로 칼로리 적자를 초래했다. 이러한 기아 상태는 6개월 동안 계속되었고, 그동안 피험자들은 체중이 약 25% 줄어들 것으로 예상되었다.

이 연구가 주목을 받았던 이유는 장기간의 굶주림이 초래한 심리적 및 신체적 반응 때문이었다. 굶주림에 시달리는 기간이 길어질수록 피험자들은 더 무기력해지고 짜증이 심해졌다. 한 사람은 "우리는 어떤 의미에서 더 내향적으로 변했고 기력이 떨어졌어요"라고 말했다. 계단을 오르는 것조차 힘든 시련이 되었다. 한 피험자는 "나는 건물의 모든 엘리베이터가 어디 있는지 알았어요"라고 말했다. 또 다른 사람은 길을 걸어갈 때 갓돌 위로 올라서면서 낭비되는 에너지를 아끼려고 도로에서 현관까지 이어진 진입로가 있는 곳을 살폈다고 말했다. 급식을 받을 때 남들보다 음식을 좀더 많이 받는 사람에게는 주위에서 불만이 쏟아졌다. 한 피험자는 자전거를 타고 휙 지나가는 꼬마를 보고서 틀림없이 저녁을 먹으러 집으로 달려가는 것이라는 생각에 꼬마를 미워하는 마음이 생겼다고 말했다.

피험자들은 음식에 집착하게 되었는데, 어떤 사람들은 음식에 대한 복잡한 행동이 생겨났다. 한 사람은 "먹는 것은 일종의 의식이 되었습니다…… 어떤 사람들은 음식에 물을 타 조금이라도 더 많아 보이게 했어요. 또 어떤 사람들은 한 입 먹을 때마다 입속에서 오랫동안 씹으면서 그 맛을 음미했어요. 그래서 먹는 데 시간이 오래 걸렸죠"라고 회상한다. 그들은 요리책과 레시피를 수집했다. 한 피험자는 이렇게 회상한다. "이 실험이 얼른 끝나길 바랐습니다. 그때보다 더 간절하게 뭔가를 바란 적은 평생 동안 별로 없었어요. 그리고 그 이유는 단지 신체적 불편 때문이 아니라, 이 실험이 음식을 그 사람의 삶에서 유일하게 중요한 것으로 만들었기 때문입니다. 음식만이 유일한 의미가 있는 삶이라면, 그 삶은 얼마나 따분하겠습니까? 그러니까 영화를 보러 갔는데, 러브신에는 전혀 흥미가 없고 먹는 장면과 무엇을 먹는가에만 자꾸 눈길이 가는 것과 같지요."

키스의 획기적인 연구는 배고픔이 우리 마음에 엄청난 영향력을 미친다는 것을 보여주었다. 다이어트를 하는 사람은 이 연구에 참여한 사람들처럼 극단적인 상황에 스스로를 몰아넣진 않는다 하더라도, 아주 견디기 어려운 배고픔을 장기간 경험한다. 현대적인 연구 방법을 통해 그 이유에 대해 일부 통찰을 얻을 수 있었다.

제5장에서 이야기했듯이, 컬럼비아 대학의 마이클 로젠봄과 조이 허시는 fMRI를 사용해 다이어트하는 사람의 뇌 활동을 분석했다. fMRI는 피험자가

자극에 반응할 때 활성화되는 뇌 부위를 시각적으로 보여준다. 로젠봄과 허시는 최근에 다이어트로 체중을 줄인 사람들을 조사했다. 이들은 캔디, 포도, 브로콜리, 휴대전화, 요요 등을 보여주면서 피험자의 뇌가 어떤 반응을 보이는지 측정했다. 음식 그림이 지나갈 때에는 음식에 대한 감정적 반응과 연관 있는 부위가 fMRI 화면에서 밝게 빛났지만, 통제와 관련 있는 부위들은 어두운 채로 머물렀는데, 이것은 반응이 약하다는 뜻이다. 이것은 체중을 줄인 뒤에는 뇌가 음식에 더 강한 반응을 보이지만, 음식 섭취를 통제하는 능력은 더 약해진다는 걸 의미한다.

로젠봄은 체중 감량 후에는 음식에 대한 감정적 반응이 증가하기 때문에 음식을 먹고 싶은 충동이 이전보다 더 강해진다고 설명한다. 그와 동시에 억제에 관여하는 뇌 부위의 반응은 약해진다. 따라서 우리는 배는 더 고픈데 자기 통제 능력은 약해진 상황에 놓인다. 이렇게 충동 강화와 억제 감소의 결합은 지방이 살아남으려고 사용하는 그 밖의 모든 방법(제5장 참고)과 합쳐져 체중이 손쉽게 회복되기에 완벽한 상황을 조성한다. 이러한 조건은 체중 감량 후 6년 동안 혹은 어쩌면 그보다 더 오래 지속될 수 있다.

이 효과 중 상당 부분은 낮은 렙틴 수치에서 비롯된다. 렙틴은 지방에서 나와 우리 뇌에 배가 부르다는 신호를 보내는 호르몬이다. 다이어트로 지방의 양이 줄어들면 렙틴 수치가 낮아져 음식을 먹고 싶은 충동이 커진다. 렙틴의 효과는 아주 강력해서, 체중을 줄인 피험자들에게 실험적으로 렙틴을 주사하면, 강력한 배고픔의 효과가 줄어든다(제5장 참고).

자기 통제 '근육'

지방이 우리의 생각을 통제한다면, 우리는 어떻게 맞서 싸워야 할까? 렙틴 대체 요법이 승인되지 않는다면, 우리가 사용할 수 있는 몇 가지 방법 중 하나는 자기 통제이다. 배고픔을 달래기 위해 탄수화물 섭취를 줄이고 단백질을 많이 섭취한다 하더라도, 체중을 감량하는 동안 먹고 싶은 충동은 강하게 남아 있을 것이다. 연구에 따르면 다행히 그 충동을 통제하는 능력을 강화할 방법들이 있다.

올버니에 있는 뉴욕 주립대학 심리학과의 마크 뮤레이븐Mark Muraven과 플로리다 주립대학의 로이 보마이스터Roy Baumeister는 자기 통제 능력도 근육과 비슷하게 강하게 만들 수 있음을 보여주었다. 작은 도전 과제들로 연습하고 나서 좀더 어려운 도전 과제들로 옮겨가는 방법으로 의지력을 더 강하게 발달시킬 수 있다. 예를 들면, 연구자들은 2주일 동안 자기 통제 능력을 발휘해 자신의 자세를 조절한 사람들은 육체적 불편이 포함된 과제를 해결하는 능력이 향상된다는 사실을 발견했다. 또 다른 연구에서는 욕이나 속된 표현을 쓰지 않는 연습을 한 사람들도 행동을 조절하는 능력이 개선된 것으로 나타났다. 자연적 반응을 억제하는 것이기만 하다면, 훈련에 사용하는 행동은 어떤 것이라도 괜찮다. 뮤레이븐은 이렇게 말한다. "사람들은 단것 섭취를 줄인다든가 욕을 하지 않는 것처럼 사소한 자기 통제 행동으로 연습할 수 있습니다. 그것에 성공하면 담배를 끊는다든가 스트레스에 대처하는 것처럼 좀 더 큰 행동으로 옮겨갈 수 있습니다. 이런 식으로 그런 근육을 키워 자기 통제 능력을 향상시킬 수 있어요."

다이어트에 성공하려면 자기 통제가 중요하다는 것을 뒷받침하는 fMRI 연구 결과들이 있다. 미국체중조절등록 공동 설립자인 브라운 대학의 리나 윙은 한 연구 팀과 협력해 비만인 사람들과 정상 체중인 사람들 그리고 다이어트로 최소 15kg 정도 감량해 3년 이상 유지한 사람들의 뇌를 연구했다. 모든 집단의 피험자들에게 입에 레몬 막대사탕을 물고 있게 한 상태에서 fMRI 촬영으로 뇌 활동을 평가했다. 모든 집단에서 보상에 관여하는 뇌 부위들이 밝게 빛났지만, 체중을 감량한 집단에서 더 강하게 나타났다(제5장에서 소개한 루디 라이벨의 연구 결과와 비슷하다). 그런데 특이한 점이 있었다. 다이어트에 성공한 사람들에게서는 억제에 관여하는 뇌 부위들 역시 밝게 빛났지만, 비만이거나 정상 체중인 사람들에게서는 그 부위들이 그렇게 밝게 빛나지 않았다. 이것은 체중 감량을 성공적으로 유지한 사람들에게서는 행동을 통제하는 뇌 부위들이 감정 중추를 압도한다는 것을 시사한다. 이들은 유혹 앞에서 먹어야 할지 말아야 할지 분명하게 결정할 수 있다.

미국체중조절등록이 진행한 연구에서는 또한 장기 체중 감량에 성공한 사람들이 휴일과 주말에도 중단하지 않고 엄격한 다이어트 계획과 근면한 운동, 칼로리 계산, 체중 측정 등을 실행함으로써 자기 통제를 일상적으로 강화한다는 것을 보여준다.

이 연구는 지속적인 체중 감량 식이 요법처럼 더 큰 과제에 도전하기 전에 자기 통제 '근육'을 만들기 위한 다이어트 전 훈련이 유익함을 시사한다. 예컨대 아침에 일어나 30분 안에 침구 정리하기처럼 먹는 것과 관련 없는 과제로 시작한 뒤, 쿠키나 감자칩 같은 식품을 한 가지 선택해 먹지 않는 것처럼 다음 과제로 넘어갈 수 있다. 작은 성공을 여러 차례 거두면 자신감이 생기고, 이 자신감은 시간이 지날수록 강화된다. 모 아니면 도라는 식으로 접근하지 말고 음식을 억제하는 목표를 향해 조금씩 나아가야 훗날의 성공을 위한 기반을 튼튼히 쌓을 수 있다.

자기 통제 근육을 강화하면 또 다른 이점이 있다. 다이어트를 하면서 배고픔을 느끼면 스트레스가 생기지만, 작은 자기 통제 행동들은 스트레스를 누그러뜨린다. 뮤레이븐은 이렇게 말한다. "우리의 미발표 연구 중 일부는 자기 통제 능력을 강화하면 전반적인 스트레스 완화에도 도움이 된다는 것을 보여줍니다. 욕을 줄이도록 노력하게 했더니, 사람들이 스트레스를 더 잘 견뎌냈어요. 스트레스에 대한 생리적 반응이 약해졌고, 부정적 기분이 줄어들었으며, 다른 일을 한 사람들보다 스트레스에 더 잘 대처했어요."

캐서린 밀크먼Katherine Milkman은 펜실베이니아 대학에서 자기 통제에 관한 과학과 자기 통제가 의사 결정에 미치는 영향을 연구한다. 밀크먼은 열정 넘치는 젊은 교수로, 그 분야의 전문가로 인정받는다. 그녀의 연구는 우리 내면에는 두 가지 자아가 있다는 전제를 바탕으로 한다. 하나는 통제되고 신중하고 미래에 초점을 맞춘 것으로, 밀크먼은 이를 '꼭 해야 하는should' 자아라고 부른다. 또 하나는 이와 경쟁하는 별개의 자아로, 충동적인 '원하는want' 자아이다. 이것은 한쪽 귀에는 천사가 속삭이고, 다른 쪽 귀에는 악마가 속삭이는 상황과 비슷하다. 밀크먼은 "이들은 갈등 상태로 존재합니다. 그래서 저축하느냐 소비하느냐를 결정하는 상황과 비슷하게 우리가 원하는 것과 꼭 해야 하는 것 사이에서 선택해야 할 때, 갈등이 발생합니다. 이것들은 균형 상태에 있지만, 추를 한쪽으로 기울게 하는 요인들이 아주 많아요"라고 말한다.

'원하는 자아'와 '꼭 해야 하는 자아' 사이에서 결정을 한쪽으로 기울게 하는 한 가지 요인은 시기이다. 밀크먼은 "현재를 위한 선택을 할 때에는 사람들은 원하는 것을 선택하는 경향이 있어요. 내일에 관한 결정을 내릴 때에는 꼭 해야 할 일을 선택하지요. 예컨대 하루 일과를 마치고 집으로 돌아오면 우리는 위안을 주는 음식과 맥주를 원하지만, 내일은 운동할 계획을 세우지요."라고 말한다. 문제는 내일은 결국 오늘이 되는데, 우리가 늘 '원하는' 자아를 선택한다면, '해야 하는' 자아가 약해진다는 데 있다.

애리조나 주립대학의 새뮤얼 매클루어Samuel McClure와 프린스턴 대학의 조너선 코언Jonathan Cohen은 사람의 뇌에서 '꼭 해야 하는' 부위와 '원하는' 부위를 실제로 시각화하는 데 성공했다. 이들은 fMRI를 사용해 피험자들이 가까운 미래의 보상을 생각할 때('원하는' 자아) 변연계와 변연계 주변 지역이 활성화되는 것을 보았는데, 이곳은 충동적 행동 및 마약 중독과 관련 있다. 반면에 피험자들이 장기적 결정을 내릴 때('꼭 해야 하는' 자아)에는 만족 지연과 연관이 있는 이마엽 앞 지역 측면이 활성화되었다. '꼭 해야 하는' 활동을 반복적으로 훈련시키면 자기 통제와 관련 있는 뇌 부분이 강화된다. 이 발견은 의지력을 키우는 작은 행동들을 연습하면 자기 통제 능력이 필요한 더 큰 과제에 대처하는 피험자의 능력이 향상된다는 뮤레이븐의 결론을 뒷받침한다.

해야 할 일을 하고 싶은 일과 함께 묶기

다루기 힘든 충동에 맞서 싸우는 한 가지 방법은 '하고 싶은 일과 함께 묶기temptation bundling'이다. 이것은 '하고 싶은' 활동을 '꼭 해야 하는' 활동과 함께 묶는 방법이다. 밀크먼은 한 실험에서 피험자들을 세 집단으로 나누었다.

완전 통제 집단은 자신이 선택한 오디오 소설을 헬스클럽에서만 듣게 하고 운동이 끝난 후에는 빼앗았다. 중간 집단은 오디오 소설을 계속 가지고 있어도 되지만, 헬스클럽에서만 듣도록 권장했다. 세번째 집단인 제약 없는 집단은 말 그대로 아무런 제약을 받지 않고 아무 때나 원하면 소설을 들을 수 있었다. 9주간의 개입 실험이 시작되었을 때, 완전 통제 집단은 제약 없는 집단보다 헬스클럽을 51% 더 자주 방문했다. 중간 집단은 제약 없는 집단보다 헬스클럽을 29% 더 자주 방문했다. 이것은 '하고 싶은' 활동(재미있는 오디오북 듣기)을 '꼭 해야 하는' 활동(헬스클럽 방문)과 함께 묶으면 운동을 하려는 강한 동기가 생긴다는 걸 의미한다. 이 방법은 아주 효과적이어서 실험이 끝난 뒤 참여자 중 61%는 자신의 오디오북에 대한 접근을 제한하기 위해 헬스클럽에 돈을 지불하는 쪽을 선택했다. 하지만 이 효과는 몇 달 지나는 동안 약해져, 사람들은 계속 운동을 열심히 하기 위해 '원하는' 활동을 다른 것으로 바꿔야 했다.

그렇다고 하더라도 이 결과는 수많은 가능성을 열어준다. 하기 싫은 일을 하고 싶은 일과 함께 묶으면, 어려운 과제를 수행하는 데 성공할 확률을 높일 수 있다. 예를 들면, 체중을 조금이라도 줄인 주일에는 자신에게 옷을 하나씩 사줄 수 있다. 그러면 여러분은 어쩔 수 없이 자신의 몸을 평가해야 하고, 규율을 잘 지켰으면 스스로에게 보상을 해주어야 한다. 이것은 하고 싶은 일과 함께 묶는 방법이지만, 끊임없이 '꼭 해야 하는' 활동에서 스스로에게 잠시 휴식을 주는 것이기도 하다. 이것은 뇌를 재충전시키고, 다음번에 약간의 자기 통제가 필요할 때에 대비해 자신을 더 강하게 만든다(뒤의 '무리하지 마라' 참고).

자기 통제를 향상시키는 또 한 가지 방법은 사전 약속 장치를 사용하는 것이다. 이것은 오늘의 좋은 목적을 바탕으로 내일의 좋은 행동에 자신을 묶어 두는 효과가 있다. 사람들이 약속 계약을 하도록 도와주는 'stickK.com'이라는 웹사이트가 한 예이다. 이 웹사이트에서 여러분은 어떤 목표(예컨대 언제까지 체중을 5kg 빼겠다는 목표)를 세우고 자신과 계약을 맺는다. 그리고 계좌에 돈을 맡겨놓고, 여러분이 목표를 달성했는지 여부를 심판할 트레이너나 코치를 선택한다. 만약 목표를 달성하지 못하면, 여러분은 돈을 잃는다. 이 과정은 내일이 오늘이 되었을 때, 여러분이 계약을 이행하지 못했으면 확실한 고통을 느끼게끔 짜여 있다. 예를 들면, 정한 날짜까지 목표를 달성하지 못했을 때 500달러를 자선 단체에 기부하겠다고 약속할 수 있다. 혹은 안티자선anticharity 방식을 선택할 수도 있는데, 이것은 목표 달성에 실패했을 때 자신이 전혀 돕고 싶지 않은 단체(예컨대 자신이 싫어하는 정당)에 돈을 기부하는 것으로, 절대로 실패하지 않겠다는 의지를 불태우는 데 추가 동력을 제공한다. 사전 약속 장치는 미래의 자신에게 현재의 자신이 그래야 한다고 생각하는 것을 하도록 강요하는 방법이다.

새 출발

제10장에서 우리는 사람들이 체중을 줄이게끔 부추기는 결정적 계기들이 무엇인지 이야기했다. 그런 계기로는 의학적 진단, 우연히 거울에 비친 자기 모습, 사상 최고를 기록한 체중 등이 있었다. 새해맞이 결심처럼 특별한 날도 계기가 될 수 있다. 새해가 왔으니 과거의 모든 실패를 뒤로하고 깨끗한 공책에 새로운 역사를 써나갈 수 있다는 생각이 새 출발의 심리적 기반이다.

우리는 새해를 맞이해 "그건 옛날의 나였어. 나는 금주하겠다는 맹세를 깨고 술을 다시 마시거나 다이어트 또는 금연에 실패했지만, 새로운 나는 이것을 통제할 수 있어"라고 말한다. 이렇게 우리는 지난날의 실패를 별도의 정신적 장부에 기입해 따로 관리한다. 생활 방식을 바꾸고자 할 때 이 방법은 놀랍도록 효과적이다.

꼭 새해가 시작되는 날이 아니어도 이런 변화는 가능하다. 새해 말고도 새로운 주기가 시작되는 듯한 느낌을 받을 때는 많다. 밀크먼은 이렇게 말한다. "새 달이나 일주일이 새로 시작될 때, 생일 다음날, 휴일 다음날에도 사람들은 과거의 자신 및 과거의 실패와 결별하려고 노력하는데, 이것은 목표를 달성하려는 노력을 증대시키는 결과를 낳는 것으로 보입니다. 사람들은 이렇게 각각 다른 시간 지표를 기준으로 삼아 다이어트를 시작하려는 경향이 강해요. 이런 날엔 체육관이나 헬스클럽을 찾아갈 가능성이 더 높아요. 자기 자신과 사전 약속 계약을 할 가능성도 더 높고요."

단순히 프레이밍framing(어떤 사건을 해석하기 위해 특정 프레임, 즉 인식의 틀을 만드는 행동)으로 이러한 새 출발을 촉발할 수도, 잠재울 수도 있다는 증거가 있다. 밀크먼은 이렇게 설명한다. "3월 20일을 3월의 세번째 월요일이라고 하는 대신 봄이 시작되는 첫날이라 이야기하고, 바로 그날이 자기가 추구하는 목표를 향해 나아가기 시작하는 날이라고 하면 많은 사람이 좋아합니다. 그러면 마치 그날부터 새 출발하는 듯한 느낌이 들거든요. 그래서 사람들은 새로 출발하려고 노력할 수 있고, 그 생각을 통해 과거의 실패를 떨쳐내고 새로운 목표를 향해 나아가려는 의욕이 불타오르지요. 설사 과거에 궤도에서 이탈한 적이 있다고 하더라도 말입니다."

무리하지 마라

하지만 주의할 점이 하나 있다. 다른 근육과 마찬가지로 의지력도 지나치게 많이 사용하면 피로가 발생한다. 의지력을 너무 많이 쓰면, 우리 뇌에서 자기 통제를 담당하는 부분들이 지친다. 밀크먼은 연구를 통해 간병인들이 병원에서 힘든 일과를 보내는 동안 후반부로 갈수록 '꼭 해야 하는' 활동을 수행하는 비율이 크게 감소한다는 사실을 보여주었다. 예를 들면, 오후 늦은 시각으로 갈수록 손을 씻는 행동('꼭 해야 하는' 활동)이 줄어든다. 근무 강도가 높은 날일수록 이런 경향이 더 두드러지게 나타난다.

뮤레이븐 연구 팀은 다른 연구에서 피험자들을 모아 식사를 한 끼 거르게 했다. 그리고 이들을 두 집단으로 나누어 한 집단에는 갓 구운 초콜릿 칩 쿠키를 주고, 다른 집단에는 무를 주었다. 그리고 모두에게 다른 집단의 음식을 먹는 걸 삼가라고 요구했다. 배가 고팠던 피험자들은 당연히 쿠키를 선호했다. 하지만 쿠키를 먹지 않으려고 상당한 의지력을 발휘하면서 무만 먹었던 집단은 그후 퍼즐을 풀 때 끈기가 더 부족했다. 이들은 쿠키를 자유롭게 먹을 수 있었던 사람들에 비해 좌절감을 더 많이 드러냈고 더 쉽게 포기했다. 자기 통제 능력을 계속 발휘하다가 기진맥진 상태에 빠진 것이다.

다행히도 이런 피로는 회복할 수 있다. 플로리다 주립대학의 다이앤 타이스Dianne Tice는 재미있는 활동을 즐기면 너무 자제하느라 고갈된 의지력을 회복할 수 있음을 보여주었다. 그녀의 연구 팀은 피험자들에게 악력기를 최대한 오래 꽉 쥐고 있으라고 요구했다. 그리고 휴식 시간에 피험자들에게 슬픈 동영상이나 유머러스한 동영상을 보게 한 뒤 다시 악력기를 쥐게 하는 실험을 했다. 유머러스한 동영상을 본 사람들은 슬픈 동영상을 본 사람들보다 악력기 운동을 더 오래 할 수 있었다. 그리고 밀크먼 연구 팀은 교대 사이의 휴식 시간이 길수록 의료 부문 종사자들이 손을 계속 자주 씻는다는 사실을 발견했다. 회복의 열쇠는 휴식을 취하거나 원하는 활동에 몰입하는 데 있다.

하지만 통제하려는 활동에 굴복하게 만드는 유혹에 주의할 필요가 있다. '금지 위반 효과'에 유의할 필요가 있다. 많은 사람이 한 번 실수를 하면 곧이어 다시 실수를 저지르면서 같은 실수의 반복을 정당화하는데, 이것이 바로 금지 위반 효과이다. 뮤레이븐은 "'다시는 안 돼!'라고 말하면서 분명히 선을 긋는 게 좋습니다. 그러지 않으면 계속 미끄러질 수 있습니다. 사람들은 '이왕 한 번 망한 것, 한 번 망하나 두 번 망하나 무슨 차이가 있어?'라고 생각하는 경향이 있어요. 혹은 '어제 한 번 망했으니, 오늘 또 망하면 어때?'라고 생각하고 그때부터 죽 같은 태도로 일관하는 경향이 있습니다." 그러니 한 번 실수하더라도 얼른 자신을 추스르고 다시는 같은 실수를 하지 않으려고 노력해야 한다. 그리고 '원하는' 활동에 몰입할 때에는 궤도에서 이탈하게 만들 잠재력이 있는 음식은 피하도록 해야 한다.

불확실성과 스트레스

『뉴욕 타임스』는 2008~2009년의 경제 위기로 불확실성의 시기가 찾아왔을 때 다른 소비재들은 일제히 매출이 하락한 가운데 캔디 매출만 크게 증가했다고 보도했다. 일부 가게는 캔디 재고를 확보하느라 어려움을 겪었다. 손님들은 비록 쓸 돈은 줄어들었지만 캔디 살 돈은 따로 챙겨둔다고 말했다.

다른 회사들은 수익이 크게 하락했다고 보고했지만, 캔디 제조 회사들의 수익은 두 자릿수나 증가했다. 시장 가치와 주식 가치가 몇분의 1 토막 났다는 식의 암울한 기사가 언론을 도배하던 대공황 시기에도 캔디 매출은 크게 증가했다. 미래가 불확실해지자 사람들은 불안에 휩싸였고, 그러자 의지력도 크게 약해졌다.

이것은 단지 예사로운 일화가 아니다. 환경을 통제하는 능력이 부족하면 의지력과 스트레스 대처 능력이 약화된다는 연구 결과들이 있다. 1969년에 글래스D. C. Glass는 피험자들을 두 집단으로 나누어 연구를 진행했다. 한 집단에는 예측하지 못한 소음을 억지로 듣게 한 반면, 다른 집단에는 그 소음을 끌 수 있는 선택권을 주었다. 아무런 통제력을 지니지 못한 사람들은 나중에 퍼즐을 풀 때 집중력이 떨어졌다. 커클랜드칼리지의 드루리 셰러드Drury Sherrod가 한 실험에서는 혼잡한 방에 있는 사람들은 자신이 방에서 나갈 수 있는 선택권이 있다고 믿는다면, 그런 선택권이 없는 사람들보다 스트레스에 잘 대처한다는 결과가 나왔다.

일상생활에서 의료 검진, 취업 기회 또는 가족 문제 등으로 불확실성을 느끼는 일이 생기면, 그로 인한 의심이 머릿속에서 떠나지 않아 우리의 의지력을 갉아먹는다. 그렇게 불확실한 시기에 체중 관리를 시작하면, 다른 때에 비해 인내심을 갖고 계속해나가기가 더 어렵다. 생활 방식을 바꾸려고 진지한 노력을 기울이기 전에 먼저 자신의 삶에서 완화할 수 있는 스트레스부터 조절하라. 꼭 그렇게 하라. 체중 관리에 성공하려면 도전 과제들을 극복하고 다이어트와 운동 계획을 유지하는 능력이 필요하다.

좋은 소식이 있다. '꼭 해야 하는' 행동을 연습하면, 그것이 실행하는 데 힘이 덜 드는 습관으로 바뀐다. 캘리포니아 대학의 게리 차니스Gary Charness와 유리 니지Uri Gneezy는 사람들에게 돈을 주고 운동을 하게 하는 실험을 했다. 한 집단은 한 달에 여덟 번 운동을 하게 하고, 다른 집단은 한 달에 한 번만 운동을 하게 했다. 다음 달에는 어느 누구에게도 돈을 주지 않았다. 한 달에 여덟 번 운동한 집단은 실험이 끝난 뒤 돈을 받지 않는데도 실험 전보다 더 자주 체육관에 가서 계속 운동을 했다. 이 결과는 자신이 받아들이길 원하는 행동을 반복하면 결국 그것이 습관이 된다는 개념을 뒷받침한다. 이 심리를 이용하면 일상적인 스트레스가 존재하는 상황에서도 과식을 줄이고 건강에 좋은 행동을 습관으로 만드는 데 도움이 된다.

의미 있는 목표를 세우라

모든 사람이 비키니 모델이나 복근이 잘 발달한 보디빌더가 될 필요는 없다. 나이와 다이어트 이력, 호르몬, 유전학, 심지어 미생물도 지방 관리에서 각자 극복해야 할 도전 과제를 부여할 수 있다. 중요한 것은 다른 사람의 기준에 맞추는 게 아니라, 자신의 지방을 건강한 수준으로 관리하는 것이다. 언론이 떠들어대고 거대 산업이 부추기는 지방과의 전쟁을 여러분까지 받아들일 필요는 없다. 사람들에게 날씬하고 완벽한 몸매를 가져야 한다는 환상을 심어준 뒤, 그렇게 되는 데 반드시 도움이 되지는 않는 거액의 상품들을 판매하는 사례는 허다하다. 그러니 자신에게 합당한 목표와 다이어트 계획을 세워야 한다.

다이어트 계획을 끝까지 실천하는 사람들은 개인적으로 결과에 투자하는 사람들이다. 뮤레이븐은 이렇게 말한다. "연구 결과들은 개인적 이유, 즉 자신에게 중요하다고 느끼는 이유 때문에 운동을 하거나 체중을 줄이려는 사람들은 체중을 줄이기가 한결 쉽다고 시사합니다. 이들은 외부적인 이유 때문에 그렇게 하는 사람들보다 성공할 가능성이 더 높습니다. 따라서 다이어트를 하라는 배우자의 잔소리나 의사의 말 때문에, 혹은 상사에게 인정받기 위해 체중을 줄인다면, 스스로 중요하다고 생각해서 하는 것보다 성공할 가능성이 훨씬 낮아요." 트레이너인 셰리 윈슬로는 개인적으로 동기가 부여된 사람들이 체중 감량에 성공하는 비율이 더 높다고 말한다. "끝까지 포기하지 않고 해내는 사람들은 '나는 죽고 싶지 않아'라거나 '나는 아이들이 자라는 걸 보고 싶어'와 같은 동기를 가진 사람들이에요."

마지막으로 여러분의 지방은 개인적인 역사의 일부라는 사실을 명심하라. 그것은 여러분의 인생에서 한 장을 차지한다. 그러니 처음부터 지방이 많았던 사람은 체중을 빼고 그 상태를 유지하려는 노력이 더 힘들 수밖에 없다. 우리는 한 번도 과체중을 경험한 적이 없는 동료보다 더 적게 먹고 더 많이 운동하지 않으면 안 된다.

하지만 과체중이었던 이력이 있는 사람들에게도 좋은 소식이 있다. 다이어트에 성공한 사람들은 시간이 지날수록 체중을 감량하기가 쉬워진다. 미국체중조절등록의 분석에 따르면, 끈기와 의지력과 좋은 습관으로 2년 동안 체중 감량 상태를 유지한 사람들은 이 변화가 고정되기 때문에 그 상태를 훨씬 더 오래 유지할 수 있다. 성공의 비결은 정말로 지방의 저항을 극복하는 정신력에 있다.

제12장

내가 사용하는 비결

내가 지방을 이해하기 위한 이 여행을 시작한 것은 간단한 이유에서였다. 나는 내 몸에서 지방이 왜 그토록 잘 떨어지지 않고 계속 붙어 있는지 알 수가 없었다. 나는 지방이 완강하고 저항력이 강하며 훼방꾼인 동시에 이해하기 어려운 존재라는 것을 알게 됐다. 그래서 지방의 진짜 정체가 무엇이며, 왜 사람에 따라 지방이 그토록 다른 행동을 보이는지 이해하기 위한 과학적 여정에 나섰다.

나는 연구 결과를 조사했고, 이 분야를 선도하는 과학자 수십 명을 면담했으며, 지방과 힘겨운 싸움을 벌이는 환자들과 대화를 나누었다. 그러고 나자 곧 나 자신의 상황을 더 잘 분석해서 변화시킬 준비가 되었다는 생각이 들었다. 내 체중이 그토록 쉽게 늘어나는 반면, 줄이기는 그토록 고통스러웠던 이유가 뭘까?

나는 내 체중에 기여한 주요 인자는 유전자라고 믿는다. 비록 어머니는 경이로운 싸움을 이어가 체중을 잘 관리했지만, 평생 체중과 씨름했다. 어머니는 비만이었던 적은 한 번도 없지만, 나처럼 중년기에 스스로 원했던 것보다 9~13kg이 더 나갔다. 나는 한동안 어머니가 거의 아무것도 먹지 않고 보낸 날들을 기억한다. 아침은 달걀 두 개와 토스트 두 조각, 차 한 잔으로 때우고는 저녁에 차를 한 잔 더 마시는 것 말고는 아무것도 먹지 않았다. 그것은 어머니 나름의 간헐적 단식이자 단백질과 탄수화물의 균형을 맞춘 다이어트였다. 그것은 효과가 있었다—어느 정도는. 어머니는 비만에 이른 적이 전혀 없었고, 가끔은 물렁한 살이 조금 빠지기도 했다. 하지만 날씬한 적이 거의 없었고, 다이어트에 성공한 랜디가 '먹는 세계'라고 부른 세계에 진정으로 발을 들여놓은 적이 한 번도 없었다. 나는 푸짐한 저녁 식사를 준비해놓고는 정작 자신은 한 입도 먹으려 하지 않은 어머니를 안쓰럽게 여긴 기억이 난다.

어린 시절에는 어머니가 짊어진 짐을 나도 물려받았다는 사실을 전혀 몰랐다. 내 몸과 얼굴은 어머니를 쏙 빼닮았고, 당연히 어머니의 대사 방식과 지방이 잘 붙는 경향까지 물려받았다.

조상의 혈통도 한몫 거들었다. 우리 집안의 뿌리는 인도 동부 지역으로 거슬러 올라간다. 내 조상들은 과거에 어려운 시절을 겪었을까? 실제로 그랬다. 인도인은 11세기부터 기록에 남은 기아를 수많이 겪었다. 나는 내가 피마족 인디언처럼 검소한 유전자형을 가져서 살이 잘 붙는 체질이라고 밝혀져도 놀라지 않을 것이다. 게다가 비만을 유발하는 바이러스인 SMAM-1도

인도에서 맨 처음 확인되지 않았던가? 이 바이러스가 사람들 사이에서 전염되는지는 확실치 않지만, 그 가능성을 완전히 배제할 수는 없다.

나는 가족끼리는 같은 세균 무리를 공유한다고 배웠다. 문화권마다 장내 미생물도 다르며, 이것은 어머니로부터 아이에게 전달될 수 있다. 이 세균들은 토종 음식에서 영양분을 추출하도록 진화해 사람들이 서로 다른 환경에서 잘 살아갈 수 있게 해준다. 따라서 어려운 시기를 많이 겪은 인도인 혈통은 내게 음식에서 마지막 영양분까지 추출해 지방으로 저장하는 데 아주 효율적인 미생물을 주었다. 쉽게 말해서, 나는 많은 것을 노폐물로 배출하지 않는 몸을 가진 것이다. 몸속으로 들어온 것은 그대로 몸에 머물며 쌓이는 경향이 있다.

따라서 내 유전자와 혈통은 날씬한 몸매에 도움이 되지 않았다. 그리고 내가 가진 X 염색체 2개도 날씬한 몸매에 도움이 되지 않았다. 나는 하루에 수천 칼로리를 먹고도 대학 시절의 몸매를 유지하는 아일랜드-이탈리아계 남편처럼 마음껏 먹을 수 없다. 그래서 잠자리에 들기 전인 한밤중에 간식을 함께 즐기는 일은 절대로 없다. 먹는 것에 관한 한, 우리는 각자 자신의 방식을 따를 수밖에 없다.

과거에 내가 지방에 대처한 방식도 중요한 역할을 하는 것으로 밝혀졌다. 나는 요요 현상을 경험한 이력이 있다. 열두 살 때 다이어트를 처음 했고, 20대 시절 내내 살이 5kg 정도 빠졌다가 다시 찐 적이 많다. 이것은 내 지방에 어떤 영향을 끼쳤을까? 거듭되는 공격으로 지방은 더 강해지고 회복력이 좋아지고 그 기술도 교묘해졌다. 루디 라이벨과 마이크 로젠봄, 조지프 프로이에토가 보고한 것처럼, 지방이 생긴 뒤 그것을 없애려고 노력하면, 몸은 그것을 회복하기 위해 다양한 메커니즘을 사용한다. 과거의 체중 감량은 내 대사 속도를 더 느려지게 만들었다. 내 근육들은 더 효율적으로 변해 더 적은 칼로리를 소모했다. 나는 항상 배가 고팠다. fMRI 영상이 체중을 줄인 사람들이 음식에 더 적극적으로 반응하는 것을 보여주었듯이, 음식 생각이 마음에서 떠나지 않았다.

호르몬도 고려해야 할 주요 인자이다. 내 몸은 당분에 매우 민감하다. 나는 디저트를 아주 조금만 먹어도 하루에 500g이 불어날 수 있다. 인슐린은 자신이 맡은 일을 아주 잘 처리해 이 칼로리를 내 지방으로 만든다. 그래서 매년 정기 검진 때마다 혈액 검사 결과가 좋게 나온다는 점(트라이글리세라이드는 대개 아주 잘 관리되는 수준이다)은 좋지만, 내 청바지는 꽉 끼는 경향이 있다. 나는 친구들처럼 설탕이 듬뿍 든 요구르트나 아이스크림이나 시리얼을 아무 생각 없이 막 먹으면서 날씬한 몸매를 유지할 수 없었다. 마이클 젠슨의 말처럼 지방을 저장하는 이 능력은 내 혈액을 깨끗하게 하는 데에는 도움이 되었을지 모르지만, 체중을 줄이는 데에는 방해가 되었다.

40대가 되자 지방을 태우는 호르몬들의 분비가 줄어들었다. 성장 호르몬, 테스토스테론, 에스트로겐 수치가 감소하면서 대사 속도가 느려지고 마른 체중이 줄어들었으며 지방을 빼기가 더 어려워졌다. 옛날에는 5kg이 더 찌거나 빠지는 정도였는데, 이제는 약 13kg이 더 불어났고, 이 살은 좀체 빠지려 하지 않았다.

따라서 유전자와 성, 나이, 호르몬, 요요 현상, 그리고 어쩌면 미생물까지 모두 적으로 돌아서서 내게 맞서고 있는 셈이다. 이 모든 인자가 손잡고 내 몸에 지방이 축적되도록 돕는 동시에 지방을 없애려는 내 시도에 저항까지

하고 있다. 나는 어려운 시절에도 살아남는 방법을 알 만큼 아주 똑똑한 지방을 갖고 있는 것 같다. 그러니 나는 불과 몇 킬로그램만 빼려고 해도 개인 트레이너가 여느 사람에게 조언하는 양보다 훨씬 적게 먹어야 한다. 나는 종형 곡선에서 극단적인 한쪽 끝에 위치하는데, 날씬한 몸매를 가지려면 평균보다 훨씬 적게 먹어야 하는 사람들이 있는 곳이다.

연구를 끝마친 뒤 내게 없는 것이 뭔지도 알게 되었다. 내겐 비만하게 만드는 돌연변이 *ob* 유전자나 그 밖의 중요한 돌연변이 유전자가 없었다. 만약 내게 FTO 유전자(제7장 참고)에 일어나는 것처럼 지방 친화적 돌연변이 유전자가 있었더라면, 체중 조절이 훨씬 더 어려웠을 것이다. 나는 또한 이 연구를 시작할 때 염두에 두었던 호르몬 수치가 특별히 낮지도 않았다. 나이 때문에 나타나는 전형적인 호르몬 감소와 대사 감소 외에 심각한 건강 이상은 없었다. 나는 정상이었고, 단지 지방이 잘 붙는 체질일 뿐이었다.

나는 이제 지방에 관한 한 훨씬 똑똑해졌다. 이 모든 연구를 하고 난 지금은 지방에 대해 많은 것을 알게 되었다. 그렇다면 이제 어떻게 해야 할까?

맞서 싸워야 한다. 이제 나의 정신력과 지방의 싸움이 벌어질 것이다. 자연은 내게 지방을 사랑하는 몸을 주었지만, 그와 동시에 강철 같은 의지도 주었다. 나는 항상 결연한 의지에 불타는 사람이었고, 이것은 결코 변하지 않을 것이다. 만약 내 몸이 똑똑한 술수로 지방을 불린다면, 나는 더 똑똑한 술수를 써서 그것을 뺄 것이다. 만약 지방이 떠나지 않고 끝까지 버티려고 한다면, 나는 더 결연한 의지로 지방을 떠나게 만들 것이다. 이것은 정신력으로 지방을 제압해야 하는 대결이다. 일단 분명한 동기가 생긴 이상 지방은 나를 이길 수 없다.

내가 나의 지방을 사랑하는 법을 배우지 않은 것은 아니다. 나는 지방을 사랑하는 법을 배웠다. 사실, 나는 내가 그동안 지방에 얼마나 많은 고통을 주었는지 깨달았다. 나는 과식을 하다가 체중을 뺐고, 그러고 나서 다시 많이 먹었고, 그러자 지방이 다시 소리 없이 돌아와 자리를 잡으면서 모든 것을 흡수했다. 지방은 아기일 때 나를 보호해주고, 사춘기가 시작되게 해주었으며, 생식계에 연료를 공급했고, 아이들에게 젖을 먹일 때 친절하게도 스스로 분해돼 없어졌다가 지금은 나와 함께 머물면서 필요할 때 부드러운 쿠션 역할을 한다.

하지만 아무리 내 지방을 높이 평가한다 하더라도, 나이가 들어가는데 지방을 계속 팽창하게 내버려두는 것은 건강에 좋지 않다는 사실을 안다. 버릇 나쁜 아이에게 그러듯이 필요할 때 "안 돼!"라고 말하는 용기를 내는 것도 사랑의 일부이다. 지방아, 나는 너를 사랑하지만, 네가 계속 머물지 않는 게 우리 모두를 위해 좋아. 적어도 현재와 같은 상태로는 말이야.

그래서 지금…… 지방과 나는 싸우는 사이이다. 우리는 싸우고 협상하고 서로 우위에 서기 위해 경쟁한다. 이것은 양가감정을 품은 채 하는 이혼과 비슷하다. 우리가 치른 초기 전투에서는 지방이 압도적으로 유리했다. 지금은 어떤 차이가 있을까? 나는 지방이 사용하는 술수를 모두 잘 알고 있다. 그런 지식으로 무장한 나는 끈질기게 버틸 수 있다. 내 유전자들이 지방에 유리한 점들을 제공했다고? 내 호르몬들이 줄어들고 있다고? 내 대사 속도도 느려진다고? 좋다. 그렇다면 나는 덜 먹겠다. 필요하다면 훨씬 더 적게 먹겠다.

나는 간헐적 단식으로 반격을 시작한다. 만약 내 유전자들이 기아와 굶주림에 익숙하다면, 그걸 실컷 즐기게 해준다. 나는 오전 8시에 200칼로리쯤 되는 아침을 먹고 점심에는 500칼로리, 그리고 오후 3시에는 200칼로리의 간식을 먹는다. 이 모든 식사는 탄수화물과 단백질을 대략 같은 양으로 구성하고 지방 비율은 약 20%로 하여 균형을 맞춘다. 당과 정제 탄수화물은 극도로 줄인다. 저녁은 거르는데, 이렇게 하면 매일 17시간씩 단식을 하는 셈이다. 만약 밤중에 도저히 참을 수 없을 정도로 배가 고프면, 견과를 한 움큼 먹거나 작은 치즈 조각과 따뜻한 허브티로 허기를 달랜다. 이게 전부다. 주의를 딴 데로 돌려야 한다면 TV를 켜거나 아이들과 함께 게임을 한다. 다음날 아침에도 일어나 같은 과정을 반복하며, 매일 이런 과정이 똑같이 이어진다.

이것은 결코 쉽지 않은 일이다. 아이들은 내가 자기들을 위해 저녁을 준비하고서는 전혀 먹지 않는 걸 이상하게 생각한다. 어디서 들은 소리 같지 않은가? 그렇다, 이것은 바로 내가 어릴 때 어머니에게 가졌던 생각과 같다. 하지만 나는 나 자신을 그렇게 안쓰럽게 생각하지 않는다. 오히려 기운이 난다. 나는 지방에게 본때를 보여주고 있는 것이다. 나는 매일 체중을 잰다. 2주일 만에 1.5kg이 빠졌다. 나는 살을 더 빼고 싶지만, 급속한 체중 감량을 기대하지 말라는 교훈을 배웠다.

나는 새로운 루틴에 익숙해졌고 튼튼해진 느낌이 든다. 다만, 몇 주일 더 지난 뒤에도 그 1.5kg 외에 더 이상 빠지지 않았다는 사실이 불만스러울 뿐이다. 내 체중은 시소처럼 요동치고 있다. 0.5kg 올라갔다가 1kg 빠졌다가 다시 0.5kg 올라간다. 첫 달은 이런 식으로 흘러간다. 모두 합쳐 2kg 빠지는데 그쳤다. 내 지방이 끈질기게 버티려는 걸까? 좋다. 그렇다면 운동을 추가해야지.

마이클 댄싱어의 말(제10장 참고)처럼 운동을 하지 않고는 원하는 만큼의 감량에 성공하기 어렵다. 그래서 나는 아침에 단식 상태에서 달리기를 시작한다. 이러는 것이 식사를 하고 나서 나중에 운동을 하는 것보다 포도당 대사를 높이고 지방 축적을 막는 데 훨씬 효과적이다. 나는 이틀에 한 번 30분씩 달리는 것으로 시작한다. 이제 진전이 보인다. 1주일 만에 1kg이 빠진다. 달리기를 하지 않는 날을 골라 일주일에 세 번 근력 강화 운동을 30분씩 추가한다. 또다시 0.5kg이 빠진다. 감량 속도는 느리지만 근육이 붙는다고 스스로를 격려한다. 그러고 나서 2주일 동안 정체 상태가 유지된다. 7주일 만에 모두 합쳐 2.5kg이 빠졌다. 힘을 내자!

이러는 동안 배가 몹시 고프고 음식 생각이 간절해진다. 이것은 앤셀 키스의 연구(제11장 참고)가 보여준 것과 같다. TV, 잡지, 주변에서 뭔가 먹고 있는 사람 등 온갖 곳에서 음식이 보인다. 음식을 생각하면서 잠자리에 든다. 남편은 나의 새로운 일상에 익숙해졌다. 매일 밤 잠들기 전에 나는 먹고 싶은 것이 뭔지 이야기한다. 그것은 매일 바뀌지만, 기묘하게도 나는 더 이상 단것을 갈망하지 않고 피자와 에그 베네딕트, 치킨 크레이프, 베이컨-아보카도-터키 클럽 샌드위치처럼 그저 푸짐한 음식이 먹고 싶다. 그럴 수만 있다면! 지방은 이전과 달리 내 마음을 통제함으로써 반격한다. 단식하는 동안 렙틴 수치가 급격히 떨어지고 밤에는 성장 호르몬 수치가 치솟아 배고픔을 부추기고 음식을 갈망하게 만든다. 하지만 나는 단호하다. 지방아, 그래 봤자 아무 소용 없단다. 현 상황은 내가 통제하고 있고, 넌 이제 더 이상 버틸 수 없어. 다행히 잠자는 동안에는 렙틴 수치가 상승하고, 잠에서 깨어나면 음식에 대한 갈망이 사라진다. 전날 밤에 생겼던 모든 충동은 마치 꿈이었던 것처럼 싹 사라지고 없다.

이 정체기에서 벗어나기 위해 나는 스프레드시트에 다이어트 일지를 상세하게 기록하기 시작한다. 모든 칼로리를 일일이 계산한다. 하루에 내 몸속에 1000칼로리 이상이 들어가면 절대로 안 된다. 이것은 NIDDK가 정의한 저칼로리 다이어트로, 800칼로리 이상의 섭취를 허용하지 않는 초저칼로리 다이어트보다 한 단계 낮은 차원이다. 이 같은 칼로리 제한은 많은 사람이 사용하지 않는 극단적 조치이지만, 내 지방은 특별히 끈질기다.

나는 매일 체중을 재면서 음식 섭취와 체중의 눈금 사이에 어떤 상관관계가 나타나는지 살핀다. 그리고 일부 탄수화물은 다른 것보다 내게 더 큰 영향을 미친다는 것을 알아챘다. 내게 피자는 재앙이다. 나는 점심때만 피자를 먹고 저녁을 거르는데도 피자 한 조각을 먹을 때마다 0.5kg이 불어난다. 그래서 내가 좋아하는 이 음식은 블랙리스트에 오른다. 흰 빵은 체중이 쉽게 불어나지만, 통밀빵은 그렇지 않다. 쌀은 소량 섭취해도 괜찮다. 쿠키는 또 하나의 폭탄이다. 나는 생리 기간에는 오후 3시에 쿠키를 하나 먹는데(나는 단것을 좋아하는 여성이다. 그야 당연한 것 아닌가?) 어떤 일이 일어났을까? 무려 0.7kg이나 늘었다. 믿어지는가? 늘어난 체중 중 일부는 아마도 물이겠지만 말이다. 그래서 이제 쿠키도 명단에서 삭제된다. 한 달에 하나조차 안 된다. 이상하게도 초콜릿은 약간 먹어도 아무 이상이 없다. 바닐라 라테와 코코아도 별 문제 없는 것 같다. 잘됐다, 필요할 때 단것을 좋아하는 내 취향을 만족시킬 새로운 방법을 찾은 셈이다. 이 정도는 견딜 수 있다.

오, 그런데 다이어트에 관한 일반론에 따르면, 내가 하는 것들은 하나같이 효과가 없다. 여러분은 음식 섭취는 대사 속도를 높이므로 체중을 줄이려면 충분한 열량을 섭취해야 한다는 말을 얼마나 많이 들었는가? 이것은 체중 감량 코치들이 공통적으로 하는 주장이자 〈살을 가장 많이 뺀 사람〉에서 자주 듣는 말이다. 개인 트레이너의 권고를 듣고 이 방법을 시도했을 때 나는 체중이 늘었다. 사실, 계획대로 하루 2시간씩 운동하더라도, 지방을 빼고 싶다면 나는 1200칼로리 이상 먹으면 안 되었다.

하지만 단식(부분적 기아)이 효과를 나타내기 시작했다. 지방이 물러나기 시작한 것이다. 그리고 우리는 설탕과 탄수화물을 피하라는 경고를 얼마나 많이 듣는가? 하지만 나는 적정량이라면 그것들을 일부 먹고도 살을 뺄 수 있다는 사실을 발견했다. 에란 세갈의 연구(제10장 참고)가 보여주듯이, 음식에 대한 반응은 개인마다 아주 다르다.

이제 나는 내 다이어트 기록을 분석하면서 정확하게 어떤 음식이 체중을 빼는 데 도움을 주는지 파악하고 있다. 미생물총 연구가 보여준 것처럼 샐러드가 효과가 있고, 체중 감량 속도를 빠르게 한다. 잎채소에 들어 있는 질긴 섬유질은 심지어 세균조차 소화하기 어렵다. 시금치와 케일은 내 미생물총에게 만만치 않은 도전 상대이다. 내 장내 세균은 아마도 마른 체형과 관련이 있는 분포 쪽으로 기울어져 있을 것이다(제6장 참고). 내가 고칼로리 음식을 피하고 생야채를 선호함에 따라 내 미생물총은 음식에서 칼로리를 덜 추출하고 더 많은 음식을 노폐물로 내보낸다. 만세!

하지만 한 가지 문제가 있다. 단백질과 지방을 약간 첨가한다 하더라도, 나는 샐러드만으로는 만족감을 얻지 못한다. 나는 항상 음식을 생각하며, 또 먹을 만한 게 없을까 하고 뒤진다. 그러다가 새로운 비법을 터득했다. 샐러드를 먹은 다음 후식으로 통밀 롤빵이나 젤리 같은 탄수화물을 소량 추가했다. 성공이다! 그러자 허기가 싹 사라졌다. 나는 그 이유를 안다. 인슐린이 음식 섭취를 억제하는 효과가 있음을 보여주는 연구 결과가 있다. 나는 젤리가 포만감을 유발하기에 딱 알맞은 만큼의 인슐린 분비를 자극한다는 가설을 세웠다(이 가설은 내가 극단적으로 탄수화물 함량이 적은 다이어트를 할 때 왜 항상 배가 고팠는지 설명할 수 있다). 새 비법은 효과가 있다. 이 소중한 탄수화물을 섭취하고 나면 몇 분 지나지 않아 조금 전까지 음식을 찾던 행동을 더 이상 하지 않고 돌아가서 일한다.

나는 계속 체중이 줄어들지만 그 속도는 느리다. 5주 뒤 어렵게 2kg을 더 뺐다. 나는 운동과 간헐적 단식을 하고, 칼로리 섭취를 1000칼로리 이하로 낮추고, 탄수화물을 줄이고, 건강에 좋은 음식을 먹지만, 운이 좋으면 일주일에 겨우 0.5kg 빼는 데 그친다. 가벼운 저녁 식사를 하면서 다이어트를 하는 친구들은 일주일에 1.5~2kg을 뺄 수 있다고 말한다. 하지만 나는 그렇지 않다. 그래도 나 자신을 불쌍하게 여기지는 않는다. 그저 꼭 이기겠다는 결의를 다질 뿐이다.

13주 차에 또다시 정체기에 접어든다. 운동을 하면서 거의 먹지 않았는데 지난 두 달 동안 몇 킬로그램 빼는 데 그쳤을 뿐이다. 달리기 시간을 40분으로 늘리고, 고강도 인터벌 트레이닝(제10장 참고)을 추가한다. 고강도 운동을 20초 하고 나서 저강도 운동을 10초 하는 식으로 4분 동안 8회 반복하고, 이틀에 한 번씩 40분간 달리기를 하는 운동 프로그램에 그것을 집어넣는다. 체중이 다시 움직이기 시작한다. 일주일 만에 1kg이 더 빠졌다. 내가 이겼다.

만사가 순조롭다. 한 달이 더 지나자 2kg이 더 빠져 모두 7kg이 빠졌지만, 이제 추수감사절 휴일이 다가오고 있다. 가족과 친지와 함께 하는 식사들을 통과해야 한다. 나는 추수감사절 만찬을 먹는다. 그리고 다음날에는 추수감사절 만찬에서 남은 음식을 먹는다.

피칸 파이를 이틀 연속으로 먹는다. 오, 이건 안 되지! 나는 이분법적 사고의 미끄러운 비탈을 지나는 위험에 직면하고 있다. 이것은 다이어트를 하는 사람이 흔히 빠지는 함정으로, 성공 아니면 실패만 있을 뿐 그 중간은 없다고 믿는 태도를 가리킨다. 이런 식의 사고는 연속적인 실패를 낳는 경향이 있다(제8장과 제10장 참고). 하지만 나는 경계를 게을리하지 않으며, 스스로를 추슬러 제 궤도로 돌아간다. 토요일에는 50분 동안 달리기를 하고, 추수감사절 다음 일요일까지 간헐적 단식으로 되돌아간다. 효과가 있다. 하지만 크리스마스가 저 앞에 어른거린다.

추수감사절 휴일은 하나의 긴 정체기이다. 1년에 오직 한 번만 구경할 수 있는 맛있는 음식과 예쁜 쿠키가 주위에 너무 많이 널려 있다. 어쩔 수 없어 이것저것 마음껏 먹는다. 그런데 놀랍게도 체중이 조금도 늘어나지 않는다. 여기서 나는 고정점 이론의 긍정적인 면을 배운다. 즉, 몸이 체중을 잃지 않으려고 할 수 있는 일은 뭐든 하는 것과 마찬가지로 몸은 또한 체중이 더 불어나길 원치 않는다. 몸은 그저 고정된 지점에 계속 머물러 있으려고 한다. 나는 이제 지방의 술수가 마음에 들기 시작한다.

1월이 되어 다시 열심히 노력하기 시작한다. 간헐적 단식(오후 3시 이후에는 아무것도 먹지 않기)과 이틀에 한 번씩 30~45분 달리기를 고강도 인터벌 트레이닝과 병행하고, 근육을 키우고 성장 호르몬을 자극하기 위해 이틀에 한 번씩 역기를 든다. 아침 식단은 빵 한 조각과 단백질 약간이다. 바쁘면 에너지 바 하나로 때운다. 점심으로는 닭고기가 섞인 샐러드와 통밀 롤빵을 먹고, 오후 3시에 간식으로 수프 약간과 점심때 먹고 남은 샐러드를 먹는다. 이걸로 하루 식사는 끝이다. 나는 하루 1000칼로리 이하를 섭취하는 계획을 철저히 고수한다.

마침내 체중이 다시 줄어들지만 전보다 훨씬 느리게 줄어든다. 이제 내 의지도 이전보다 확연히 약해졌다. 휴일이 지나고 나면 그만 굴복하고 싶은 마음이 더 커진다. 이 고비에서 나는 그만 미끄러질 것만 같다. 하지만 나는 규칙을 고수하며, 한 번 넘어질 때마다 가벼운 일탈을 용서하고 원래 궤도로 돌아간다. 하지만 내 지방은 휴일 동안 더 똑똑해졌다. 요요 현상이 일어나는 것 같지는 않았지만, 내 변덕스러운 행동이 변수가 된 것처럼 보이며, 지방은 나의 그런 약점을 이용하는 것 같았다. 내 몸은 이전처럼 운동과 간헐적 단식에 잘 반응하지 않는다. 내 대사 속도도 더 느려졌을 가능성이 있고, 근육들은 운동하는 동안 더 효율적으로 변했다. 젠장! 이것은 쾌락을 탐닉한 벌이다.

무엇보다 달리기를 하다가 몸에 무리가 생겨 고통을 겪는데, 이 사타구니 통증은 내가 더 이상 이십대가 아님을 일깨워준다. 고마워, 내 몸아. 이제 걷기만 해도 아프다. 하지만 마음이 약해지진 않는다. 달리기 대신에 일립티컬 머신을 사용하고, 고강도 인터벌 트레이닝으로 유산소 운동을 계속한다. 1월과 2월 중순이 지날 때까지 같은 체중을 유지한다. 기분이 약간 가라앉았지만 포기하지 않는다. 계획대로 계속 밀고 나간다.

마침내 2월 셋째 주에 1kg이 더 빠졌다. 체중계 눈금이 다시 움직이기 시작했다. 하지만 이제 나는 한 달에 겨우 1kg 줄이는 데 그쳤다. 내 지방은 정말 치열하게 저항하고 있다. 모두 합쳐 8kg 빠졌으니 이제 내 몸매는 상당히 좋아졌다. 이제 그만 멈출까? 아니다. 마지막 4.5kg이 남았다. 나는 또다시 판돈을 올리고, 탄수화물을 더 제거한다. 인슐린아, 효율적으로 일하면서 혈액에서 트라이글리세라이드와 떠다니는 영양 물질을 제거해줘서 고마워. 하지만 남은 칼로리를 모두 지방으로 저장하는 일은 이제 그만해줬으면 좋겠어. 샐러드를 먹고 나서 섭취하는 극소량의 탄수화물 외에는 한동안 인슐린 분비를 자극하는 음식이 일절 없을 거야. 점심때 샐러드 대신 가끔 먹던 샌드위치도 없을 거고, 머핀이나 쿠키를 몰래 한입 먹는 일도 없을 거야. 그런 일은 이제 끝났어. 이제 나는 오전 10시부터 오후 3시 사이에만 먹음으로써 단식의 창을 19시간으로 늘린다. 그리고 마지막 돌격을 위해 계속 운동을 열심히 한다.

한 가지 이점이 있는데, 이 모든 운동 덕분에 호르몬들이 되돌아오는 게 느껴진다. 에너지가 더 넘치고 기분도 좋아지고 성욕도 최근 몇 년 사이에 가장 높다. 테스토스테론 분비가 늘어난 게 분명하다. 운동을 하고 나면 과거에 비해 피곤함이 덜하다. 회복 시간도 빨라졌다. 성장 호르몬 때문이라고 추측한다. 근육이 더 선명해졌고 힘도 더 세졌다. 하지만 애석하게도 이 방법은 시간이 너무 많이 걸리고, 음식이 너무 자주 생각난다.

아주 느리지만 내 지방은 또다시 굴복하기 시작한다. 계획을 준수한다면, 나는 일주일에 0.2kg 더 뺄 수 있다.

사람들에게 내 다이어트에 대해 이야기하면, 대부분 내가 미쳤다고 생각한다. 그들은 내게 체중이 줄지 않는 것은 당연하다고 말한다. 내 몸이 기아 모드로 돌입해 더 적은 칼로리를 사용하기 때문이라는 설명이다. 혹은 내가 먹는 아주 적은 양의 탄수화물도 여전히 너무 많다고 이야기한다. 혹은 이것은 내가 듣기 좋아하는 말인데, 그들은 내가 거짓말을 한다고 이야기한다. 그렇게 적게 먹는데 날씬하지 않을 사람은 아무도 없다면서 말이다. 나는 그 말을 이미 많이 들었다. 자칭 전문가들의 판단에는 더 이상 귀를 기울일 필요가 없다. 사람들이 살 빼는 비법이라며 조언한 방법을 모두 시도해봤지만, 효과가 있는 것은 하나도 없었다. 이제 내 방식대로 하고 있다.

이 다이어트 계획이 미쳤다고 생각된다면, 우리가 닮고 싶어하는 본보기로 추켜세우는 일부 모델과 배우가 날씬한 몸매를 유지하기 위해 어떻게 하는지 보라.

모델 나탈리아 보디아노바Natalia Vodianova와 키라 디크티야르Kira Dikhtyar, 배우 퍼트리샤 히턴Patricia Heaton과 마샤 크로스Marcia Cross, 매슈 매코너헤이Matthew McConaughey는 모델과 배우가 날씬해 보이기 위해 얼마나 극단적인 방법들을 사용하는지 자세히 이야기한 사람들 중 일부에 지나지 않는다. 이들은 체중을 줄이기 위해 며칠 동안 계속 굶기도 하고, 배고픔을 달래려고 주스에 적신 솜을 먹기도 하고(이것은 분명히 미생물총에 만만치 않은 도전 과제를 던져줄 것이다!), 설사제와 관장제를 사용하기도 한다. 하루에 500칼로리 이상은 섭취하지 않는 사람도 있다. 퍼트리샤 히튼은 51세 때 한 인터뷰에서 살을 빼기 위해 단식을 하며 하루에 물 세 병만 마신다고 말했다. 더 심한 경우에 어떤 모델들은 날씬한 몸매를 유지하기 위해 합법적이거나 불법적인 약물을 복용하기까지 한다. 우리가 선망하는 인물들이 의지하는 다이어트가 이런 거란 말인가? 고맙지만 사양하겠다. 이에 비하면 하루 1000칼로리를 섭취하고 부분적 단식을 하는 내 방법은 거의 폭식처럼 보인다. 나는 그냥 내 방법을 고수하겠다.

나는 배고픔과 운동과 정확한 시간 관리로 돌아가는 힘든 3개월을 또 한 번 견뎌낸다. 그리고 어떻게 됐을까? 여름이 되자 마지막 4.5kg이 마침내 사라졌다. 내가 이긴 것이다. 지방은 내 몸에서 물러났다. 나는 스키니진을 다시 입을 수 있게 됐다. 결연한 의지가 필요한 싸움이었지만, 드디어 해냈다. 그런데 내 지방이 불행해 보이진 않는다. 시간이 지나면서 이제 지방은 내게 늘 배고픔을 느끼게 하지 않는다. 때때로 내가 일탈을 하더라도 지방이 쉽게 되돌아오지 않는다. 내 몸이 변한 것이다. 내 몸은 밤중의 단식을 예상하는 것 같다. 오후 5시 무렵부터 내 몸이 준비 상태에 들어간다는 것을 느낄 수 있다. 음식 섭취가 전혀 없는 시간대로 들어갈 때 나는 특유의 평온함을 느낀다. 이제 내 몸은 밤중에 정상적인 식사를 원하지 않는다. 생일에 외식을 하거나 업무상 회식을 하고 나면 불편할 정도로 배가 부른 게 느껴진다. 아직도 잠자기 직전에 특정 음식을 갈망하긴 하지만, 그 충동은 이전보다 약하다. 나는 공복통을 느끼면 다이어트를 열심히 한 결과라고 생각하게 되었다.

이 계획을 처음 시작할 때 나는 운동이 싫었다. 운동을 하는 것이 귀찮았다. 그러나 이제는 며칠만 운동을 걸러도 좀이 쑤신다. 내 몸은 러닝머신으로 돌아가길 간절히 원한다. 몸이 새로운 현실에 적응한 것처럼 보인다. 지방은 내 몸에서 축소된 역할에 안주했고, 내 체중은 새로운 고정점으로 이동해 자리를 잡았다.

하지만 나는 힘겹게 얻은 승리에 방심하지 않는다. 나는 지방이 인내심을 갖고 기다리고 있다는 걸 안다. 내가 실수를 여러 번 반복하면 지방은 언제든 돌아올 준비가 돼 있다. 힘겹게 낮춘 체중을 유지하고 싶다면 다이어트와 운동을 늦춰서는 안 된다. 미국체중조절등록 데이터베이스가 추적한 사람들처럼 나는 먹는 것을 계속 기록하려고 한다. 그러면 섭취하는 음식을 더 의식하기 때문이다. 어쩌면 음식 섭취 창을 7시간으로 되돌릴지도 모르지만, 대부분의 중년보다 덜 먹고 운동을 더 많이 하는 습관을 계속 이어갈 것이다. 이것은 내 몸이 요구하는 것이다. 하지만 나는 고통스럽지 않다. 지방과 나는 서로의 힘을 인정하고 존중하면서 평화로운 상태를 유지한다.

지방을 관리하려고 노력하는 모든 사람이 용기와 의지뿐만 아니라 자신의 지방을 이해하려는 열린 마음도 가지길 바란다. 동년배보다 날씬하거나 뚱뚱한 데에는 다양한 이유가 있으며, 유력한 용의자인 과식은 그중 한 가지 이유에 지나지 않는다. 독자 여러분은 이제 체중을 조절하려고 할 때 유전자와 세균, 성, 나이, 집안 내력, 호르몬, 다이어트 이력 같은 요인들이 합쳐져 유리하게 작용할 수도 있고 불리하게 작용할 수도 있다는 사실을 알 것이다. 만약 잉여 지방이 내부 자원을 조종하면서 1년 넘게 여러분 몸에 머물렀다면, 그것을 빼는 데에는 전력을 다하는 노력이 필요하다.

하지만 두려워하지 마라. 그것은 충분히 가능하다. 나를 비롯해 다이어트에 성공한 사람들이 개인적 추동의 막강한 힘, 즉 지방을 지배하는 정신력을 보여주는 산증인이다. 여러분의 열정과 경쟁심, 분노, 복수심, 현재 상황이 불러일으키는 모든 감정을 그러모아 지방과 맞서 싸우라. 지방은 속임수의 달인이기 때문에 지방과 싸워 이기려면 정신적 무기를 총동원할 필요가 있다.

하지만 도중에 어느 지점에서 자신의 지방을 사랑하고 존중하는 것을 잊지 마라. 지방은 우리가 그것을 체내에 많이 축적하는 동안 다소 거만하게 성장했지만, 여전히 우리 몸에서 중요한 역할을 담당한다. 지방을 건강한 수준으로 적절한 장소에 유지하기만 한다면, 지방은 우리를 도우면서 건강을 유지하는 임무로 돌아갈 것이다.

제13장

지방의 미래

20세기로 넘어올 무렵에 테오도르 고블레, 데이비드 리튼버그, 루돌프 쇤하이머를 비롯해 여러 사람이 지방 분자의 특성을 처음으로 기술하고 나서 지방에 관해 많은 것이 밝혀졌다. 그동안 아주 놀라운 통찰들이 그토록 많이 나왔으니 앞으로 또 어떤 발견이 나올지 누가 알겠는가? 계속 진행되는 연구들은 이미 지방이 우리의 예상을 훌쩍 뛰어넘는 능력을 갖고 있음을 알려준다.

최근 지방 조직이 줄기세포(신경, 근육, 뼈, 지방 등 온갖 것으로 변할 능력이 있는 카멜레온 같은 세포) 저장고임이 밝혀졌다. 자연은 필요할 때 우리 몸의 중요한 조직들을 생성할 수 있도록 줄기세포를 창조했는데, 놀랍게도 이 명단에 지방도 포함돼 있다. 지방은 줄기세포에서 만들어질 뿐만 아니라, 줄기세포를 저장할 수도 있다.

지방에서 줄기세포가 발견되자 과학자들은 깜짝 놀랐다. 발달하는 몸의 조직들을 만드는 줄기세포가 배아에 들어 있다는 사실은 오래전부터 알려졌다. 어른의 골수에는 다능성이 좀 부족한 줄기세포들이 있다는 것도 밝혀졌다. 그러다가 2001년에 UCLA에서 과학자 퍼트리샤 적Patricia Zuk이 이끄는 연구 팀이 지방 흡인술을 받는 사람의 엉덩이와 궁둥이, 위에서 뽑아낸 지방을 자세히 살펴보다가 지방 유래 줄기세포adipose derived stem cells, ASCs를 발견했다. 지방 약 220g에서 줄기세포 5000만~1억 개가 나올 수 있다. 적은 "대다수 사람들은 지방이 쓸모없다고 생각합니다. 하지만 우리는 많은 조직으로 분화할 수 있는 아주 중요한 이 세포들이 지방에 들어 있다는 걸 발견했죠. 어느 누구도 발표한 적이 없는 발견이라서 언론이 큰 관심을 보였어요. 사람들은 지방이 치료법으로 사용될 수 있다는 사실에 놀라움을 금치 못했습니다"라고 말한다.

지방 유래 줄기세포가 지방에 들어 있는 것은 이치에 맞아 보인다. 지방과 함께 몸 곳곳에 널리 분포하면서 필요할 때 중요한 조직들을 교체할 수 있기 때문이다. 그리고 일단 분화를 시작한 지방 유래 줄기세포는 부드러운 조직을 재생하고, 필요할 때 뼈와 근육과 연골을 성장시키는 능력이 있다. 그동안 비난의 대상이 되어온 지방은 손상과 화상을 치료하거나 조직을 교체할 필요가 있는 암 환자에게 매우 중요한 존재로 부각될 수 있다.

2001년에 적의 이 발견이 나온 뒤 이 세포들의 잠재력을 파악하려는 연구에 큰 진전이 있었다. 2004년, 독일의 슈테판 렌데켈Stefan Lendeckel은 지방 유래 줄기세포를 이용해 심한 부상을 입은 일곱 살 소녀의 머리뼈를 치료했다. 몇 년 뒤, 텍사스 대학 MD 앤더슨 암센터의 에카르트 알트Eckhard Alt는 심장마비가 일어난 돼지 심장을 지방 유래 줄기세포로 치료하는 실험을 했다. 불과 8주일 뒤, 지방 유래 줄기세포를 시술받은 돼지는 그러지 않은 돼지보다 심장 기능이 훨씬 나아졌다. 지방 유래 줄기세포가 피부의 상처 치유를 빠르게 한다는 결과도 여러 번 확인됐다. 예를 들면, 중국에서 연구자들은 당뇨병에 걸린 쥐와 정상 쥐의 상처에 지방 유래 줄기세포를 주입해 세포들이 피부 재생을 돕는 성장 인자를 많이 분비하게 함으로써 치유 속도가 현저히 빨라지는 결과를 얻었다.

릭 페리Rick Perry 텍사스 주지사는 2011년에 지방 유래 줄기세포를 이용해 자신의 허리 통증을 치료해 뉴스를 장식했다. 자기 지방에서 추출한 지방 유래 줄기세포를 배양한 뒤 수술할 때 자신의 몸속에 다시 집어넣었다. 그의 수석 보좌관은 페리가 수술 결과와 빠른 회복에 매우 만족한다고 보고했다. 하지만 그 절차가 FDA의 승인을 받은 것이 아니어서 논란이 되었다.

당연히 지방 유래 줄기세포는 이제 미용 수술에도 사용되고 있다. 미용외과의이자 플로리다주에 불로미용연구소를 세운 섀런 매퀼런Sharon McQuillan은 『마이애미 헤럴드』와의 인터뷰에서 "우리는 얼굴 근육들을 젊은 지방층으로 뒤덮어 잔주름이 전혀 보이지 않게 할 수 있습니다"라고 말했다. 도나 아널드Donna Arnold는 63세의 나이에 매퀼런한테 미용 수술을 받았는데, 매퀼런은 아널드의 허리에서 빼낸 지방을 그녀의 얼굴 여러 곳에 집어넣었다. 아널드는 "주름이 싹 사라졌어요. 더 건강해지고 컨디션도 좋아진 느낌이에요. 나는 매일 다시 운동을 하고, 나 자신을 더 잘 돌보고 있어요"라고 말한다.

이 시술은 지방 이식처럼 단순히 지방만 옮기는 데 그치지 않는데, 이식한 지방은 시간이 지나면 감소할 수 있다. 지방 유래 줄기세포는 신축성이 더 뛰어나고 필요한 성장 인자를 많이 분비하기 때문에 이식 효과를 훨씬 더 오래 지속시키는 데 도움을 주는 것으로 보인다.

지방이 주는 혜택은 줄기세포 말고도 더 있다. 갈색 지방이 건강에 좋지 않은 지방을 줄이는 치료법으로 쓰일지도 모른다. 보스턴의 조슬린당뇨병센터에서 일하는 크리스틴 스탠퍼드Kristin Stanford는 한 생쥐의 갈색 지방을 과체중 생쥐 집단의 복강(복벽으로 둘러싸인 배안 공간)으로 이식했다. 그리고 이 이식 결과를 갈색 지방 대신 백색 지방을 복강에 이식받은 과체중 생쥐 대조군과 비교해보았다. 두 생쥐 집단은 동일한 먹이를 먹었는데도, 12주가 지난 뒤 갈색 지방을 이식받은 생쥐들이 대조군보다 인슐린에 더 잘 반응하고 체중이 덜 나가며 칼로리를 더 많이 태운다는 결과가 나왔다. 스탠퍼드는 "이 연구는 갈색 지방 조직이 아주 중요한 대사 기관이고, 당뇨병과 대사 증후군과 인슐린 내성 같은 비만 관련 질환을 치료할 수 있다는 증거를 추가로 제공합니다"라고 말한다.

이제 심지어 줄기세포와 갈색 지방의 잠재력을 결합한 연구 결과가 나오고 있다. 시드니에 있는 가번연구소에서 내분비학자로 일하는 폴 리Paul Lee는 지방 유래 줄기세포가 갈색 지방으로 변하는 능력을 연구해왔다. 리가 이끄는 연구 팀은 어떤 사람의 갈색 지방을 몸 밖에서 성장시키는 데 성공했다. 이 연구는 그 갈색 지방을 다시 몸속으로 집어넣어 백색 지방을 태우는 방법으로 사용할 가능성을 시사한다. 리는 이렇게 말한다. "사람은 누구나 갈색 지방을 약간 지니고 있습니다. 더 많이 가진 사람도 있고 더 적게 가진 사람도 있지만, 어쨌든 조금씩은 다 가지고 있죠. 만약 조건만 맞는다면, 사람에게서 갈색 지방의 성장을 자극할 수 있습니다. 혹은 사람의 갈색 지방세포를 추출해 실험실에서 성장시킨 다음, 다시 몸속에 집어넣어 그 양을 늘릴 수 있지요." 갈색 지방을 성장시켜 백색 지방을 없앤다는 이 이야기는 허황되게 들리지만, 과학자들은 그럴듯하다고 생각한다.

갈색 지방을 자연적으로 활성화시키는 방법들도 있다. 리는 몸을 떨기 시작할 때까지 피험자를 차가운 온도에 노출시키는 실험을 했다. 리는 근육이 만드는 단백질인 아이리신과 갈색 지방에서 나오는 단백질인 FGF_{21} 수치가 모두 크게 증가한 것을 발견했다. 이 두 단백질은 실험실에서 6일이 지난 뒤에 백색 지방을 갈색 지방으로 변화시키는 것으로 밝혀졌다. 사람의 경우, 피험자들은 10~15분 동안 몸을 떨고 나서 중간 강도의 운동을 1시간 한 것과 같은 양의 아이리신을 만들었다. 리는 "운동이 몸이 떨리는 현상을 모방했을 수 있다고 생각합니다. 왜냐하면 두 과정 모두 근육 수축이 일어나기 때문이죠. 그리고 운동의 자극으로 생긴 아이리신은 추위에 몸을 떠는 것에서 진화했을 수 있습니다"라고 말한다. 그렇다면 굳이 힘들게 테니스를 칠 필요가 있을까? 차라리 찬물에서 수영을 하는 게 어떨까?

비만을 줄이려면 팀의 노력이 필요하다

지방에 대한 새로운 연구는 지방이 뇌와 뼈, 면역, 호르몬, 유전자, 미생물총, 그리고 심지어 줄기세포와 함께 얽혀 있다는 개념에 힘을 실어준다. 연구가 계속 진행되면서 더 놀라운 통찰이 나올 가능성이 높다.

하지만 놀라운 새 지식들이 쏟아졌는데도 불구하고, 과체중인 사람을 치료하는 방법은 그다지 변한 게 없다. 비만은 흔히 사람을 판단하는 하나의 기준으로 사용된다. 몸에 지방이 너무 많으면 여전히 무책임하고 나약하고 식탐이 많은 사람으로 간주되고, 사회는 지방을 줄이는 도전 과제의 중요성을 제대로 인식하지 못한다. 과체중인 사람에게 흔히 하는 조언은, 과학적으로 밝혀진 지방이 스스로를 방어하는 다양한 방법은 전혀 고려하지 않은 채 단순히 섭취하는 것보다 더 많은 칼로리를 태우라는 정도에 머물러 있다.

현재 의사들은 과체중 환자들에게 비만의 위험에 대해 공감하며 친절하게 설명한 뒤, 단도직입적으로 칼로리를 줄이라는 조언을 던지고는 환자가 스스로 알아서 해나가게 내버려둔다. 하지만 이런 일회성 훈계로는 절대로 항구적인 체중 감량을 달성할 수 없다.

당뇨병은 의학계가 당뇨병의 다차원적인 성격을 인식하기 전에는 아주 단순하게 다뤄졌다. 1922년에 인슐린이 발견되기 전에는 당뇨병을 치료할 수 있는 방법이 별로 없었다. 소변에 혈당이 많이 섞인 것과 같은 증상이 있는 환자는 적절한 치료도 받지 못하고 서서히 죽어갔다. 20세기 초에 의사이자 연구자인 프레더릭 앨런Frederick Allen은 당뇨병이 단순히 혈당치가 높은 질환에 불과한 게 아니라 대사 장애 질환임을 최초로 알아냈다. 그리고 앨런은 최초의 치료법을 생각해냈다. 그것은 단백질과 지방이 주가 되고 탄수화물이 최소한의 양만 섞인 칼로리 제한 식단이었다. 많은 환자가 이 식이 요법을 따랐고, 그 결과로 이전보다 훨씬 더 오래 살 수 있었다.

그후 치료법이 획기적으로 바뀌었다. 환자가 당뇨병 진단을 받으면, 병을 제대로 관리하기 위해 의료 팀이 꾸려진다. 이 질환의 복잡다기한 증상을 모두 다루기 위해 1차 진료 의사와 내분비 전문의, 영양사, 안과 의사, 발 전문가, 치과 의사까지 팀에 다 포함될 수 있다. 자신의 상태를 관리하는 책임은 여전히 환자가 지지만, 환자는 통합 조정이 잘된 전문가 팀의 도움을 받는다.

우리는 아직도 비만 치료에서 초기 단계에 있지만, 현재의 당뇨병과 마찬가지로 언젠가 비만도 잘 통합 조정된 팀의 도움에 힘입어 훨씬 더 진지한 태도로 다룰 날이 오리라 상상할 수 있다.

비만율 증가가 의료비 증가로 이어지자, 관련 당국은 지방에 대한 생각을 바꾸기 시작했다. 2013년에 미국 의회가 마련한 비만 치료와 감소를 위한 법에 따르면, 의사나 비의료인 모두 비만 행동 요법에 쓴 비용을 상환받을 수 있다. 의약품 비용도 메디케어Medicare에서 지급할 것이다. 2013년에 미국의사협회는 비만을 위학적 개입이 필요한 것으로 인정했다. 미국의사협회 이사인 퍼트리스 해리스Patrice Harris는 "비만을 질환으로 인정하면, 미국인 3명 중 1명이 관련된 이 복잡한 문제를 의학계가 다루는 방식을 변화시키는 데 도움이 될 것이다"라고 말하면서 또다시 비만이라는 질환의 치료비를 상환받을 수 있게끔 그 문을 열었다.

이 모든 것은 좋은 소식이지만, 이런 행동들도 애초에 비만을 예방하는 데에는 아무런 도움이 되지 않는다. 체중을 줄이기보다는 현상을 유지하기가 훨씬 쉽다. 새로운 가이드라인에도 불구하고 대부분의 건강보험은 심한 비만이 되어야만 도달할 수 있는, 체질량지수 35 이상인 경우에만 의학적 개입에 대해 보상해준다. 따라서 많은 과체중 환자들은 의료비 상환을 받을 자격에 도달하려면 살이 더 쪄야 한다. 하지만 이 단계에 이르면 지방을 줄이기가 훨씬 더 어려워진다. 자리잡은 지방이 살아남기 위해 온갖 계책과 술수를 부리기 때문이다. 이 단계에서 의학적 개입을 하면 비용이 더 많이 들고 위험도 더 높아지며, 장기적 성공 가능성도 떨어진다.

예방에 자금을 투입하는 편이 우리 모두에게 좋다. 특히 비만 가족력이 있는 사람처럼 고위험군에 속한 개인은 영양사나 코치를 통한 조기 개입에서 큰 혜택을 얻을 수 있다. 그러면 장래에 지출될 막대한 비용을 아낄 수 있다. 우리는 조만간 이 사실을 깨닫게 될 것이다.

그리고 그렇게 되면 우리는 지방에 대한 강박증에서 벗어날 수 있을까? 근육이나 뼈처럼 지방 역시 그저 또 하나의 신체 조직이 될까? 지방이 그토록 큰 관심의 대상이자 반감의 원천이 아닌 세상을 상상하기란 쉽지 않다. 언젠가는 지방이 자애롭고 신축성 있는 기관으로 존중받을 날이 올지도 모른다. 그리고 지방을 관리하려는 우리의 노력은 지방의 잠재력을 밝히려는 경이로운 과학 연구와 발맞춰 나아가게 될 것이다.

참고문헌

프롤로그 스키니진

Monica Rizzo, "Countdown to Glam!,"*People,* March 3, 2008.

Valerie Bertinelli, *Losing It: And Gaining My Life Back One Pound at a Time* (New York: Atria Books, 2008.

머리말 지방에 대한 생각이 바뀌고 있다

Barbara Walters interview with Newt Gingrich on *The 10 Most Fascinating People of 1995,* ABC.

U.S. Department of Homeland Security, *Budget-in-Brief: Fiscal Year 2014.*

The U.S. Weight Loss Market: 2014 Status Report & Forecast, Marketdata Enterprises Inc.

"Ad Buyers Bulk Up Spending as Consumers Diet," http://blog.nielsen.com/nielsenwire/consumer/ad-buyers-bulk-up-spending-as-consumers-diet, January 13, 2009.

"Adult Obesity Facts,"Centers for Disease Control and Prevention, http://www.cdc.gov/obesity/data/adult.html.

"Half of Germans Are Obese and Overweight," http://www.gallup.com/poll/150359/half-germans-obese-overweight.aspx, October 27, 2011.

"A Quarter of Germany Is Obese: Experts,"*The Local,* August 7, 2013, http://www.the-local.de/20130807/51259.

"Obesity Update: June 2014,"Organisation for Economic Co-operation and Development, http://www.oecd.org/health/obesity-update.htm.
Peter Stearns, *Fat History: Bodies and Beauty in the Modern West,* 2nd ed. (New York: NYU Press, 2002).
Thomas Cation Duncan, *How To Be Plump: Or Talks On Physiological Feeding (1878)* (Whitefish, MT: Kessinger Publishing, 2010).
Elena Levy-Navarro, ed., *Historicizing Fat in Anglo-American Culture* (Columbus: The Ohio State University Press, 2010).
Lois W. Banner, *American Beauty: A Social History . . . Through Two Centuries of the American Idea, Ideal, and Image of the Beautiful Woman* (New York: Alfred A. Knopf, 1983).
Hillel Schwartz, *Never Satisfied: A Cultural History of Diets Fantasies and Fat* (New York: The Free Press, 1986).
J. L. Hargrove, "Does the History of Food Energy Units Suggest a Solution to 'Calorie Confusion'?,"*Nutrition Journal* 6, no. 44 (2007): 1-11.
——, "History of the Calorie in Nutrition," *Journal of Nutrition* 136, no. 12 (December 2006): 2957-61.
Jim Painter, "How Do Food Manufacturers Calculate the Calorie Count of Packaged Foods?,"*Scientific American,* July 31, 2006.
W. C. Cutting, D. A. Rytand, and M. L. Tainter, "Relationship Between Blood Cholesterol and Increased Metabolism from Dinitrophenol and Thyroid1," *Jounal of Clinical Investigation* 13, no. 4 (July 1, 1934): 547-52.
"Woman Died After Accidental Overdose of Highly Toxic Diet Pills,"*The Guardian,* July 23, 2015.
Barbara Walters interview with Oprah Winfrey on *The 10 Most Fascinating People of 2014,* ABC.

제1장 지방은 우리가 생각하는 것보다 훨씬 많은 일을 한다

Asim Kurjak and Frank A. Chervenak, eds., *Textbook of Perinatal Medicine,* 2nd ed. (Boca Raton, FL: CRC Press, 2006), p. 6.
C. M. Poissonnet, A. R. Burdi, and S. M. Garn, "The Chronology of Adipose Tissue Appearance and Distribution in the Human Fetus,"*Early Human Development* 10, nos. 1-2 (September 1984): 1-11.
D. Haslam, "Obesity: A Medical History,"*Obesity Reviews* 8, no. S1 (2007): 31-36.
A. Hassall, "Observations on the Development of the Fat Vesicle."*Lancet* (1849): 163-64.
G. Frühbeck, J. Gómez-Ambrosi, F. J. Muruzábal, and M. A. Burrell, "The Adipocyte: A Model for Integration of Endocrine and Metabolic Signaling in Energy Metabolism Regulation,"*American Journal of Physiology—Endocrinology and Metabolism* 280, no. 6 (June 2001): E827-47, p. E828 first paragraph.
K. J. Ellis, "Human Body Composition: In Vivo Methods,"*Physiological Reviews* 80, no. 2 (April 2000): 649-80.

R. Schoenheimer and D. Rittenberg, "Deuterium as an Indicator in the Study of Intermediary Metabolism: VI. Synthesis and Destruction of Fatty Acids in the Organism," *Journal of Biological Chemistry* 114 (1936): 381-96.

B. Shapiro and E. Wertheimer, "The Synthesis of Fatty Acids in Adipose Tissue in Vitro," *Journal of Biological Chemistry* 173 (1948): 725-28.

Rexford Ahima, *Metabolic Basis of Obesity* (New York: Springer Science and Business Media, 2011).

E. A. Oral et al., "Leptin-Replacement Therapy for Lipodystrophy,"*New England Journal of Medicine* 346, no. 8 (February 21 2002): 573.

"Cold Exposure Prompts Body to Convert White Fat to Calorie-burning Beige Fat," Endocrine Society, https://www.endocrine.org/news-room/press-release-archives/2014/cold-exposure-prompts-body-to-convert-white-fat-to-calorie-buring-beige-fat.

M. Harms and P. Seale, "Brown and Beige Fat: Development, Function and Therapeutic Potential,"*Nature Medicine* 19 (October 2013): 1252-63.

R. Padidela et al., "Severe Resistance to Weight Gain, Lack of Stored Triglycerides in Adipose Tissue, Hypoglycaemia, and Increased Energy Expenditure: A Novel Disorder of Energy Homeostasis,"*Hormone Research In Pædiatrics* 77, no. 4 (April 2012): 261-68.

E. Overton, "The Probable Origin and Physiological Significance of Cellular Osmotic Properties,"*Vierteljahrschrift der Naturforschende Gesselschaft* (Zurich) 44, (1899): 88-135. Trans. R. B. Park, in *Biological Membrane Structure,* ed. D. Branton and R. B. Park (Boston: Little, Brown & Co., 1968), pp. 45-52.

M. Edidin, "Lipids on the Frontier: A Century of Cell-Membrane Bilayers,"*Nature Reviews Molecular Cell Biology* 4, no. 5 (May 2003): 414-18.

Pierre Morell and Richard H. Quarles, "Characteristic Composition of Myelin," in *Basic Neurochemistry: Molecular, Cellular and Medical Aspects,* 6th ed., ed. G. J. Siegel, B. W. Agranoff, R. W. Albers, et al. (Philadelphia: Lippincott-Raven, 1999).

"Essential Fatty Acids: The Work of George and Mildred Burr,"*The Journal of Biological Chemistry* 287, no. 42, (October 12, 2012): 35439-41.

제2장 지방도 말을 할 수 있다

C. T. Montague et al., "Congenital Leptin Deficiency Is Associated with Severe Early-Onset Obesity in Humans,"*Nature* 387, no. 6636 (June 26, 1997): 903-8.

Coleman quote taken from: D. L. Coleman, "A Historical Perspective on Leptin,"*Nature Medicine* 16, no. 10 (October 2010): 1097-99.

A. M. Ingalls, M. M. Dickie, and G. D. Snell, "Obese, a New Mutation in the House Mouse," *Journal of Heredity* 41 (1950): 317-18.

D. L. Coleman, "Effects of Parabiosis of Obese with Diabetes and Normal Mice,"*Diabetologia* 9 (1973): 294-98.

Y. Zhang et al., "Positional Cloning of the Mouse Obese Gene and Its Human Homologue,"*Nature* 372 (1994): 425-32. (Erratum, Nature 374 [1995]: 479.)

J. L. Halaas et al., "Weight-Reducing Effects of the Plasma Protein Encoded by the Obese Gene,"*Science* 269 (1995): 543-46.
S. Farooqi et al., "Effects of Recombinant Leptin Therapy in a Child with Congenital Leptin Deficiency,"*New England Journal of Medicine* 341, no. 12 (September 16, 1999): 879-84.
Robert Pool, *Fat: Fighting the Obesity Epidemic* (New York: Oxford University Press, 2001).

제3장 우리 생명은 지방에 달려 있다

Quotes from Frisch are taken from interviews as well as from: Rose E. Frisch, *Female Fertility and the Body Fat Connection* (Chicago: University of Chicago Press, 2004).
Quotes from Dr. Lawrence Vincent are taken from: Rose E. Frisch, *Female Fertility and the Body Fat Connection* (Chicago: University of Chicago Press, 2004).
R. E. Frisch and R. Revelle, "Height and Weight at Menarche and a Hypothesis of Critical Body Weights and Adolescent Events,"*Science* 169, no. 3943 (July 24, 1970): 397-99.
Pam Belluck, "Rose E. Frisch, Scientist Who Linked Body Fat to Fertility, Dies at 96,"*New York Times,* February 11, 2015.
R. E. Frisch and J. W. McArthur, "Menstrual Cycles: Fatness as a Determinant of Minimum Weight for Height Necessary for Their Maintenance or Onset,"*Science* 185, no. 4155 (September 13, 1974): 949-51.
R. E. Frisch, G. Wyshak, and L. Vincent, "Delayed Menarche and Amenorrhea in Ballet Dancers,"*New England Journal of Medicine* 303, no. 1 (July 3, 1980): 17-19.
"Ballerinas and Female Athletes Share Quadruple Health Threats,"*Science Daily,* May 31, 2009, reporting on research from Medical College of Wisconsin.
Susan Donaldson James, "Female Athletes Are Too Fit to Get Pregnant,"*ABC News,* Sept. 2, 2010, http://abcnews.go.com/Health/Wellness/female-athletes-compromise-fertility-intense-training-dieting/story?id= 11539684.
P. K. Siiteri, "Adipose Tissue as a Source of Hormones,"*American Journal of Clinical Nutrition* 45, no. 1 (January 1987): 277-82.
F. F. Chehab et al., "Early Onset of Reproductive Function in Normal Female Mice Treated with Leptin,"*Science* 275, no. 5296 (January 1997): 88-90.
W. H. Yu et al., "Role of Leptin in Hypothalamic-Pituitary Function,"*Proceedings of the National Academy of Sciences of the United States of America* 94, no. 3 (February 4, 1997): 1023-28. (Erratum, *Proceedings* 94, no. 20 [September 30, 1997]: 11108.)
A. D. Strosberg and T. Issad, "The Involvement of Leptin in Humans Revealed by Mutations in Leptin and Leptin Receptor Genes,"*Trends in Pharmacological Sciences* 20, no. 6 (June 1999): 227-30.
M. Ozata, I. C. Ozdemir, and J. Licinio, "Human Leptin Deficiency Caused by a Missense Mutation: Multiple Endocrine Defects, Decreased Sympathetic Tone, and Immune System Dysfunction Indicate New Targets for Leptin Action, Greater Central Than Peripheral Resistance to the Effects of Leptin, and Spontaneous Correction of

Leptin-Mediated Defects," *Journal of Clinical Endocrinology and Metabolism* 84, no. 10 (October 1999): 3686-95.
R. E. Frisch, "Body Fat, Menarche, Fitness and Fertility,"*Human Reproduction* 2, no. 6 (August 1987): 521-33.
A. Strobel et al., "A Leptin Missense Mutation Associated with Hypogonadism and Morbid Obesity,"*Nature Genetics* 18, no. 3 (March 1998): 213-15.
J. Licinio et al., "Phenotypic Effects of Leptin Replacement on Morbid Obesity, Diabetes Mellitus, Hypogonadism, and Behavior in Leptin-Deficient Adults,"*Proceedings of the National Academy of Sciences of the United States of America* 101, no. 13 (March 30, 2004): 4531-36.
M. F. Pittinger et al., "Multilineage Potential of Adult Human Mesenchymal Stem Cells,"*Science* 284, no. 5411 (April 2, 1999): 143-47.
T. Schilling et al., "Plasticity in Adipogenesis and Osteogenesis of Human Mesenchymal Stem Cells."*Molecular and Cellular Endocrinology* 271, no. 1-2 (June 15, 2007):1-17.
M. A. Bredella et al., "Increased Bone Marrow Fat in Anorexia Nervosa," *Journal of Clinical Endocrinology and Metabolism* 94, no. 6 (June 2009): 2129-36.
W. H. Cleland, C. R. Mendelson, and E. R. Simpson, "Effects of Aging and Obesity on Aromatase Activity of Human Adipose Cells," *Journal of Clinical Endocrinology and Metabolism* 60, no. 1 (January 1985): 174-77.
A. Sayers and J. H. Tobias, "Fat Mass Exerts a Greater Effect on Cortical Bone Mass in Girls Than Boys," *Journal of Clinical Endocrinology and Metabolism* 95, no. 2 (February 2010) 699-706.
J. Shao et al., "Bone Regulates Glucose Metabolism as an Endocrine Organ Through Osteocalcin,"*International Journal of Endocrinology* 2015, Article ID 967673, 9 pages, 2015.
I. R. Reid et al., "Determinants of Total Body and Regional Bone Mineral Density in Normal Postmenopausal Women—A Key Role for Fat Mass," *Journal of Clinical Endocrinology and Metabolism* 75, no. 1 (July 1992): 45-51.
D. A. Bereiter and B. Jeanrenaud, "Altered Neuroanatomical Organization in the Central Nervous System of the Genetically Obese (ob/ob) Mouse,"*Brain Research* 165, no. 2 (Apr 13, 1979): 249-60.
R. S. Ahima, C. Bjorbaek, S. Osei, and J. S. Flier, "Regulation of Neuronal and Glial Proteins by Leptin: Implications for Brain Development,"*Endocrinology* 140, no. 6 (June 1999): 2755-62.
A. Joos et al., "Voxel-Based Morphometry in Eating Disorders: Correlation of Psychopathology with Grey Matter Volume,"*Psychiatry Research* 182, no. 2 (May 30, 2010): 146-51.
R. A. Whitmer et al., "Central Obesity and Increased Risk of Dementia More Than Three Decades Later,"*Neurology* 71, no. 14 (Sep 30, 2008): 1057-64.
S. Debette et al., "Visceral Fat is Associated with Lower Brain Volume in Healthy Middle-Aged Adults,"*Annals of Neurology* 68, no. 2 (August 2010): 136-44.
K. J. Anstey et al., "Body Mass Index in Midlife and Late-Life as a Risk Factor for De-

mentia: A Meta-Analysis of Prospective Studies,"*Obesity Reviews* 12, no. 5 (May 2011): e426-37.
N. Qizilbash et al., "BMI and Risk of Dementia in Two Million People over Two Decades: A Retrospective Cohort Study,"*Lancet Diabetes & Endocrinology* 3, no. 6 (June 2015): 431-36.
Quotes from Judah Folkman and Rocío Sierra-Honigmann are taken from: M. Barinaga, "Leptin Sparks Blood Vessel Growth,"*Science* 281, no. 5383 (September 11, 1998): 1582.
M. R. Sierra-Honigmann et al., "Biological Action of Leptin as an Angiogenic Factor,"*Science* 281, no. 5383 (September 11, 1998): 1683-86.
R. Strumia, E. Varotti, E. Manzato, and M. Gualandi, "Skin Signs in Anorexia Nervosa,"*Dermatology* 203, no. 4 (2001): 314-17.
R. Strumia, "Dermatologic Signs in Patients with Eating Disorders,"*American Journal of Clinical Dermatology* 6, no. 3 (2005): 165-73.
P. Fernández-Riejos et al., "Role of Leptin in the Activation of Immune Cells,"*Mediators of Inflammation* 2010 (2010), Article ID: 568343, 8 pages.
J. Cason et al., "Cell-Mediated Immunity in Anorexia Nervosa,"*Clinical & Experimental Immunology* 64, no. 2 (May 1986): 370-75.
E. Polack et al., "Low Lymphocyte Interferon-Gamma Production and Variable Proliferative Response in Anorexia Nervosa Patients," *Journal of Clinical Immunology* 13, no. 6 (November 1993): 445-51.
A. F. Osman et al., "The Incremental Prognostic Importance of Body Fat Adjusted Peak Oxygen Consumption in Chronic Heart Failure," *Journal of the American College of Cardiology* 36, no. 7 (December 2000): 2126-31.
M. R. Carnethon, et al., "Association of Weight Status with Mortality in Adults with Incident Diabetes," *Journal of the American Medical Association* 308, no. 6 (August 8, 2012): 581-90.
C. E. Hastie, "Obesity Paradox in a Cohort of 4880 Consecutive Patients Undergoing Percutaneous Coronary Intervention,"*European Heart Journal* 31, no. 2 (2010): 222-26.
Stuart MacDonald, "Fat heart patients 'live longer,'"*The Sunday Times,* January 30, 2010.

제4장 좋은 지방이 나쁜 지방으로 변할 때

G. S. Hotamisligil, N. S. Shargill, and B. M. Spiegelman, "Adipose Expression of Tumor Necrosis Factor-Alpha: Direct Role in Obesity-Linked Insulin Resistance,"*Science* 259, no. 5091 (January 1, 1993): 87-91.
S. P. Weisberg et al., "Obesity Is Associated with Macrophage Accumulation in Adipose Tissue," *Journal of Clinical Investigation* 112, no. 12 (December 15, 2003): 1796-1808.
H. Xu et al., "Chronic Inflammation in Fat Plays a Crucial Role in the Development of Obesity-Related Insulin Resistance," *Journal of Clinical Investigation* 112, no. 12 (December 15, 2003): 1821-30.

Y. Matsuzawa, S. Fujioka, K. Tokunaga, and S. Tarui. "Classification of Obesity with Respect to Morbidity."*Proceedings of the Society for Experimental Biology and Medicine* 200, no. 2 (June 1992): 197-201.

Y. Matsiizawa et al., "Visceral Fat Accumulation and Cardiovascular Disease,"*Obesity Research* 3, S5 (December 1995): 645S-47S.

C. A. Slentz et al., "Inactivity, Exercise, and Visceral Fat. STRRIDE: a Randomized, Controlled Study of Exercise Intensity and Amount," *Journal of Applied Physiology* 99, no. 4 (October 2005): 1613-18.

B. A. Irving et al., "Effect of Exercise Training Intensity on Abdominal Visceral Fat and Body Composition,"*Medicine and Science in Sports and Exercise* 40, no. 11 (November 2008): 1863-72.

P. E. Scherer et al., "A Novel Serum Protein Similar to C1q, Produced Exclusively in Adipocytes," *Journal of Biological Chemistry* 270, no. 45, (November 10, 1995): 26746-49.

A. H. Berg et al., "The Adipocyte-Secreted Protein Acrp30 Enhances Hepatic Insulin Action,"*Nature Medicine* 7, no. 8 (August 2001): 947-53.

W. L. Holland et al., "The Pleiotropic Actions of Adiponectin Are Initiated via Receptor-Mediated Activation of Ceramidase Activity,"*Nature Medicine* 17, no. 1 (January 2011): 55-63.

제5장 왜 우리는 지방과의 싸움을 끝내지 못할까

R. L. Leibel and J. Hirsch, "Diminished Energy Requirements in Reduced-Obese Patients,"*Metabolism* 33, no. 2 (February 1984): 164-70.

M. Rosenbaum, J. Hirsch, D. A. Gallagher, and R. L. Leibel, "Long Term Persistence of Adaptive Thermogenesis in Subjects Who Have Maintained a Reduced Body Weight,"*American Journal of Clinical Nutrition* 88, no. 4 (October 2008): 906-12.

M. Rosenbaum et al., "Low-Dose Leptin Reverses Skeletal Muscle, Autonomic and Neuroendocrine Adaptations to Maintenance of Reduced Weight," *Journal of Clinical Investigation* 115, no. 12 (December 2005): 3579-86.

M. Rosenbaum, J. Hirsch, E. Murphy, and R. L. Leibel, "Effects of Changes in Body Weight on Carbohydrate Metabolism, Catecholamine Excretion, and Thyroid Function,"*American Journal of Clinical Nutrition* 71, no. 6 (June 2000): 1421-32.

M. Rosenbaum et al., "Low Dose Leptin Administration Reverses Effects of Sustained Weight Reduction on Energy Expenditure and Circulating Concentrations of Thyroid Hormones," *Journal of Endocrinology and Metabolism* 87, no. 5 (May 2002): 2391-94.

D. M. Thomas et al., "Why Do Individuals Not Lose More Weight from an Exercise Intervention at a Defined Dose? An Energy Balance Analysis,"*Obesity Reviews* 13, no. 10 (October 2012): 835-47.

M. Rosenbaum et al., "Energy intake in weight reduced humans,"*Brain Research* 1350 (September 2, 2010): 95-102.

M. Rosenbaum et al., "Leptin Reverses Weight Loss-Induced Changes in Regional Neural Activity Responses to Visual Food Stimuli," *Journal of Clinical Investigation* 118, no. 7 (July 2008): 2583-91.

P. Sumithran, et al., "Long-Term Persistence of Hormonal Adaptations to Weight Loss," *New England Journal of Medicine* 365, no. 17 (October 27, 2011): 1597-604.

The American Physiological Society Press Release, April 23, 2013, http://www.the-aps.org/mm/hp/Audiences/Public-Press/2013/14.html.

T. L. Hernandez et al., "Fat Redistribution Following Suction Lipectomy: Defense of Body Fat and Patterns of Restoration," *Obesity* 19, no. 7 (July 2011): 1388-95.

F. Benatti et al., "Liposuction Induces a Compensatory Increase of Visceral Fat Which Is Effectively Counteracted by Physical Activity: A Randomized Trial," *Journal of Clinical Endocrinology and Metabolism* 97, no. 7 (July 2012): 2388-95.

S. Taheri et al., "Short Sleep Duration Is Associated with Reduced Leptin, Elevated Ghrelin, and Increased Body Mass Index," *PLoS Medicine* 1, no. 3 (December 2004): e62, http://journals.plos.org/plosmedicine/article?id=10.1371/journal.pmed.0010062.

A. Everard and P. D. Cani, "Gut Microbiota and GLP-1," *Reviews in Endocrine and Metabolic Disorders* 15, no. 3 (September 2014): 189-96.

R. L. Batterham et al., "Critical Role for Peptide YY in Protein-Mediated Satiation and Body-Weight Regulation," *Cell Metabolism* 4, no. 3 (September 2006): 223-33.

Rexford Ahima, ed., *Metabolic Basis of Obesity* (New York: Springer-Verlag, 2011), pp. 110-12.

제6장 크기는 작아도 어마어마한 효과를 발휘하는 세균과 바이러스

N. V. Dhurandhar et al., "Transmissibility of Adenovirus-Induced Adiposity in a Chicken Model," *International Journal of Obesity* 25, no. 7 (July 2001): 990-96.

N. V. Dhurandhar et al., "Association of Adenovirus Infection with Human Obesity," *Obesity Research* 5, no. 5 (September 1997): 464-69.

R. L. Atkinson et al., "Human Adenovirus-36 Is Associated with Increased Body Weight and Paradoxical Reduction of Serum Lipids," *International Journal of Obesity* 29, no. 3 (March 2005) 281-86.

N. V. Dhurandhar et al., "Human Adenovirus Ad-36 Promotes Weight Gain in Male Rhesus and Marmoset Monkeys," *Journal of Nutrition* 132, no. 10 (October 2002): 3155-60.

M. Pasarica et al., "Adipogenic Human Adenovirus Ad-36 Induces Commitment, Differentiation, and Lipid Accumulation in Human Adipose-Derived Stem Cells," *Stem Cells* 26, no. 4 (April 2008): 969-78.

E. M. Laing et al., "Adenovirus 36, Adiposity, and Bone Strength in Late-Adolescent Females," *Journal of Bone and Mineral Research* 28, no. 3 (March 2013): 489-96.

W.-Y. Lin et al., "Long-Term Changes in Adiposity and Glycemic Control Are Associated with Past Adenovirus Infection," *Diabetes Care* 36, no. 3 (March 2013): 701-7.

J. D. Voss et al., "Adenovirus 36 Antibodies Associated with Clinical Diagnosis of Overweight /Obesity but Not BMI Gain: A Military Cohort Study," *Journal of Clinical En-*

docrinology and Metabolism 99, no. 9 (September 2014): e1708-12.
F. Bäckhed et al., "The Gut Microbiota as an Environmental Factor That Regulates Fat Storage,"*Proceedings of the National Academy of Sciences of the United States of America* 101, no. 44 (November 2, 2004): 15718-23.
V. Ridaura et al., "Cultured Gut Microbiota from Twins Discordant for Obesity Modulate Adiposity and Metabolic Phenotypes in Mice,"*Science* 341, no. 6150 (September 6, 2013).
T. S. Stappenbeck, L. V. Hooper, and J. I. Gordon, "Developmental Regulation of Intestinal Angiogenesis by Indigenous Microbes via Paneth Cells,"*Proceedings of the National Academy of Sciences of the United States of America* 99, no. 24 (November 26, 2002): 15451-55.
R. E. Ley, P. J. Turnbaugh, S. Klein, and J. I. Gordon, "Microbial Ecology: Human Gut Microbes Associated with Obesity,"*Nature* 444 (December 21, 2006): 1022-23.
P. J. Turnbaugh et al., "An Obesity-Associated Gut Microbiome with Increased Capacity for Energy Harvest,"*Nature* 444, (December 21, 2006): 1027-31.
P. J. Turnbaugh et al., "A core gut microbiome in obese and lean twins,"*Nature*. 457 (January 22, 2009): 480-84.
E. Le Chatelier et al., "Richness of human gut microbiome correlates with metabolic markers,"*Nature* 500 (August 29, 2013): 541-46.
P. J. Turnbaugh, F. Bäckhed, L. Fulton, and J. I. Gordon, "Diet-Induced Obesity Is Linked to Marked but Reversible Alterations in the Mouse Distal Gut Microbiome,"*Cell Host Microbe* 3, no. 4 (April 17, 2008): 213-23.
A. Everard and P. D. Cani, "Gut Microbiota and GLP-1,"*Reviews in Endocrine and Metabolic Disorders* 15, no. 3 (September 2014): 189-96.
E. van Nood et al., "Duodenal Infusion of Donor Feces for Recurrent *Clostridium Difficile,"New England Journal of Medicine* 368, no. 5 (January 31, 2013): 407-15.

제7장 비만 유전자에 관한 한, 부모를 탓하라

E. Ravussin et al., "Effects of a Traditional Lifestyle on Obesity in Pima Indians,"*Diabetes Care* 17, no. 9 (September 1994): 1067-74.
L. O. Schulz et al., "Effects of Traditional and Western Environments on Prevalence of Type 2 Diabetes in Pima Indians in Mexico and the U.S.,"*Diabetes Care* 29, no. 8 (August 2006): 1866-71.
Robert Pool, *Fat: Fighting the Obesity Epidemic* (New York: Oxford University Press, 2001).
L. Pérusse et al., "Familial Aggregation of Abdominal Visceral Fat Level: Results from the Quebec Family Study,"*Metabolism* 45, no. 3 (March 1996): 378-82.
C. Bouchard et al., "The Response to Exercise with Constant Energy Intake in Identical Twins,"*Obesity Research* 2, no. 5 (September 1994): 400-410.
C. Bouchard et al., "Response to Long Term Overfeeding in Twins,"*New England Journal of Medicine* 322, no. 21 (May 24, 1990): 1477-82.
C. Bouchard et al., "Genetic Effect in Resting and Exercise Metabolic Rates,"*Metabolism*

38, no. 4 (April 1989): 364-70.
A. Tremblay, J. A. Simoneau, and C. Bouchard, "Impact of Exercise Intensity on Body Fatness and Skeletal Muscle Metabolism,"*Metabolism* 43, no. 7 (July 1994): 814-18.
J. E. Cecil et al., "An Obesity-Associated FTO Gene Variant and Increased Energy Intake in Children,"*New England Journal of Medicine* 359, no. 24 (December 11, 2008): 2558-66.
M. Claussnitzer et al., "FTO Obesity Variant Circuitry and Adipocyte Browning in Humans,"*New England Journal of Medicine* 373, no. 10 (September 3, 2015): 895-907.
T. O. Kilpeläinen et al., "Genetic Variation near IRS1 Associates with Reduced Adiposity and an Impaired Metabolic Profile,"*Nature Genetics* 43, no. 8 (June 26, 2011): 753-60.
T. O. Kilpeläinen et al., "Physical Activity Attenuates the Influence of FTO Variants on Obesity Risk: A Meta-Analysis of 218,166 Adults and 19,268 Children,"*PLoS Medicine* 8, no. 11 (November 2011): E1001116, http://journals.plos.org/plos medicine/article?id= 10.1371/journal.pmed.1001116.

제8장 나는 여성이고, 지방이 많다

G. Rodríguez et al., "Gender Differences in Newborn Subcutaneous Fat Distribution,"*European Journal of Pediatrics* 163, no. 8 (August 2004): 457-61.
W. W. K. Koo, J. C. Walters, and E. M. Hockman, "Body Composition in Human Infants at Birth and Postnatally," *Journal of Nutrition* 130, no. 9 (September 2000): 2188-94.
C. P. Hawkes, et al., "Gender-and Gestational Age-Specific Body Fat Percentage at Birth,"*Pediatrics* 128, no. 3 (September 2011): e645-51.
J. Rigo et al., "Reference Values of Body Composition Obtained by Dual Energy X-Ray Absorptiometry in Preterm and Term Neonates," *Journal of Pediatric Gastroenterology and Nutrition* 27, no. 2 (August 1998): 184-90.
A. J. O'Sullivan, "Does Oestrogen Allow Women to Store Fat More Efficiently? A Biological Advantage for Fertility and Gestation,"*Obesity Reviews* 10, no. 2 (March 2009): 168-77.
W. C. Chumlea et al., "Body Composition Estimates from NHANES III Bioelectrical Impedance Data,"*International Journal of Obesity and Related Metabolic Disorders* 26, no. 12 (December 2002): 1596-1609.
L. Davidsen, B. Vistisen, and A. Astrup, "Impact of the Menstrual Cycle on Determinants of Energy Balance: A Putative Role in Weight Loss Attempts,"*International Journal of Obesity* 31, no. 12 (December 2007): 1777-85.
A. J. O'Sullivan, A. Martin, and M. A. Brown, "Efficient Fat Storage in Premenopausal Women and in Early Pregnancy: A Role for Estrogen," *Journal of Clinical Endocrinology and Metabolism* 86, no. 10 (October 2001): 4951-56.
B. N. Wu and A. J. O'Sullivan, "Sex Differences in Energy Metabolism Need to Be Considered with Lifestyle Modifications in Humans," *Journal of Nutrition and Metabolism* 2011 (2011), article ID: 391809.

G. N. Wade and J. M. Gray, "Gonadal Effects on Food Intake and Adiposity: A Metabolic Hypothesis,"*Physiology and Behavior* 22, no. 3 (March 1979): 583-93.
L. E. Kopp-Hoolihan, M. D. van Loan, W. W. Wong, and J. C. King, "Longitudinal Assessment of Energy Balance in Well-Nourished, Pregnant Women,"*American Journal of Clinical Nutrition* 69, no. 4 (April 1999): 697-704.
O. Koren et al., "Host Remodeling of the Gut Microbiome and Metabolic Changes During Pregnancy,"*Cell* 150, no. 3 (August 3, 2012): 470-80.
P. Deurenberg, M. Deurenberg-Yap, and S. Guricci, "Asians Are Different from Caucasians and from Each Other in Their Body Mass Index/Body Fat Per Cent Relationship,"*Obesity Reviews* 3, no. 3 (August 2002): 141-46.
P. T. Katzmarzyk et al., "Racial Differences in Abdominal Depot-Specific Adiposity in White and African American Adults,"*American Journal of Clinical Nutrition* 91, no. 1 (January 2010): 7-15.
S. Nielsen et al., "Energy Expenditure, Sex, and Endogenous Fuel Availability in Humans," *Journal of Clinical Investigation* 111, no. 7 (April 2003): 981-88.
L. A. Anderson, P. G. McTernan, A. H. Barnett, and S. Kumar, "The Effects of Androgens and Estrogens on Preadipocyte Proliferation in Human Adipose Tissue: Influence of Gender and Site," *Journal of Clinical Endocrinology and Metabolism* 86, no. 10 (October 2001): 5045-51.
M. L. Power and J. Schulkin, "Sex Differences in Fat Storage, Fat Metabolism, and the Health Risks from Obesity: Possible Evolutionary Origins,"*British Journal of Nutrition* 99, no. 5 (May 2008): 931-40.
E. J. Giltay and L. J. G. Gooren, "Effects of Sex Steroid Deprivation/Administration on Hair Growth and Skin Sebum Production in Transsexual, Males and Females," *Journal of Clinical Endocrinology and Metabolism* 85, no. 8 (August 2000): 2913-21.
J. M. H. Elbers et al., "Effects of Sex Steroids on Components of the Insulin Resistance Syndrome in Transsexual Subjects,"*Clinical Endocrinology* 58, no. 5 (May 2003): 562-71.
M. J. Toth, A. Tchernof, C. K. Sites, and E. T. Poehlman, "Menopause-Related Changes in Body Fat Distribution,"*Annals of the New York Academy of Sciences* 904 (May 2000): 502-6.
S. M. Byrne, Z. Cooper, and C. G. Fairburn, "Psychological Predictors of Weight Regain in Obesity,"*Behaviour Research and Therapy* 42, no. 11 (November 2004): 1341-56.

제9장 지방은 말을 들을 수 있다

J. P. McNamara, "Role and Regulation of Metabolism in Adipose Tissue During Lactation," *Journal of Nutritional Biochemistry* 6, no. 3 (March 1995): 120-29.
M. Rebuffé-Scrive et al., "Fat Cell Metabolism in Different Regions in Women: Effect of Mentrual Cycle, Pregnancy, and Lactation," *Journal of Clinical Investigation* 75, no. 6 (June 1985): 1973-76.
Gareth Williams and Gema Fruhbeck, eds., *Obesity: Science to Practice* (Hoboken, NJ: Wiley-Blackwell, 2009).

P. Cuatrecasas, "Interaction of Insulin with the Cell Membrane: The Primary Action of Insulin,"*Proceedings of the National Academy of Sciences of the United States of America* 63, no. 2 (June 1969): 450-57.
——, "Insulin-Receptor Interactions in Adipose Tissue Cells: Direct Measurement and Properties,"*Proceedings of the National Academy of Sciences of the United States of America* 68, no. 6, (June 1971): 1264-68.
S. Bhasin et al., "The Effects of Supraphysiologic Doses of Testosterone on Muscle Size and Strength in Normal Men,"*New England Journal of Medicine* 335, no. 1 (July 4, 1996): 1-7.
T. W. Burns et al., "Pharmacological Characterizations of Adrenergic Receptors in Human Adipocytes," *Journal of Clinical Investigation* 67, no. 2 (February 1981): 467-75.
I. Smilios et al., "Hormonal Responses After Resistance Exercise Performed with Maximum and Submaximum Movement Velocities,"*Applied Physiology, Nutrition, and Metabolism* 39, no. 3 (March 2014): 351-57.
B. C. Nindl et al., "Twenty-Hour Growth Hormone Secretory Profiles After Aerobic and Resistance Exercise,"*Medicine and Science in Sports and Exercise* 46, no. 10 (October 2014): 1917-27.
A. D. Kriketos et al., "Exercise Increases Adiponectin Levels and Insulin Sensitivity in Humans,"*Diabetes Care* 27, no. 2 (February 2004): 629-30.
T. J. Saunders et al., "Acute Exercise Increases Adiponectin Levels in Abdominally Obese Men," *Journal of Nutrition and Metabolism* 2012 (2012), article ID: 148729.
L. A. Leiter, M. Grose, J. F. Yale, E. B. Marliss, "Catecholamine Responses to Hypocaloric Diets and Fasting in Obese Human Subjects,"*American Journal of Physiology* 247, no. 2, pt. 1 (August 1, 1984): E190-97.
K. Y. Ho et al., "Fasting Enhances Growth Hormone Secretion and Amplifies the Complex Rhythms of Growth Hormone Secretion in Man," *Journal of Clinical Investigation* 81, no. 4 (April 1988): 968-75.
S. Taheri et al., "Short Sleep Duration Is Associated with Reduced Leptin, Elevated Ghrelin, and Increased Body Mass Index,"*PLoS Medicine* 1, no. 3 (December 2004): e62, http://journals.plos.org/plosmedicine/article?id=10.1371/journal.pmed.0010062.
K. Spiegel, E. Tasali, P. Penev and E. Van Cauter, "Sleep Curtailment in Healthy Young Men Is Associated with Decreased Leptin Levels, Elevated Ghrelin Levels, and Increased Hunger and Appetite,"*Annals of Internal Medicine* 141, no. 11 (December 2004): 846-50.
R. L. Batterham et al., "Critical Role for Peptide YY in Protein-Mediated Satiation and Body-Weight Regulation,"*Cell Metabolism* 4, no. 3 (September 2006): 223-33.
K. L. Knutson, "Does Inadequate Sleep Play a Role in Vulnerability to Obesity?,"*American Journal of Human Biology* 24, no. 3 (May 2012): 361-71.
P. T. Williams, "Evidence for the Incompatibility of Age-Neutral Overweight and Age-Neutral Physical Activity Standards from Runners,"*American Journal of Clinical Nutrition* 65, no. 5 (May 1997): 1391-96.

M. J. Cartwright, T. Tchkonia and J. L. Kirkland, "Aging in Adipocytes: Potential Impact of Inherent, Depot-Specific Mechanisms,"*Experimental Gerontology* 42, no. 6 (June 2007): 463-71.

제10장 성공을 위한 비결

D. Zeevi et al., "Personalized Nutrition by Prediction of Glycemic Responses,"*Cell* 163, no. 5 (November 19, 2015): 1079-94.

A. D. Kriketos et al., "Exercise Increases Adiponectin Levels and Insulin Sensitivity in Humans,"Diabetes Care 27, no. 2 (February 2004): 629-30.

L. J. Goodyear and B. B. Kahn, "Exercise, Glucose Transport, and Insulin Sensitivity,"*Annual Review of Medicine* 49 (February 1998): 235-61.

E. R. Ropelle et al., "IL-6 and IL-10 Anti-Inflammatory Activity Links Exercise to Hypothalamic Insulin and Leptin Sensitivity Through IKKb and ER Stress Inhibition,"*PLoS Biology* 8, no. 8 (August 24, 2010): e1000465.

D. J. Dyck, "Leptin Sensitivity in Skeletal Muscle Is Modulated by Diet and Exercise,"*Exercise and Sport Sciences Reviews* 33, no. 4 (October 2005): 189-94.

K. Y. Ho et al., "Fasting Enhances Growth Hormone Secretion and Amplifies the Complex Rhythms of Growth Hormone Secretion in Man," *Journal of Clinical Investigation* 81, no. 4 (April 1988): 968-75.

G. Frühbeck et al., "Regulation of Adipocyte Lipolysis,"*Nutrition Research Reviews* 27, no. 1 (June 2014): 63-93.

M. L. Hartman et al., "Augmented Growth Hormone (GH) Secretory Burst Frequency and Amplitude Mediate Enhanced GH Secretion During a Two-Day Fast in Normal Men," *Journal of Clinical Endocrinology and Metabolism* 74, no. 4 (April 1992): 757-65.

A. F. Muller et al., "Ghrelin Drives GH Secretion During Fasting in Man,"*European Journal of Endocrinology* 146, no. 2 (February 2002): 203-7.

J. E. Ahlskog, Y. E. Geda, N. R. Graff-Radford, and R. C. Petersen, "Physical Exercise as a Preventive or Disease-Modifying Treatment of Dementia and Brain Aging,"*Mayo Clinic Proceedings* 86, no. 9 (September 2011): 876-84.

L. Davidsen, B. Vistisen, and A. Astrup, "Impact of the Menstrual Cycle on Determinants of Energy Balance: A Putative Role in Weight Loss Attempts,"*International Journal of Obesity* 31, no. 12 (December 2007): 1777-85.

R. R. Wing and J. O. Hill, "Successful Weight Loss Maintenance,"*Annual Review of Nutrition* 21 (2001): 323-41.

R. R. Wing and S. Phelan, "Long-Term Weight Loss Maintenance,"*American Journal of Clinical Nutrition* 82, no. S1 (July 2005): 222S-225S.

M. L. Butryn, V. Webb, and T. A. Wadden, "Behavioral Treatment of Obesity,"*Psychiatric Clinics of North America* 34, no. 4 (December 2011): 841-59.

J. G. Thomas et al., "Weight Loss Maintenance for 10 Years in the National Weight Control Registry,"*American Journal of Preventive Medicine* 46, no. 1 (January 2014): 17-23.

제11장 정신력으로 지방을 지배하다

Ancel Keys, Josef Brozek, Austin Henschel, Olaf Mickelsen, and Henry Longstreet Taylor, *The Biology of Human Starvation* (Minneapolis: University of Minnesota Press, 1950).

L. M. Kalm and R. D. Semba, "They Starved So That Others Be Better Fed: Remembering Ancel Keys and the Minnesota Experiment," *Journal of Nutrition* 135, no. 6 (June 1, 2005): 1347-52.

M. Rosenbaum et al., "Leptin Reverses Weight Loss-Induced Changes in Regional Neural Activity Responses to Visual Food Stimuli," *Journal of Clinical Investigation* 118, no. 7 (July 2008): 2583-91.

M. Muraven, "Building Self-Control Strength: Practicing Self-Control Leads to Improved Self-Control Performance," *Journal of Experimental Social Psychology* 46, no. 2 (March 1, 2010): 465-68.

L. H. Sweet et al., "Brain Response to Food Stimulation in Obese, Normal Weight, and Successful Weight Loss Maintainers,"*Obesity* 20, no. 11 (November 2012): 2220-25.

S. M. McClure, D. I. Laibson, G. Lowenstein, and J. D. Cohen, "Separate Neural Systems Value Immediate and Delayed Monetary Rewards,"*Science* 306, no. 5695 (October 15, 2004): 503-7.

T. Bradford Bitterly, Robert Mislavsky, Hengchen Dai, and Katherine L. Milkman, "Want-Should Conflict: A Synthesis of Past Research," in *The Psychology of Desire,* ed. Wilhelm Hoffman and Loran Nordgren (New York: Guilford Press, 2015).

H. Dai, K. L. Milkman, D. A. Hofmann, and B. R. Staats, "The Impact of Time at Work and Time Off from Work on Rule Compliance: The Case of Hand Hygiene in Health Care," *Journal of Applied Psychology* 100, no. 3 (May 2015): 846-62.

M. Muraven and R. F. Baumeister, "Self-Regulation and Depletion of Limited Resources: Does Self-Control Resemble a Muscle?,"*Psychological Bulletin,* 126, no. 2 (March 2000), 247-59.

R. F. Baumeister, E. Bratslavsky, M. Muraven, and D. M. Tice, "Ego Depletion: Is the Active Self a Limited Resource?," *Journal of Personality and Social Psychology* 74, no. 5 (May 1998). 1252-65.

D. M. Tice, R. F. Baumeister, D. Shmueli, and M. Muraven, "Restoring the Self: Positive Affect Helps Improve Self-Regulation Following Ego Depletion," *Journal of Experimental Social Psychology* 43, (2007): 379-84.

Christine Haughney, "When Economy Sours, Tootsie Rolls Soothe Souls,"*New York Times,* March 23, 2009.

K. L. Milkman, "Unsure What the Future Will Bring? You May Overindulge: Uncertainty Increases the Appeal of Wants over Shoulds,"*Organizational Behavior and Human Decision Processes* 119, no. 2 (November 2012) 163-76.

M. Muraven, D. M. Tice, and R. F. Baumeister, "Self-Control as Limited Resource: Regulatory Depletion Patterns," *Journal of Personality and Social Psychology* 74, no. 3 (March 1998): 774-89.

G. Charness and U. Gneezy "Incentives to Exercise,"*Econometrica* 77, no. 3 (May 2009),

909-31.

제12장 내가 사용하는 비결

K. Van Proeyen et al., "Training in the Fasted State Improves Glucose Tolerance During Fat-Rich Diet," *Journal of Physiology* 588, pt. 21 (November 1, 2010): 4289-302.

M. A. Alzoghaibi, S. R. Pandi-Perumal, M. M. Sharif, and A. S. BaHammam, "Diurnal Intermittent Fasting During Ramadan: The Effects on Leptin and Ghrelin Levels,"*PLoS One* 9, no. 3 (March 17, 2014): e92214.

제13장 지방의 미래

P. A. Zuk et al., "Multi-Lineage Cells from Human Adipose Tissue: Implications for Cell-Based Therapies,"*Tissue Engineering* 7, no. 2 (April 2001): 211-26.

S. Lendeckel et al., "Autologous Stem Cells (Adipose) and Fibrin Glue Used to Treat Widespread Traumatic Calvarial Defects: Case Report," *Journal of Cranio-Maxillo-Facial Surgery* 32, no. 6 (December 2004): 370-73.

C. Di Bella, P. Farlie, and A. J. Penington, "Bone Regeneration in a Rabbit Critical-Sized Skull Defect Using Autologous Adipose-Derived Cells,"*Tissue Engineering. Part A* 14, no. 4 (April 2008): 483-90.

E. Alt et al., "Effect of Freshly Isolated Autologous Tissue Resident Stromal Cells on Cardiac Function and Perfusion Following Acute Myocardial Infarction,"*International Journal of Cardiology* 144, no. 1 (September 24, 2010): 26-35.

S. S. Collawn et al., "Adipose-Derived Stromal Cells Accelerate Wound Healing in an Organotypic Raft Culture Model,"*Annals of Plastic Surgery* 68, no. 5 (May 2012): 501-4.

C. Nie et al., "Locally Administered Adipose-Derived Stem Cells Accelerate Wound Healing Through Differentiation and Vasculogenesis,"*Cell Transplant* 20, no. 2 (2011): 205-16.

Fred Tasker, "Patients Own Fat Cells Plump up Face, Breasts, Buttocks,"*Miami Herald,* September 2, 2011.

Brett Flashnick, "Doctors Wary of Perry's Stem Cell Treatment,"Associated Press, August 20, 2011, http://www.boston.com/news/nation/articles/2011/08/20/doctors_wary_of_perrys_stem_cell_treatment/?page=full.

옮긴이 **이충호**

서울대학교 사범대학 화학교육과를 졸업하고, 교양 과학과 인문학 번역가로 일하고 있다. 2001년 『신은 왜 우리 곁을 떠나지 않는가』로 제20회 한국과학기술도서 번역상을 수상했다. 대표적인 번역서로는 『진화심리학』『초파리』『통제 불능』『사라진 스푼』『도도의 노래』『경영의 모험』『뇌과학자들』『동물의 생각에 관한 생각』『천 개의 태양보다 밝은』 등이 있다.

팻

평생 다이어터의 지방 정복기

초판 인쇄 2019년 2월 25일
초판 발행 2019년 3월 5일

지은이 실비아 타라 | 옮긴이 이충호 | 펴낸이 염현숙
기획·책임편집 구민정 | 편집 이현미
디자인 엄자영 최미영 | 마케팅 정민호 이숙재 양서연 안남영 | 홍보 김희숙 김상만 이천희
제작 강신은 김동욱 임현식 | 제작처 한영문화사

펴낸곳 (주)문학동네
출판등록 1993년 10월 22일 제406-2003-000045호
주소 10881 경기도 파주시 회동길 210
전자우편 editor@munhak.com | 대표전화 031)955-8888 | 팩스 031)955-8855
문의전화 031)955-3578(마케팅) 031)955-2671(편집)
문학동네카페 http://cafe.naver.com/mhdn
문학동네트위터 http://twitter.com/munhakdongne
북클럽문학동네 http://bookclubmunhak.com

ISBN 978-89-546-5470-8 03510

www.munhak.com